臨床・病理
肺癌取扱い規約
General Rule for Clinical and Pathological Record of Lung Cancer

2025年1月 第**9**版
January 2025
(The 9th Edition)

編集
日本肺癌学会
The Japan Lung Cancer Society

金原出版株式会社

第9版の序

　近年の肺癌治療，早期癌に対する低侵襲治療，分子標的薬，免疫療法などの新規薬剤の開発，さらにこれらを駆使した周術期治療の進歩は目覚ましく，多くの肺癌患者を治癒できる時代となりました。正しい治療戦略を選択するうえでも，肺癌取扱い規約の改訂は必須であります。

　肺癌診療レベルの向上によって治療適応や治療手段にも変化があり，精緻化した診療に対応するため，病期分類や病理，細胞診などの形態学，画像解析も見直す必要が出てまいりました。このたびUICC/AJCCによって肺癌の病期分類については第8版から第9版に改訂されることとなり，これを機に，日常診療に益するよう，肺癌取扱い規約第9版を発刊することとなりました。

　第9版の主な変更点をまとめると以下のようになります。

　第9版のTNM分類に関しては，第8版で大きく変更があったT分類については変更がなく，主な変更点は，N分類とM分類でした。N分類については，N2が，単一ステーションへの転移の場合にはN2a，複数ステーションへの転移の場合にはN2bに細分化されました。M分類については，M1cにおいて，胸腔外一臓器への多発転移の場合はM1c1に，胸腔外多臓器への多発転移の場合はM1c2に細分化されました。以上のTNM分類の変更に伴い，病期分類の変更がなされました。

　病理診断の項目では，すでに2021年にWeb公開されている「新WHO分類に準拠した病理組織分類」を踏襲し，2021年に改訂されたWHO分類に沿った内容としたほか，縮小手術に対応した切り出しマニュアルの記載を追加しました。さらに，国際的な標準に準拠すべく「病理学的効果判定基準」を改訂しました。

　細胞診の項目では，2022年に発刊されたWHO呼吸器細胞診報告様式に基づき，従来の肺癌細胞診判定区分を大幅に見直し，全面的な改訂を行いました。主たる改訂点は，判定区分を従来の3カテゴリーから5カテゴリー（不適正，陰性，異型，悪性疑い，悪性）に変更したことと，判定区分ごとに悪性の危険性 risk of malignancy（ROM）と推奨対処法について言及したことです。

　画像診断分類においては，TNM分類の変更に対応した記載とし，画像所見実例を追加しました。

　RECISTガイドラインを用いた治療効果判定の手引きの項目では，"附.Modified RECIST criteriaを用いた悪性胸膜中皮腫の治療効果判定の手引き"を中皮腫瘍取扱い規約に移管しました。

　第9版の改訂にあたりましてご尽力いただきました各関係委員会の皆様に心より感謝申し上げるとともに，本冊子が日本の肺がん治療および研究のさらなる飛躍に貢献することを祈念しております。

2024年（令和6年）11月

特定非営利活動法人日本肺癌学会
理事長　山　本　信　之
前理事長　池　田　徳　彦
肺癌取扱い規約委員会
委員長　渡　辺　俊　一
前委員長　伊　達　洋　至

肺癌取扱い規約委員会（肺癌取扱い規約統括委員会）

委員長　　伊達　洋至

副委員長　里内　美弥子

委　員　　岡田　守人，佐藤　之俊，坪井　正博，谷田部　恭，
　　　　　　矢野　聖二，芳川　豊史，渡辺　裕一
　　　　　　芦澤　和人（肺がん検診委員会）

第 8 版補訂版の序

　日本肺癌学会の肺癌取扱い規約は第 7 版から UICC (国際対がん連合)/IASLC (世界肺癌学会) TNM 病期分類改訂に合わせて改版を行い，特に TNM 分類について国際標準との整合性を図ってきました。2017 年 1 月 UICC/IASLC TNM 病期分類改訂 (第 8 版) に合わせて肺癌取扱い規約第 8 版を出版しましたが，その後日本肺癌学会ホームページ上でもお知らせしたように，肺癌手術記載，病理診断，および肺がん検診の手引きの各章について改訂を行いました。改訂個所が多岐にわたるため，補訂版をこのたび出版することとなりました。

　具体的には，肺癌手術記載の章では病理所見の記載を削除して簡潔化し，様々なリンパ節郭清のパターンに応じた記述法を新たに定義し，中葉・舌区についての系統的リンパ節郭清の定義変更を行いました。病理診断の章では微少浸潤性腺癌 非粘液性の ICD-O コードの変更や，その他いくつかの細目の改訂を行いました。肺がん検診の手引きの章では，加熱式タバコの取り扱い，読影医の条件などについて新たに説明を加えました。

　本補訂版の出版は，特に日本肺癌学会手術記載検討委員会・病理委員会および肺がん検診委員会の関係者各位のご尽力によるものであり，ここに深甚なる感謝の意を表します。本冊子がわが国におけるよりよい肺がん診療や研究の発展の一助となることを心より希望いたします。

2021 年 (令和 3 年) 2 月

特定非営利活動法人日本肺癌学会
理事長　弦 間 昭 彦
肺癌取扱い規約統括委員会
委員長　中 島　　淳

第 8 版の序

　日本肺癌学会の肺癌取扱い規約の歴史は古く，1978 年に初版が刊行されています。世界で最も早く発行された肺癌記載の規約ですが，さらに遡ると 1963 年に「肺癌の組織学的分類及び原発性肺癌の手術記載について」なる小冊子が発刊されてていたことが，井上権治先生による初版の序に記されています。爾来，7 回の改訂を経て今回の肺癌取扱い規約第 8 版の出版に至ったわけであります。

　第 5 版までは日本独自の分類が使用されてきました。しかし，国際協力の重要性の観点から，病理組織分類は肺癌取扱い規約第 6 版 (2003 年) より，また病期分類については，第 7 版 (2010 年) から，それぞれ国際分類である WHO 分類および UICC/IASLC の TNM 病期分類に全面的に準拠することとなりました。勿論，これは世界に屈したというわけではなく，成毛マップを初めとする病期や病理組織分類におけるわが国の貢献は諸外国の中でも群を抜いており，また今回病期策定に用いられた症例の 40% 強はわが国の症例であること等，われわれ日本人はむしろ誇りに感じるべきことです。

　この度，2015 年に WHO 組織分類が改訂され 4 版となり，また 2017 年には TNM 分類も改訂されて 8 版となることを受けて，肺癌取扱い規約第 8 版の発刊の運びとなりました。

　TNM 分類は一層複雑な分類となりました。T 因子のみでも 7 段階，病期も 12 段階に分類されて，予後をよりよく反映するきめの細かいものとなっています。病理組織分類においては従来のいわゆる四大組織型から，腺癌，扁平上皮癌，神経内分泌腫瘍の三種類の細胞型を基本として分類し，おのおのが浸潤の有無によって分類されています。また従来の細気管支肺胞上皮癌という分類はなくなり上皮内腺癌に変更されました。これらが，大幅に改訂されたことをうけ，画像診断分類，肺癌手術記載，細胞診，気管支鏡診断等については，お互いに齟齬がないよう，あるいは誤解の生じないよう詳細な検討が行われました。肺癌集団検診の手引きは，肺がん検診の手引きと改称し，前回改訂以後の技術の進歩，社会的行政的環境の変化等を反映して大規模な改訂が行われています。

　日本肺癌学会では病理組織分類については 2015 年 8 月 1 日より HP 上で WHO 第 4 版のダイジェスト版を公開して

会員の皆様に使用をお願いしておりましたが，2017年1月よりはTNM等についてもこの肺癌取扱い規約第8版に基づいて記載をしていただきますようお願い申し上げます。本冊子がわが国におけるよりよい肺がん診療や研究の発展の一助となることを心より希望しております。

　末筆となりましたが，本規約の作成に日常診療のかたわらご尽力頂いた肺癌取扱い規約委員会を構成する各委員会の関係者各位，ご評価頂いた多くの会員の皆様に深甚なる感謝の意を表します。

2016年(平成28年)11月

特定非営利活動法人日本肺癌学会
理事長　光　冨　徹　哉
肺癌取扱い規約統括委員会
委員長　淺　村　尚　生

第7版の序

　日本肺癌学会においては，2009年1月のUICC(国際対がん連合)/IASLC(世界肺癌学会)TNM病期分類改訂版を2010年1月より全面的に採用することが2009年2月の理事会にて承認され，「肺癌取扱い規約」の改訂に着々と取り組んでまいりました。しかしすぐに改訂版を発行するには時間的に難しく，少しでも早く，臨床に役立つことができればと，2009年11月に改訂第7版(抜粋案)，2010年6月には「臨床・病理 肺癌取扱い規約」改訂第7版(抜粋)として会員の皆様に配布するとともに肺癌学会ホームページ上にて公開してまいりました。以後，和訳を通して生じた原文と実臨床との齟齬なども修正し，また会員の皆様の改訂案に対するご意見も反映させながら，日本肺癌学会としての解釈を加え，この度，日本肺癌学会編「臨床・病理 肺癌取扱い規約」第7版を刊行いたしました。

　今回の改訂においては大きなポイントが2つあります。

　1つは世界のデータを基に作られた初めてのTNM病期分類であるということです。第7版の病期分類は2009年1月のUICCによるTNM病期分類の改訂(UICC-7)に基づいています。UICC-6は米国のMD Anderson Cancer Centerを中心とした5,000例ほどの予後解析により改訂されたAJCC(対がん米国合同委員会)案をもとにしたものであるのに対し，このUICC-7はIASLCが北米，欧州，豪州，日本など世界中から集積した100,000例超の症例解析による改訂案をもとにしたものであります。UICCに先立ちAJCCにおいても承認され，このUICC/AJCC/IASLC改訂案は世界で統一された初めての分類となります。もう1つは，リンパ節マップの変更にまで及んでいるところです。

　この第7版がこれまで以上に，肺癌診療の質の向上に寄与できれば幸いです。また，同時に次期TNM病期分類の改訂までには日本肺癌学会としてUICC/IASLCへの発言力を高める努力も必要かと思っています。

　第7版の発行に当たり，改訂作業に尽力された肺癌取扱い規約委員会を構成する各種委員会の関係者各位，ならびに多くのご意見を賜りました会員の皆様に敬意と感謝を捧げます。

2010年(平成22年)10月

日本肺癌学会理事長
一　瀬　幸　人

第6版の序

　前回の改訂が4年前に行われ，今回で5回目の改訂となります。日本肺癌学会(旧肺癌研究会)が1960年(昭和35年)に創設され，昭和54年に初版が出版されて早四半世紀が過ぎました。肺癌に関するガイドラインともいえるこの取扱い規約は世界に先駆けてその時代の先人たちが最新の知識とわが国の実績をもとに作り上げたものであります。わが国の精度の高い，そして世界においても指導的な肺癌診療が実現しているのは，長年にわたってこの取扱い規約

が存在したことの現われであると信じております。版を重ねるに従って内容も充実してきております。また 2000 年（平成 12 年）には，英語版をも出版することができ世界の好評を得ております。

今回の改訂では，全面改訂を第 1 章画像診断分類（章のタイトルを X 線像分類から変更），第 6 章組織分類，第 7 章 RECIST guidelines を用いた胸部悪性腫瘍の治療効果判定の手引き（章のタイトルを原発性ならびに転移性肺腫瘍の肺所見に対する化学療法および放射線療法の腫瘍効果判定基準から変更），第 9 章肺癌集団検診の手引きに行い，一部改訂を第 3 章細胞診，第 5 章肺癌手術記載に行いました。

近年の科学の進歩は著しく，新しい技術が間髪なく開発されるようになってきました。それに伴って，分析法の進歩，基礎医学の革新，発見・診断技術の革新，治療法の改革が日常茶飯事になっており，肺癌の病態解析と臨床医学への応用がより密接になりつつあります。したがって，この規約の改訂は最近では 4 年ごとに行われていますが今後のあり方を検討しなければなりません。さらに充実化しました本規約をもとに肺癌診療がより向上することを期待しております。

第 6 版の出版に当たり，改訂作業に携われました各種委員会の皆様，日頃ご理解と暖かいご支援を賜っています会員の皆様に感謝を申し上げます。

2003 年（平成 15 年）10 月

第 44 回日本肺癌学会
会長　加　藤　治　文

第 5 版の序

昭和 54 年に肺癌取扱い規約の初版が出版されてから，はや 20 年が経過しました。その間，昭和 57 年，昭和 62 年，平成 7 年に改訂版が出版されて，今回第 5 版を会員諸氏にお届けすることになりました。第 4 版からこの第 5 版を世に問うまでの 4 年間，各委員会で熱心な討論が重ねられ，その成果は逐一「日本肺癌学会雑誌」に掲載されてきましたが，この度これをまとめて出版の運びとなった訳です。

今回の主な改訂点は，以下の通りです。

X 線分類では，胸部 CT の著しい普及に伴い撮影指針，高分解能 CT の撮影指針を加えました。細胞診では，細胞診断のうち腺癌細胞，腺扁平上皮癌細胞，カルチノイド細胞，腺様嚢胞癌細胞，粘表皮癌細胞などに改訂を加え，細胞図譜の写真全部を差し替えました。気管支鏡所見では，タイトルの変更，図，写真の差し替えを行いました。肺癌手術記載では，リンパ節郭清，切除術の根治性の評価，生存率などに差し替え，改訂，追加などを行いました。組織分類では，附として，悪性中皮腫の組織形態とその写真多数の追加を行っております。肺癌集団検診の手引きでは，集計表の一部改訂を行いました。このようにほとんど全部の項目について改訂作業が行われた結果，第 4 版よりも 22 頁の増加になり，内容も世界に通用する Up-to-date な知識と基準が盛り込まれました。従来にも増して，肺癌学会会員の今後の診療と研究のお役に立てるようになったと思います。ここに，この重要な作業に携わって下さった委員の皆さん，歴代会長に感謝の意を捧げます。

平成 11 年 10 月

第 40 回日本肺癌学会
会長　川　上　義　和

第 4 版の序

肺癌取扱い規約が昭和 62 年 10 月第 3 版として改訂され，上梓されて以来広く臨床に用いられ一定の規準のもとで肺癌症例が検討され，研究，臨床にわたり広く愛用されて来ました。

しかしながらその間，肺癌の詳細な研究とともに肺癌取扱い規約の minor change が各委員会で検討され，その都

度，学会機関誌である「肺癌」に紹介されて来ましたが，今回各臓器の癌で個別に独立した考えの下に取扱われ検討されて来た従来の考えから，更にふみこんで各臓器の癌に関連性を持たせた取扱い規約の整合性の必要が唱えられるようになりました。そのため各臓器の癌の取扱いに関連性を持たせた改訂が行われるのに応じて肺癌取扱い規約でも各委員会で熱心に鋭意改訂作業が進められ，ここに第4版を上梓することになったことは研究者一同が長く待望していたことであります。

とくに，UICC の TNM 分類とも共通の立場で検討が出来るように配慮されている点，本取扱い規約にもとづく研究は国際的にも共通性をもつことになり，国際的研究も一段と推進され，肺癌関係の研究が今後一層拡大発展していくものと期待しております。

本規約の第4版出版に当たり，これまで第4版改訂に努力された歴代の会長はじめ各委員会の委員長，委員の方々をはじめ，関係各位の方々に深甚の敬意と謝意を捧げるとともに出版を心からお慶び申し上げます。

平成7年11月

第36回日本肺癌学会

会長　山　口　　　豊

第3版の序

過去数年来品切れとなり，毎年，理事会の議題になりながら，改訂版が出されないままに経過し，大変御迷惑をおかけ致しました「肺癌取扱い規約・第3版」が，ようやく発刊されることになりました。

最近の日本肺癌学会の新入会員数は，毎年，実質200名以上もあり，「肺癌取扱い規約」発刊の強い要請があったにもかかわらず，なかなか実現しなかったのは，肺癌学会に肺癌取扱い規約委員会はあるものの，その責任者が必ずしも明確でなかったこと，学問の進歩が日進月歩であり，各委員会の規約改訂の足並みがなかなか揃わなかったこと，さらには，国際的な規約との照合の必要性などの意見も出されたことなどが，大きく影響したものと思われます。

本年2月の理事会で本年の総会までには改訂版を発刊することが合意され，原稿が集められましたが，その途中の本年6月に UICC からかねて懸案であった TNM 分類の改訂版が発刊され，それに伴って病期分類，手術記載の項目を書き直さざるを得ないという破目になり，予定が大幅に遅れました。この間，各委員長ならびに委員の方々には御多忙中，大変な御負担をお掛け致しました。また，昨年より発足しました集検委員会では，学問的に肺癌集検を評価する目的で「肺癌集検の手びき」を作製しましたが，ちょうど本年から老健法による肺癌集検が開始されたこともあり，これも加えました。

これらの取扱い規約は，本来，絶えず修正，変更，追加などが加えられるべきものであり，この改訂版も不十分な部分があると思われますが，更なる訂正，改訂を期待したいと存じます。

本規約の改訂第3版の発行に当たり，長期間の品切れをおわびすると共に，各委員長ならびに委員各位の御苦労に深く敬意と感謝を捧げ，総会に間に合ったことを心から喜びたいと思います。

昭和62年10月

第28回日本肺癌学会

会長　澤　村　献　児

第2版の序

長らく胎動しつつあった肺癌取扱い規約が第19回日本肺癌学会総会理事会（井上権治会長）時にようやく決定をみて出版されました。急増しつつある肺癌の研究および診断・治療に，本規約に基づいた土俵が作られましたことは，誠に意義深いことであったと考えます。この初版ではその内容の8項目のうちの3項目，すなわち，(1)X線病型分

類，(6)手術記載のうちリンパ節の部位と命名，(8)化学療法および放射線療法の腫瘍効果判定基準についてはなお(案)でありましたが，その後第21回総会理事会(早田義博会長)時までに(6)および(8)の試案が決定運用され，翌第22回総会理事会で(1)のX線分類の(案)の字の除去が決められ，8項目全部が正式に活用されることとなりました。

ここに辿りつくまでに払われました各項の専門委員長ならびに委員の諸先生の方々の御苦労と御尽力に対しまして，本会会員各位に代わりまして深甚の敬意と感謝を捧げるものであります。しかし，申すまでもなく，これら各項に関する土俵が，その最適のものであるかどうかは，かかって今後の評価に委ねられるべきでありましょう。日進月歩によってさらに各項目の修正，変革，追加などが検討される日もあってしかるべきものと考えるのでありますが，今後は本取扱い規約が本学会会員ならびに肺癌を診療される方々に広く活用され，互いに研鑽討議を重ね，難病中の難病と考えられている肺癌の診療に光明を見出す日のより近いことを禱念するものであります。

本規約の第2版出版発行に当たって寄せられました関係各位および各委員長ならびに委員の方々に，重ねて敬意と感謝を捧げ，本出版を心から喜びとするものであります。

昭和56年10月

第22回日本肺癌学会

会長　長　濱　文　雄

初版の序

一般に，多数の報告を集めて比較検討を行う場合，それが一定の基準のもとに記載されたものでなければ，その比較が困難となり，正確なデーターの分析ができない。癌の研究においても，わが国では，胃癌研究会が早くから各種記載法に関する取扱い規約を発表し，その後食道癌，乳癌，その他の関係諸研究会においても同じような規約集が発刊されている。

肺癌については，昭和38年3月，「肺癌の組織学的分類及び原発性肺癌の手術記載について」なる小冊子が，肺癌研究会，肺癌組織分類委員会の名のもとに発行され，さらにその増補版ともいうべき「肺癌患者の記録と分類」が，日本肺癌学会分類委員会より，癌の臨床：14巻10号(昭和43年)に発表され，その別冊が会員に配布された。これには，上記の組織分類，手術記載のほかに，X線病期分類，臨床病期分類，TNM分類などが収録されている。

爾来10年，肺癌に関する基礎的研究，診断法，治療法の進歩はめざましく，これら各種規約の改訂，追補が望まれるところであった。

日本肺癌学会においては，肺癌の研究，診療の各領域においてそれぞれ委員会が設定され，その後も審議を重ね，現在，内視鏡，細胞診の両委員会では漸く最終的な結論が得られ，また組織分類委員会では改訂の草稿が完成するに至った。この際これらの成案と先に発表された各種分類や記載に関する取り決めを一括して編纂し，これを“肺癌取扱い規約”として出版してはどうかという意見が，第18回日本肺癌学会(井出源四郎会長)時の理事会にて話題となり，次いで昭和52年12月2日の理事会において，各種規約合本出版のことが正式に決定された。またその編集ならびに出版処理が，本間日臣肺癌学会誌編集委員長と小職に委託された。

本版に収められた各種の規約は，その設定時期を異にしたり，あるいは未完成の「試案」であったり，さらに頁数の関係上寄せられた貴重な図譜などもずい分とカットさせていただくことになり，未だ不備な点も多々あるものと思われる。ただこのあたりで一応まとめて上梓することが先決条件であると考えて，敢えて初版の発行にふみ切った。その補遺，改正は，第2，第3の続版をまって規約集の全きを期することとした。

関連各委員会の委員長ならびに委員の方々の御努力を多としたい。

昭和53年6月

第19回日本肺癌学会

会長　井　上　権　治

目　次

1．TNM 分類

はじめに……………………………………………………………………………………… 2

Ⅰ．TNM 分類（2024）……………………………………………………………………… 3

  1．分類規約の適用範囲…………………………………………………………………… 3

  2．解剖学的亜部位………………………………………………………………………… 3

  3．所属リンパ節の定義…………………………………………………………………… 3

  4．TNM 臨床分類（cTNM）……………………………………………………………… 3

  5．TNM 病理学的分類（pTNM）………………………………………………………… 5

  6．G-病理組織学的分化度分類…………………………………………………………… 5

  7．R 分類-治療後の遺残腫瘍の有無…………………………………………………… 5

  8．病期分類………………………………………………………………………………… 6

  9．第 9 版要約……………………………………………………………………………… 7

Ⅱ．TNM 分類・補足………………………………………………………………………… 8

  1．T 分類に関して………………………………………………………………………… 8

  2．N 分類に関して………………………………………………………………………… 9

  3．M 分類に関して………………………………………………………………………… 9

  4．その他…………………………………………………………………………………… 9

  5．小細胞癌………………………………………………………………………………… 9

2．画像診断分類

Ⅰ．cTNM 分類を行うための画像診断指針………………………………………………… 14

Ⅱ．胸部 CT の撮影指針……………………………………………………………………… 15

  1．診療における胸部 CT の撮影法と画像表示法……………………………………… 15

  2．高分解能 CT の撮影指針……………………………………………………………… 15

Ⅲ．記載の実際………………………………………………………………………………… 17

  1．cT 因子…………………………………………………………………………………… 17

  2．cN 因子…………………………………………………………………………………… 19

  3．cM 因子…………………………………………………………………………………… 19

Ⅳ．cTis-cT1c の CT 図譜…………………………………………………………………… 20

Ⅴ．リンパ節部位の CT 読影基準…………………………………………………………… 23

  1．基準作成の方針………………………………………………………………………… 23

Ⅵ．リンパ節部位 CT 読影の実際…………………………………………………………… 26

Ⅶ．画像所見と分類…………………………………………………………………………… 33

Ⅷ．画像所見表現の実例……………………………………………………………………… 34

補遺．肺結節・腫瘤に関する CT 所見用語集…………………………………………… 39

1.　結節・腫瘍のサイズ……………………………………………………… 39

　　　2.　結節・腫瘍の辺縁性状…………………………………………………… 40

　　　3.　吸収値による基本型……………………………………………………… 43

　　　4.　内部構造…………………………………………………………………… 44

　　　5.　周囲の既存構造との関係………………………………………………… 46

　　　6.　その他……………………………………………………………………… 48

3. 肺癌手術記載

　Ⅰ.　肺癌手術記載……………………………………………………………… 54

　　　1.　肺癌手術記載の対象……………………………………………………… 54

　　　2.　手　術……………………………………………………………………… 54

　　　3.　肺癌占居部位および初発部位…………………………………………… 55

　　　4.　原発巣の大きさ…………………………………………………………… 56

　　　5.　胸膜浸潤…………………………………………………………………… 56

　　　6.　胸膜播種…………………………………………………………………… 57

　　　7.　胸　水……………………………………………………………………… 57

　　　8.　胸腔内洗浄細胞診………………………………………………………… 57

　　　9.　肺内転移…………………………………………………………………… 58

　　10.　リンパ節転移の分類……………………………………………………… 58

　　11.　リンパ節郭清（Nodal Dissection）の範囲……………………………… 58

　　12.　切除断端および合併切除臓器における癌浸潤の有無の判定………… 60

　　13.　切除術の根治性（R因子）の評価……………………………………… 61

　　14.　胸膜プラーク……………………………………………………………… 61

　　15.　手術関連死亡……………………………………………………………… 61

　　16.　生存解析…………………………………………………………………… 61

　　17.　肺癌の進行程度（Stage）………………………………………………… 62

　　18.　組織学的分類……………………………………………………………… 62

　　19.　リンパ節の部位と規定…………………………………………………… 62

　　20.　追　記……………………………………………………………………… 62

4. 病理診断

　Ⅰ.　組織分類の方針…………………………………………………………… 70

　Ⅱ.　分類表……………………………………………………………………… 73

　Ⅲ.　肺癌の生検診断…………………………………………………………… 76

　Ⅳ.　切り出しマニュアル……………………………………………………… 79

　Ⅴ.　定義と解説………………………………………………………………… 85

　　　1.　気管支乳頭腫……………………………………………………………… 85

　　　2.　腺　腫……………………………………………………………………… 86

3. 腺系前浸潤性病変……………………………………………………………… 90
　　4. 上皮内腺癌………………………………………………………………………… 91
　　5. 微少浸潤性腺癌…………………………………………………………………… 97
　　6. 浸潤性非粘液性腺癌……………………………………………………………… 99
　　7. 浸潤性粘液性腺癌………………………………………………………………… 104
　　8. その他の腺癌……………………………………………………………………… 105
　　9. 扁平上皮系前浸潤性病変………………………………………………………… 107
　　10. 扁平上皮癌………………………………………………………………………… 107
　　11. 大細胞癌…………………………………………………………………………… 111
　　12. 腺扁平上皮癌……………………………………………………………………… 113
　　13. 肉腫様癌…………………………………………………………………………… 114
　　14. その他の上皮性腫瘍……………………………………………………………… 116
　　15. 唾液腺型腫瘍……………………………………………………………………… 118
　　16. 前駆病変…………………………………………………………………………… 123
　　17. 神経内分泌腫瘍…………………………………………………………………… 124
　　18. 神経内分泌癌……………………………………………………………………… 127
　　19. 組織異所性腫瘍…………………………………………………………………… 131
　　20. 肺間葉系腫瘍……………………………………………………………………… 132
　　21. 血管周囲類上皮細胞系腫瘍……………………………………………………… 135
　　22. 血液リンパ球性腫瘍……………………………………………………………… 137
　Ⅵ. 切除標本における病理記載…………………………………………………………… 142

5. 細 胞 診

　緒　言………………………………………………………………………………………… 154
　Ⅰ. 検査方法……………………………………………………………………………………… 157
　　1. 喀痰検査法………………………………………………………………………… 157
　　2. 病巣から採取した材料の検査法………………………………………………… 157
　　3. 迅速細胞診………………………………………………………………………… 159
　　4. 遺伝子パネル検査………………………………………………………………… 159
　Ⅱ. 成績の報告と細胞判定基準……………………………………………………………… 160
　　1. 報告様式…………………………………………………………………………… 160
　　2. 肺がん検診………………………………………………………………………… 172
　　3. 異型扁平上皮細胞の判定基準…………………………………………………… 173
　　4. 胸膜中皮腫………………………………………………………………………… 177

6. 気管支鏡診断

　Ⅰ. 気管支分岐と分岐次数について………………………………………………………… 182
　Ⅱ. 正常気管支鏡所見………………………………………………………………………… 183

Ⅲ．気管支鏡による病変の観察項目と所見‥‥‥‥‥‥‥‥‥‥‥‥‥‥‥‥‥‥‥ 184

Ⅳ．内視鏡的早期肺癌の診断基準および内視鏡所見‥‥‥‥‥‥‥‥‥‥‥‥‥ 185

  1．内視鏡的早期肺癌の診断基準‥‥‥‥‥‥‥‥‥‥‥‥‥‥‥‥‥‥‥‥‥ 185

  2．内視鏡的早期癌の基本型‥‥‥‥‥‥‥‥‥‥‥‥‥‥‥‥‥‥‥‥‥‥‥ 185

  3．内視鏡的早期癌の気管支鏡所見‥‥‥‥‥‥‥‥‥‥‥‥‥‥‥‥‥‥‥ 186

  4．画像強調内視鏡‥‥‥‥‥‥‥‥‥‥‥‥‥‥‥‥‥‥‥‥‥‥‥‥‥‥‥ 186

Ⅴ．非早期肺癌の内視鏡所見分類‥‥‥‥‥‥‥‥‥‥‥‥‥‥‥‥‥‥‥‥‥‥ 190

Ⅵ．気管支腔内超音波断層法‥‥‥‥‥‥‥‥‥‥‥‥‥‥‥‥‥‥‥‥‥‥‥‥‥ 196

7．RECIST ガイドラインを用いた治療効果判定の手引き

はじめに‥‥‥‥‥‥‥‥‥‥‥‥‥‥‥‥‥‥‥‥‥‥‥‥‥‥‥‥‥‥‥‥‥‥ 206

Ⅰ．目的と対象‥‥‥‥‥‥‥‥‥‥‥‥‥‥‥‥‥‥‥‥‥‥‥‥‥‥‥‥‥‥‥ 207

Ⅱ．治療効果判定規準‥‥‥‥‥‥‥‥‥‥‥‥‥‥‥‥‥‥‥‥‥‥‥‥‥‥‥‥ 208

  1．ベースラインにおける腫瘍の測定可能性‥‥‥‥‥‥‥‥‥‥‥‥‥‥‥ 208

  2．腫瘍縮小効果の判定‥‥‥‥‥‥‥‥‥‥‥‥‥‥‥‥‥‥‥‥‥‥‥‥ 210

8．原発性肺腫瘍の治療効果の病理学的判定基準

Ⅰ．原発性肺腫瘍の治療効果の組織学的判定基準‥‥‥‥‥‥‥‥‥‥‥‥‥‥ 218

  1．検索対象‥‥‥‥‥‥‥‥‥‥‥‥‥‥‥‥‥‥‥‥‥‥‥‥‥‥‥‥‥‥‥ 218

  2．臨床的事項‥‥‥‥‥‥‥‥‥‥‥‥‥‥‥‥‥‥‥‥‥‥‥‥‥‥‥‥‥ 218

  3．検索方法‥‥‥‥‥‥‥‥‥‥‥‥‥‥‥‥‥‥‥‥‥‥‥‥‥‥‥‥‥‥‥ 218

  4．判定方法‥‥‥‥‥‥‥‥‥‥‥‥‥‥‥‥‥‥‥‥‥‥‥‥‥‥‥‥‥‥‥ 219

  5．評価基準‥‥‥‥‥‥‥‥‥‥‥‥‥‥‥‥‥‥‥‥‥‥‥‥‥‥‥‥‥‥‥ 221

  6．標準的記載様式‥‥‥‥‥‥‥‥‥‥‥‥‥‥‥‥‥‥‥‥‥‥‥‥‥‥‥ 222

  7．治療効果評価シート‥‥‥‥‥‥‥‥‥‥‥‥‥‥‥‥‥‥‥‥‥‥‥‥‥ 224

9．肺がん検診の手引き─標準的な検診方法・精密検査手順・精度管理─

はじめに‥‥‥‥‥‥‥‥‥‥‥‥‥‥‥‥‥‥‥‥‥‥‥‥‥‥‥‥‥‥‥‥‥‥ 228

Ⅰ．胸部 X 線検査と高危険群に対する喀痰細胞診併用法‥‥‥‥‥‥‥‥‥‥‥ 229

  1．総 論‥‥‥‥‥‥‥‥‥‥‥‥‥‥‥‥‥‥‥‥‥‥‥‥‥‥‥‥‥‥‥‥ 229

  2．検診対象者‥‥‥‥‥‥‥‥‥‥‥‥‥‥‥‥‥‥‥‥‥‥‥‥‥‥‥‥‥ 229

  3．検診間隔‥‥‥‥‥‥‥‥‥‥‥‥‥‥‥‥‥‥‥‥‥‥‥‥‥‥‥‥‥‥‥ 229

  4．検診方法‥‥‥‥‥‥‥‥‥‥‥‥‥‥‥‥‥‥‥‥‥‥‥‥‥‥‥‥‥‥‥ 229

  5．精度管理‥‥‥‥‥‥‥‥‥‥‥‥‥‥‥‥‥‥‥‥‥‥‥‥‥‥‥‥‥‥‥ 238

  6．現行検診に関するインフォームドコンセント‥‥‥‥‥‥‥‥‥‥‥‥‥ 241

  参考：喀痰細胞診による肺がん検診の知見‥‥‥‥‥‥‥‥‥‥‥‥‥‥‥ 242

Ⅱ．低線量 CT 肺がん検診‥‥‥‥‥‥‥‥‥‥‥‥‥‥‥‥‥‥‥‥‥‥‥‥‥‥ 244

  1．総 論‥‥‥‥‥‥‥‥‥‥‥‥‥‥‥‥‥‥‥‥‥‥‥‥‥‥‥‥‥‥‥‥ 244

2. 検診対象者と検診間隔‥‥‥‥‥‥‥‥‥‥‥‥‥‥‥‥‥‥‥‥‥‥‥‥‥‥‥‥ 245

3. 撮　影‥‥‥‥‥‥‥‥‥‥‥‥‥‥‥‥‥‥‥‥‥‥‥‥‥‥‥‥‥‥‥‥‥‥‥‥ 245

4. 読　影‥‥‥‥‥‥‥‥‥‥‥‥‥‥‥‥‥‥‥‥‥‥‥‥‥‥‥‥‥‥‥‥‥‥‥‥ 246

5. 精密検査‥‥‥‥‥‥‥‥‥‥‥‥‥‥‥‥‥‥‥‥‥‥‥‥‥‥‥‥‥‥‥‥‥‥ 248

6. 精度管理‥‥‥‥‥‥‥‥‥‥‥‥‥‥‥‥‥‥‥‥‥‥‥‥‥‥‥‥‥‥‥‥‥‥ 249

7. 低線量 CT 肺がん検診に関するインフォームドコンセント‥‥‥‥‥‥‥‥‥‥ 249

Ⅲ. 有効性評価研究に関する過去の文献‥‥‥‥‥‥‥‥‥‥‥‥‥‥‥‥‥‥‥‥‥ 251

附. 低線量 CT による肺がん検診受診者のみなさまへ(説明と同意書)‥‥‥‥‥‥‥ 252

索　引‥‥‥‥‥‥‥‥‥‥‥‥‥‥‥‥‥‥‥‥‥‥‥‥‥‥‥‥‥‥‥‥‥‥‥ 256

臨床・病理 肺癌取扱い規約 第9版

第1章

TNM 分類

はじめに

　TNM 分類は癌の進展度の正確な記載および分類であり，治療計画の設定・予後の示唆・治療効果の評価などの目的がある。T は tumor（原発腫瘍の進展度），N は lymph node（所属リンパ節転移の有無），M は metastasis（遠隔転移の有無）を表し，各々の組み合わせにより病期（stage）が定められている。TNM 分類には治療の前に得られた臨床情報から病変の広がりを評価する TNM 臨床分類（cTNM）と，治療前に得られた証拠に手術と病理学的検査を追加して得られた TNM 病理学的分類（pTNM）がある。

　UICC（国際対がん連合）による肺癌 TNM 分類は 1997 年の大幅な改定後[1]，2002 年に小変更が加えられた第 6 版が使用されてきたが，2009 年に第 7 版が出版され，2010 年より運用が開始された[2]。さらに IASLC（世界肺癌学会）が 1999 年から 2010 年の間に診断された 9 万例を超えるデータベースをもとに改定案を提案し[3]，UICC に承認され，第 8 版が 2017 年に出版された。そして，今回，IASLC が 2011 年から 2019 年の間に診断された 12 万例を越えるデータベースを解析して出版したステージングマニュアル[4]をもとに，2025 年 1 月からは第 9 版の TNM 分類が適用される。

　第 9 版では，第 8 版で大きく変更があった T 分類[5][6]については，変更がなく[7]，第 9 版の主な変更点は，N 分類[8]と M 分類[9]であり，それに応じて病期分類が変更される[10]。

　N 分類については，N2 が，単一ステーションへの転移の場合には N2a，複数ステーションへの転移の場合には N2b に細分化される。

　M 分類については，M1c において，胸腔外一臓器への多発転移の場合，M1c1 に，胸腔外多臓器への多発転移の場合，M1c2 に細分化される。

　以上の TNM 分類の変更に伴い，病期分類の変更が生じる。詳しくは，第 8 版の T1N1M0（IIB 期）が，第 9 版では IIA 期となる。さらに，第 8 版の T1N2M0（IIIA 期）が，第 9 版では T1N2aM0（IIB 期）と T1N2bM0（IIIA 期）になる。また，第 8 版の T2N2M0（IIIA 期）は，第 9 版では T2N2aM0（IIIA 期），T2N2bM0（IIIB 期）となる。なお，第 8 版の T3N2M0（IIIB 期）は，第 9 版では T3N2aM0（IIIA 期），T3N2bM0（IIIB 期）となる。一方，第 8 版の M1c については，第 9 版では M1c1 と M1c2 に細分化されているが，IVB 期のままである。

I. TNM 分類(2024)

以下の項目に従って記述を進める。
- ・分類規約の適用範囲
- ・解剖学的亜部位
- ・所属リンパ節の定義
- ・TNM 臨床分類(cTNM)
- ・TNM 病理学的分類(pTNM)
- ・G 病理組織学的分化度分類
- ・R 分類
- ・病期分類
- ・要約
- ・TNM 分類・補足

1. 分類規約の適用範囲

本分類は日本肺癌学会組織分類に含まれる悪性上皮性腫瘍に適用する。

2. 解剖学的亜部位

1. 主気管支(C34.0)
2. 上葉(C34.1)
3. 中葉(C34.2)
4. 下葉(C34.3)

3. 所属リンパ節の定義

所属リンパ節は胸腔内(縦隔, 肺門, 肺葉, 葉間, 区域, 亜区域), 前斜角筋および鎖骨上窩リンパ節である。

4. TNM 臨床分類(cTNM)

T-原発腫瘍

TX　　原発腫瘍の局在を判定できない

T0　　原発腫瘍を認めない

Tis　　上皮内癌(carcinoma *in situ*)

T1　　肺または臓側胸膜内に存在するか, 葉気管支または葉気管支より末梢に腫瘍が存在する

　　　T1mi　　微少浸潤性腺癌:最大充実成分径≦0.5 cm でかつ病変全体径≦3 cm

　　　T1a　　最大充実成分径≦1 cm でかつ Tis・T1mi には相当しない

　　　T1b　　最大充実成分径>1 cm でかつ≦2 cm

T1c　　　最大充実成分径＞2 cm でかつ≦3 cm
T2　　腫瘍が以下を満たす場合：
T2a　　　最大充実成分径＞3 cm でかつ≦4 cm，または最大充実成分径≦3 cm でも以下のいずれかであるもの
・臓側胸膜に浸潤
・隣接する肺葉に浸潤
・腫瘍が主気管支に及ぶが気管分岐部には及ばないか，肺門まで連続する部分的または一側全体の無気肺か閉塞性肺炎がある
T2b　　　最大充実成分径＞4 cm でかつ≦5 cm
T3　　腫瘍が以下を満たす場合：
・最大充実成分径＞5 cm でかつ≦7 cm，または最大充実成分径≦5 cm でも以下のいずれかであるもの
・壁側胸膜，胸壁への浸潤
・心膜，横隔神経，奇静脈への浸潤
・胸部神経根（T1，T2 など）または星状神経節への浸潤
・原発巣と同一葉内の不連続な副腫瘍結節
T4　　腫瘍が以下を満たす場合：
・最大充実成分径＞7 cm，または大きさを問わず以下のいずれかであるもの
・縦隔，胸腺，気管，気管分岐部，反回神経，迷走神経，食道，横隔膜への浸潤
・心臓，大血管（大動脈，上・下大静脈，心膜内肺動静脈），腕頭動脈，総頸動脈，鎖骨下動脈，腕頭静脈，鎖骨下静脈への浸潤
・椎体，椎弓板，脊柱管，頸椎神経根，腕神経叢への浸潤
・原発巣と同側の異なった肺葉内の副腫瘍結節

N-所属リンパ節

NX　　所属リンパ節評価不能

N0　　所属リンパ節転移なし

N1　　同側の気管支周囲かつ/または同側肺門，肺内リンパ節への転移で原発腫瘍の直接浸潤を含める

N2　　同側縦隔かつ/または気管分岐下リンパ節への転移
N2a　　　単一 N2 ステーションへの転移
N2b　　　複数 N2 ステーションへの転移

N3　　対側縦隔，対側肺門，同側または対側の斜角筋/鎖骨上窩リンパ節への転移

M-遠隔転移

M0　　遠隔転移なし

M1　　遠隔転移がある
M1a　　　対側肺内の副腫瘍結節，胸膜または心膜の結節，悪性胸水（同側・対側），悪性心嚢水

M1b　胸腔外の一臓器への単発遠隔転移がある

M1c　胸腔外の一臓器または多臓器への多発遠隔転移がある

M1c1　胸腔外一臓器への多発転移

M1c2　胸腔外多臓器への多発転移

M1 は転移臓器によって以下のように記載する。

肺 PUL　　骨髄 MAR　　骨 OSS　　胸膜 PLE　　リンパ節 LYM

肝 HEP　　腹膜 PER　　脳 BRA　　副腎 ADR　　皮膚　SKI　　その他 OTH

5. TNM 病理学的分類（pTNM）

pT，pN，pM 各分類は T，N，M 各分類に準ずる。ただし pT では浸潤性増殖を示す部分の最大径を上記の「充実成分径」に置き換えて分類を行う。

pN0 と判定するには，肺門と縦隔リンパ節摘出標本が通常 6 個以上組織学的に検索されていることが望ましい。

6. G-病理組織学的分化度分類

GX　分化度評価不能

G1　高分化

G2　中分化

G3　低分化

G4　未分化

7. R 分類-治療後の遺残腫瘍の有無

RX　遺残腫瘍の評価不能

R0　遺残腫瘍なし

R1　顕微鏡的遺残腫瘍

R2　肉眼的遺残腫瘍

6   1. TNM 分類

8. 病期分類

病　期	T	N	M
潜伏癌	TX	N0	M0
0 期	Tis	N0	M0
ⅠA 期	T1	N0	M0
ⅠA1 期	T1mi	N0	M0
	T1a	N0	M0
ⅠA2 期	T1b	N0	M0
ⅠA3 期	T1c	N0	M0
ⅠB 期	T2a	N0	M0
ⅡA 期	T1a	N1	M0
	T1b	N1	M0
	T1c	N1	M0
	T2b	N0	M0
ⅡB 期	T1a	N2a	M0
	T1b	N2a	M0
	T1c	N2a	M0
	T2a	N1	M0
	T2b	N1	M0
	T3	N0	M0
ⅢA 期	T1a	N2b	M0
	T1b	N2b	M0
	T1c	N2b	M0
	T2a	N2a	M0
	T2b	N2a	M0
	T3	N1	M0
	T3	N2a	M0
	T4	N0	M0
	T4	N1	M0
ⅢB 期	T1a	N3	M0
	T1b	N3	M0
	T1c	N3	M0
	T2a	N2b	M0
	T2a	N3	M0
	T2b	N2b	M0
	T2b	N3	M0
	T3	N2b	M0
	T4	N2a	M0
	T4	N2b	M0
ⅢC 期	T3	N3	M0
	T4	N3	M0
Ⅳ 期	Any T	Any N	M1
ⅣA 期	Any T	Any N	M1a
	Any T	Any N	M1b
ⅣB 期	Any T	Any N	M1c

9. 第9版要約

注）「病変全体径」とはすりガラス成分と充実成分を合わせた最大径を，「充実成分径」とは充実成分の最大径を表す。

TX	原発腫瘍の局在を判定できない
T0	原発腫瘍を認めない
Tis	上皮内癌 carcinoma *in situ*
T1 　T1mi 　T1a 　T1b 　T1c	肺または臓側胸膜内に存在するか，葉気管支または葉気管支より末梢に腫瘍が存在する 　微少浸潤性腺癌：充実成分径≦0.5 cm かつ病変全体径≦3 cm 　充実成分径≦1 cm かつ Tis・T1mi に相当しない 　充実成分径＞1 cm かつ≦2 cm 　充実成分径＞2 cm かつ≦3 cm
T2 　T2a 　T2b	以下のいずれかの特徴を有する腫瘍 　・充実成分径＞3 cm かつ≦4 cm 　・臓側胸膜浸潤 　・隣接する肺葉への浸潤 　・腫瘍が主気管支に及ぶか，肺門まで連続する部分的または一側全体の無気肺か閉塞性肺炎がある 　充実成分径＞4 cm かつ≦5 cm
T3	以下のいずれかの特徴を有する腫瘍 　・充実成分径＞5 cm かつ≦7 cm 　・壁側胸膜，胸壁への浸潤 　・心膜，横隔神経，奇静脈への浸潤 　・胸部神経根(T1, T2 など)または星状神経節への浸潤 　・原発巣と同一葉内の不連続な副腫瘍結節
T4	以下のいずれかの特徴を有する腫瘍 　・充実成分径＞7 cm 　・縦隔，胸腺，気管，気管分岐部，反回神経，迷走神経，食道，横隔膜への浸潤 　・心臓，大血管(大動脈，上・下大静脈，心膜内肺動静脈)，腕頭動脈，総頸動脈，鎖骨下動脈，腕頭静脈，鎖骨下静脈への浸潤 　・椎体，椎弓板，脊柱管，頸椎神経根，腕神経叢への浸潤 　・原発巣と同側の異なった肺葉内の副腫瘍結節
N1	同側肺門リンパ節転移
N2 　N2a 　N2b	同側縦隔リンパ節転移 　単一 N2 ステーションへの転移 　複数 N2 ステーションへの転移
N3	対側縦隔，対側肺門，同側または対側の斜角筋/鎖骨上窩リンパ節への転移
M1 　M1a 　M1b 　M1c 　　M1c1 　　M1c2	遠隔転移 　対側肺内の副腫瘍結節，胸膜結節，悪性胸水(同側・対側)，悪性心嚢水 　胸腔外の一臓器への単発遠隔転移 　胸腔外の一臓器または多臓器への多発遠隔転移 　　胸腔外の一臓器への多発遠隔転移 　　胸腔外の多臓器への多発遠隔転移

8   1. TNM 分類

II. TNM 分類・補足

1. T 分類に関して

1) 腫瘍径は，高分解能 CT を撮影し，腫瘍最大割面における最大径を測定する。腫瘍の一部または全体がすりガラス状陰影を呈する場合，腫瘍全体の最大径と中心の浸潤性増殖を示す充実性部分の最大径の両方を測定し，すりガラス成分と充実成分を合わせたサイズを「病変全体径」とし，充実成分のみの径を「充実成分径」とする。病理学的な評価においてはそれぞれ「病変全体径」，「浸潤径」を相当させる[6)11)]。

2) 病変全体径≦3 cm の場合，T 因子の決定のためには充実成分径を用いる。例えば，すりガラス成分を含めた腫瘍全体の最大径が 2.5 cm であり，その中の充実成分径が 1.3 cm であった場合には，T1b となる。

3) Tx は喀痰または気管支洗浄液などで悪性細胞を認めるものの，画像や内視鏡的には認めない場合を含む。

4) Tis（上皮内癌）には腺癌（adenocarcinoma *in situ* – Tis（AIS）），扁平上皮癌（squamous cell carcinoma *in situ* – Tis（SCIS）），どちらの病理組織型も含まれる。

5) 腫瘍が表層的に進展し浸潤部分が気管支壁内に限局しているような腫瘍は，進展が主気管支より中枢側に及んでいても大きさにかかわらず T1a に分類する。

6) T1mi（微少浸潤性腺癌）とは，主に肺胞置換型進展を示す，すりガラス成分を含めた腫瘍全体の最大径≦3 cm の孤立性腺癌であり，浸潤部分の最大径が 5 mm を超えないものを指す。

7) 主に肺胞置換型進展を示す腫瘍，すなわち CT 上純粋なすりガラス成分だけの腫瘍であり，その最大径が 3 cm を超える場合には浸潤径が 0.5 cm 以下であっても T1a となる[10)]。

8) 浸潤が気管支壁内に限局しているものは，表層の中枢側への進展が主気管支より中枢側に及んでいても T1a とする。

9) 肉眼的に肺胸膜表面に達しているとき（PL1），あるいは組織学的に臓側胸膜外弾力膜を越えているが胸膜表面に達していないとき（pl1）は T2a とする。

10) 主気管支に浸潤がある場合には，気管分岐部からの距離にかかわらず T2a とする。

11) 肺門部の脂肪組織への浸潤は T2a に分類する。

12) 心膜，横隔神経，奇静脈は縦隔内に存在するが，腫瘍による縦隔浸潤の深達度を考慮し，T4 ではなく T3 と分類する。

13) 癌性リンパ管症については，本規約では以下のように規定する。原発巣と非連続で同一葉内のみにみられる場合は T3，同側の異なった肺葉にみられるものは T4，対側肺にみられるものは M1a とする。

14) 副腫瘍結節 separate tumor nodule を認める場合，それが転移か多発かによって記載は異なる。

   (1) 同一の組織型であるなど転移と思われる際，その腫瘍が原発巣と同一葉にあれば T3，同側他葉にあれば T4，対側肺にあれば M1a に分類する。

   (2) 組織型が異なる場合や，同一組織型でも形態，免疫組織化学的・分子生物学的に異なる腫瘍

と考えられる場合，扁平上皮癌の場合で一方が上皮内癌の場合などは同時多発肺癌とする。同時多発肺癌の TNM 分類はより進行したほうの癌の病期とする。多発あるいは腫瘍個数を示すために，T2(m)あるいは T2(5)などと記載する。

2. N 分類に関して

1) リンパ節内の isolated tumor cells(ITC)は転移陽性としない。病理記載を参照のこと(p.147)。
2) リンパ節への腫瘍の直接浸潤もリンパ節転移として分類する。
3) リンパ節ステーションは，リンパ節の部位の規定の小分類に順じ，大分類(ゾーン)[12]とは異なる(p.63，表4)。なお，単一ステーションへの複数個のリンパ節転移は，単一ステーションへの転移とする。

3. M 分類に関して

1) 心嚢水は胸水と同様に分類する。
2) 肺癌患者における胸水あるいは心嚢水は腫瘍によることが多い。しかしながら少数の患者では胸水・心嚢水が血性，滲出性でなく，複数回の細胞診が陰性のことがある。このように胸水・心嚢水が腫瘍に関連していないと判断される場合は，胸水・心嚢水を病期判定の要素から外してM0 とする。
3) 原発腫瘍の胸膜への直接浸潤から非連続的に存在する同側の壁側および臓側胸膜の腫瘍病巣(播種巣)は M1a に分類する。
4) 胸壁または横隔膜において壁側胸膜の外側に非連続性に腫瘍巣が存在している場合は単発ならば M1b に，多発ならば M1c に分類する。
5) 所属リンパ節でない，遠隔のリンパ節転移も単発ならば M1b に，多発ならば M1c と判定する。
6) 骨格は 1 臓器とみなすため，一つの骨または複数の骨における複数の転移は，M1c1 に分類される。

4. その他

y 記号：なんらかの治療中あるいは治療後に評価した場合は頭に y を付加する。

例：ycT3N0M0

r 記号：無病期間の後に再発した腫瘍を分類する場合は頭に r を付加する。

a 記号：分類を剖検 autopsy によって行った場合は頭に a を付加する。

5. 小細胞癌

TNM 分類および病期分類は小細胞癌に対しても適用される。初診時にはすでに局所進展および遠隔転移を呈することが多く，Veterans Administration Lung Cancer Study Group では 2 つの病期を提唱した[13]。すなわち同側悪性胸水，両側鎖骨上窩リンパ節および対側縦隔リンパ節転移までを含んだものを「limited disease」，それ以上の進展を「extensive disease」と定義した。しかしながら悪性胸水例は根治照射不能であるため，「extensive disease」としてプロトコール上で定義さ

れることも多く，この分類は意見の一致が得られていない。IASLC では TNM 分類（第 7 版）を用いて小細胞癌切除例の予後を解析し，その有用性を報告し，「limited」と「extensive」という分類を推奨していない[13)14)]。非切除例においても，「limited」と「extensive」の定義が確立していない現状では，TNM の記載は重要である。

参考文献

1) Mountain CF. Revisions in the International System for Staging Lung Cancer. Chest 1997；111：1710-1717.
2) Postmus PE, Brambilla E, Chansky K, et al. The IASLC Lung Cancer Staging Project：Proposals for Revision of the M Descriptors in the Forthcoming(Seventh)Edition of the TNM Classification of Lung Cancer. J Thorac Oncol 2007；2：686-693.
3) Rami-Porta R, Bolejack V, Giroux DJ, et al. The IASLC lung cancer staging project：The new database to inform the eighth edition of the TNM classification of lung cancer. J Thorac Oncol 2014；9：1618-1624.
4) Asamura H. IASLC Staging Manual in Thoracic Oncology, 3rd Edition. North Fort Myers：Editorial Rx Press；2024.
5) Rami-Porta R, Bolejack V, Crowley J, et al. The IASLC Lung Cancer Staging Project-Proposals for the revisions of the T descriptors in the forthcoming eighth edition of the TNM classification for lung cancer. J Thorac Oncol 2015；10：990-1003.
6) Wittekind C, Compton CC, Brierley J, et al. UICC TNM Supplement, A Commentary on Uniform Use. Oxford, UK：Wiley-Blackwell；2012.
7) Van Schil PE, Asamura H, Nishimura KK, et al. The International Association for the Study of Lung Cancer Lung Cancer Staging Project：Proposals for the revisions of the T-descriptors in the forthcoming ninth edition of the TNM classification for lung cancer. J Thorac Oncol 2024；19：749-765.
8) Huang J, Osarogiagbon RU, Giroux DJ, et al. The International Association for the Study of Lung Cancer Staging Project for Lung Cancer：Proposals for the revision of the N descriptors in the forthcoming ninth edition of the TNM classification for lung cancer. J Thorac Oncol 2024；19：766-785.
9) Fong KM, Rosenthal A, Giroux DJ, et al. The International Association for the Study of Lung Cancer Staging Project for Lung Cancer：Proposals for the revision of the M descriptors in the forthcoming ninth edition of the TNM classification for lung cancer. J Thorac Oncol 2024；19：786-802.
10) Rami-Porta R, Nishimura KK, Giroux DJ, et al. International Association for the Study of Lung Cancer Staging Project：Proposals for revision of the TNM stage groups in the forthcoming (ninth) edition of the TNM classification for lung cancer. J Thorac Oncol 2024；19：1007-1027.
11) Travis WD, Asamura H, Bankier AA, et al. The IASLC lung cancer staging project：Proposals for coding T categories for subsolid nodules and assessment of tumor size in part-solid tumors in the forthcoming eighth edition of the TNM classification of lung cancer. J Thorac Oncol 2016；11：1204-1223.
12) Rusch VW, Crowley J, Giroux DJ, et al. The IASLC Lung Cancer Staging Project：proposals for the revision of the N descriptors in the forthcoming seventh edition of the TNM classification for lung cancer. J Thorac Oncol 2007；2：603-612.
13) Vallieres E, Shapherd FA, Crowley J, et al. The IASLC Lung Cancer Staging Project：Proposals regarding the relevance of TNM in the pathologic staging of small cell lung cancer in the forthcoming(seventh)edition of the TNM classification for lung cancer. J Thorac Oncol 2009；4：1049-1059.
14) Shepherd FA, Crowley J, Van Houtte P, et al. The IASLC Lung Cancer Staging Project：Proposals regarding the clinical staging of small-cell lung cancer in the forthcoming(seventh)edition of the TNM classification for lung cancer. J Thorac Oncol 2007；2：1067-1077.

TNM 分類委員会（2023 年 3 月 29 日〜2024 年 11 月 2 日）

委員長　芳川　豊史

副委員長　新谷　康

委　　員　臼田　実男，負門　克典，大林　千穂，鹿毛　秀宣，佐藤　寿彦，品川　尚文，
棚橋　雅幸，土谷　智史，中村　彰太，松本桂太郎，四倉　正也

（五十音順）

臨床・病理 肺癌取扱い規約 第9版

第2章

画像診断分類

I. cTNM 分類を行うための画像診断指針

1. 肺癌の画像所見による cTNM 分類の根拠を記載する。

2. cT 因子については主に胸部 CT を用いて行い，場合により MRI を併用する。
   ① 病変径≦3 cm の場合は，性状の詳細な読影を可能とするため，高分解能 CT 撮影することが望ましい。
   ② 原発巣については，病変の局在部位，病変径を記載する。
   ③ 高分解能 CT による吸収値により，病変をすりガラス型，部分充実型，充実型の 3 型に分類する。
   ④ 病変径はすりガラス成分と充実成分がみられる場合，病変全体径と充実成分径を測定する。
   ⑤ 腫瘍径とは別に T2-4 となった場合は，その根拠となった所見について記載する。

3. cN 因子については，主に胸部 CT を用いて行うが，可能ならば FDG-PET/CT を併用する。

4. cM 因子については，症例に応じて CT，MRI，FDG-PET/CT，超音波検査，骨シンチグラフィなどを組み合わせて行う。

II. 胸部 CT の撮影指針

　近年 CT 撮影はマルチスライス CT で行われ，ほとんどの施設にて液晶モニターで画像表示して診断を行っていると考えられる。医用画像の標準規格である digital imaging and communication in medicine（DICOM）規格では，CT 画像を表示する場合にウィンドウ幅とウィンドウレベルを変更することにより，画質が大きく変化するため，縦隔条件，肺条件などの大まかな設定値の幅での表示が再現性の観点から重要である。

1. 診療における胸部 CT の撮影法と画像表示法

1) 適格な胸部 CT 画像を得るためには，喉頭の輪状軟骨下縁から横隔膜背側の肺を十分含め，吸気で十分に呼吸を停止して撮影を行う。また FOV（field of view）は，患者の体格に合わせた適切なものとする。

2) CT 撮影時の被検者被曝量に留意し，管球電圧や電流などの撮影条件は必要最小限にとどめ，auto exposure control（AEC）や逐次近似法による再構成法などを適宜適応するよう努力する。

3) スキャン時のスライス幅は ≦5 mm とし，画像の再構成間隔も ≦5 mm とする。

4) 胸部 CT 画像の表示は縦隔条件と肺条件の 2 種類での表示が必要である。縦隔条件では，縦隔関数 standard algorithm を用い，上大静脈や大動脈などの大血管，縦隔脂肪，胸壁構造などの確認が可能なものとする。目安としてウィンドウ幅 350 HU，ウィンドウレベル 0〜50 HU で表示する。肺条件では肺内の血管や気管支構造の確認が可能なものとする。肺内の血管や気管支構造の描出能を高めるために，高周波強調関数などを用いることが望ましい。目安としてウィンドウ幅 1500 HU，ウィンドウレベル −500〜−650 HU で表示する。

5) 液晶モニターでの読影は，デジタル画像の取り扱いに関するガイドライン 3.0 版に準拠した環境で行われるべきであり，機器の保守点検を定期的に行う。

6) CT 機器や画像保存通信システム picture archiving and communication systems（PACS），読影用端末などの環境整備と良好なこれら読影環境の維持を心がける。

2. 高分解能 CT の撮影指針

1) 胸部 CT で結節性病変がみられる場合は，良悪性の鑑別や病変辺縁の性状，内部構造の把握のために，必要に応じて高分解能 CT を撮影する。目安として最大径 ≦3 cm の病変では撮影することが望ましい。

2) 高分解能 CT 撮影は 1 回の息止めで連続撮影を行い，スライス幅は ≦2 mm として，再構成間隔も ≦2 mm とする。

3) 拡大再構成を行う場合は，FOV はおおよそ 20 cm（片肺表示）に設定し，経過観察をする場合は一定の FOV を用いることが望ましい。また，病変辺縁の性状や内部構造の把握，肺内の血管や気管支構造の描出能を高めるために，高周波強調関数などを用いた再構成を行う。

4) 画像表示はウィンドウ幅 1500 HU，ウィンドウレベル −500〜−650 HU を目安とし，病変の辺縁

の性状，内部構造，胸郭構造，葉間胸膜などの読影可能なものとする。また，経過観察をする場合は一定のウィンドウ幅，ウィンドウレベルでの画像表示が望ましい。

III. 記載の実際

本分類は，CTやその他の画像診断検査法を総合し，cTNM分類の根拠として記載する。

1. cT因子

1）病変の局在部位について，側は右，左，葉は上，中，下，区域はS^{1-10}とし，気管・気管支は気管，主気管支，中間幹，上葉支，下葉支，中葉支，B^{1-10}などとする。区域支より末梢まで分析できれば付記する。

2）病変径の測定は原則としてCTの肺条件で測定する。

3）病変をCTの吸収値の差から，充実性の部分（充実成分 solid part）とすりガラス吸収値を示す部分（すりガラス成分 ground glass part）に分類し，その組み合わせのパターンからすりガラス型 pure ground glass type，部分充実型 part solid type，充実型 solid type の3型に分類する。

4）すりガラス成分とは，病変内部の肺血管が描出可能な程度の淡い吸収値を示す場合，充実成分とは，病変内部の肺血管が同定困難な程度の高い吸収値を示す場合，とそれぞれ定義する。

5）すりガラス型と充実型では病変の最大径を測定し，部分充実型では病変全体の最大径（病変全体径 total size）と充実成分の最大径（充実成分径 solid size）をそれぞれ測定する（図1）。

6）すりガラス成分の中に充実成分が複数存在する場合は，充実成分径は，最も大きな充実成分の最大径とする。

7）TNM分類のT0，TXの場合は，これのみ記載する。

8）Tisは，高分解能CTにてすりガラス型の病変で，その最大径≦3cmのものとする。

9）T1は，高分解能CTにてすりガラス型であるか，充実成分径≦3cmの部分充実型もしくは充実型であり，肺実質や臓側胸膜に囲まれたものとする（図2）。

①T1miは，病変全体径≦3cmで，かつ充実成分径≦0.5cmの部分充実型とする。

②T1aは，病変全体径＞3cmのすりガラス型，充実成分径＞0.5cm，≦1cmの部分充実型，≦1cmの充実型とする。

③T1bは充実成分径＞1cm，≦2cm，T1cは＞2cm，≦3cmの，部分充実型もしくは充実型とする。

10）T2は，充実成分径＞3cm，≦5cmの部分充実型もしくは充実型とし，その中でもT2aは＞3cm，≦4cm，T2bは＞4cm，≦5cmのものとする。

11）T3は，充実成分径＞5cm，≦7cmのものとする。

12）T4は，充実成分径＞7cmのものとする。

13）病変径以外の要因でT2-4となった場合は，その根拠となった所見を記載する。

14）気管支の狭窄・閉塞による二次変化のあるものについては，これを記載する。

15）肺尖部における胸壁浸潤や，椎体浸潤，心・大血管浸潤の診断では，場合によってMRIを併用する。

18 2. 画像診断分類

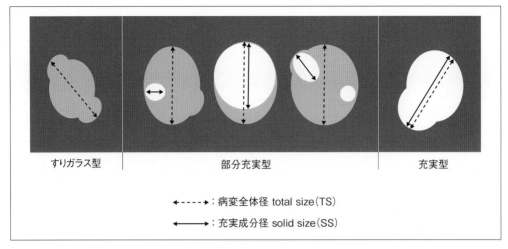

図1. 病変径の測定方法

すりガラス型と充実型では病変の最大径を測定する。部分充実型では病変全体径 total size(TS)と充実成分径 solid size(SS)をそれぞれ測定する。また，すりガラス成分の中に充実成分が複数存在する場合は，充実成分径は，最も大きな充実成分の最大径とする。

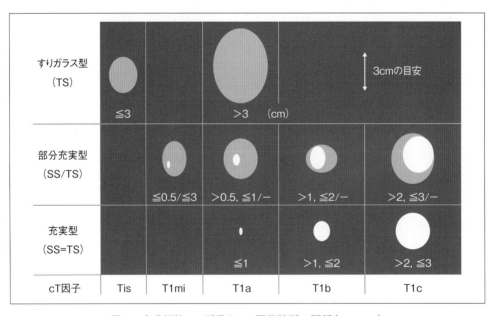

図2. 高分解能CT所見とcT因子診断の関係(Tis–T1c)

すりガラス型は，病変全体径が3cmを境界にcT因子が決定される。充実型は充実成分径が，1cm，2cmを境界としてcT因子が決定される。部分充実型は，病変全体径と充実成分径の組み合せによってcT因子が決定される。cT1miは病変全体径≦3cmで，かつ充実成分径≦0.5cmである。そして，病変全体径にかかわらず充実成分径が，0.5cm，1cm，2cmより大きな場合にT1a–cとそれぞれ決定される。

2. cN 因子

1) リンパ節腫大の診断は CT を用いて行い，短径≧1 cm のときに腫大と判断する。しかし，このサイズによる診断基準には感度・特異度ともに限界があり，FDG-PET/CT を併用することが望ましい。FDG-PET/CT の診断指標として利用されている SUV（standardized uptake value）は，半定量的指標であるため不変的なカットオフ値を定めることが難しい。そして，サイズにより集積が影響を受けるため，短径≧0.7 cm のリンパ節の診断に用いることを原則とする。現在のところ FDG-PET/CT では，リンパ節のサイズと集積の両方から総合的に診断することが必要である。腫大リンパ節については，後述の「V. リンパ節部位の CT 読影基準」（表 1）を用いてリンパ節名を記載する。FDG-PET/CT を用いて診断した場合は，その旨を記載する。

3. cM 因子

1) M1a の場合，対側肺転移，胸膜播種（悪性胸水），悪性心嚢水の記載を行う。

2) 遠隔他臓器転移がある場合は，単発（M1b）もしくは多発（M1c）か，その部位と根拠になった画像所見について記載する。さらに M1c では，単一臓器への多発転移（M1c1）なのか，複数臓器への多発転移（M1c2）なのか，転移した臓器を含め記載する。症例に応じて施行した CT 以外の検査で遠隔転移診断を行った場合は，その旨を記載する。

3) 脳転移の検査を行う場合，脳組織は糖代謝が活発な臓器であり，FDG-PET/CT の脳転移診断における有効性が低く，造影 MRI を行うことが望ましい。

4) 副腎転移の検査を行う場合，副腎結節では，転移と腺腫の鑑別診断がしばしば問題となる。MRI の脂肪抑制画像や FDG-PET/CT を行い，鑑別診断を行うことが望ましい。

5) 肝転移の検査を行う場合，適切なタイミングで撮影された造影 CT や造影 MRI，もしくは超音波検査により診断を行うことが望ましい。

6) 骨転移の検査を行う場合，FDG-PET/CT や骨シンチグラフィを用いるが，骨シンチグラフィでは外傷や炎症による偽陽性が問題となるため，異常集積があった場合に MRI などの追加検査を必要とする。

＊その他

結核・肺気腫・塵肺・間質性肺炎などの先行合併病変は，具体的に付記する。

IV. cTis-cT1c の CT 図譜

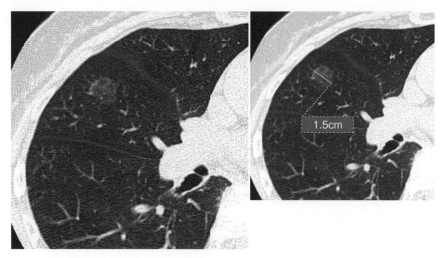

図 3. すりガラス型 cTis
すりガラス型で，病変全体径 1.5 cm であり，cTis に相当する。

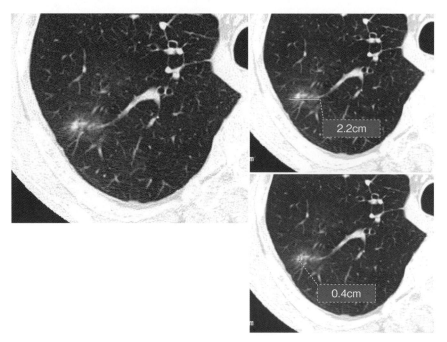

図 4. 部分充実型 cT1mi
部分充実型で，病変全体径 2.2 cm，充実成分径 0.4 cm であり，cT1mi に相当する。

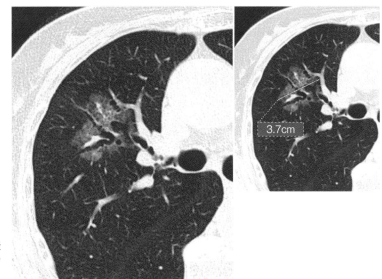

図5. すりガラス型 cT1a
すりガラス型で，病変全体径3.7 cm であり，cT1a に相当する。

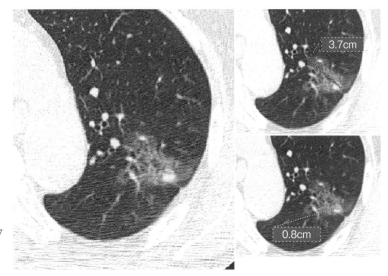

図6. 部分充実型 cT1a
部分充実型で，病変全体径 3.7 cm，充実成分径 0.8 cm であり，cT1a に相当する。

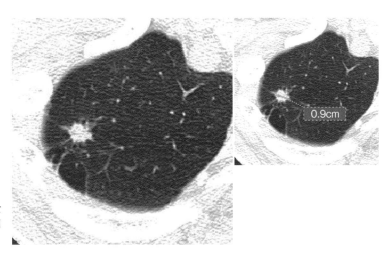

図7. 充実型 cT1a
充実型で，充実成分径(病変全体径)0.9 cm であり，cT1a に相当する。

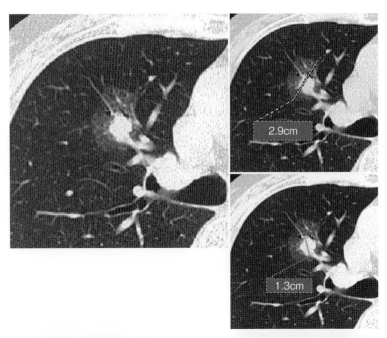

図8. 部分充実型 cT1b
部分充実型で，病変全体径2.9 cm，充実成分径1.3 cmであり，cT1bに相当する。

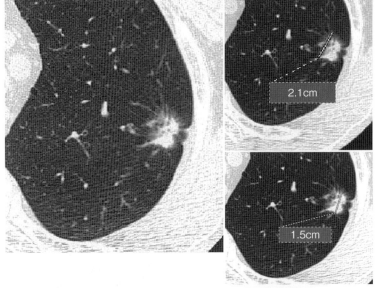

図9. 部分充実型 cT1b
部分充実型で，病変全体径2.1 cm，充実成分径1.5 cmであり，cT1bに相当する。

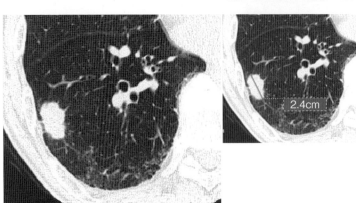

図10. 充実型 cT1c
充実型で，充実成分径(病変全体径)2.4 cmであり，cT1cに相当する。

V. リンパ節部位の CT 読影基準

1. 基準作成の方針

　　リンパ節部位の CT 読影基準（表 1）は，①TNM 分類の改定に伴い，変更された TNM 分類，肺癌手術記載などの記載様式との整合性に留意し，②CT 像で描出されるリンパ節の各リンパ節名

表 1. リンパ節部位の CT 読影基準

#1	鎖骨上窩リンパ節（図 11a，b，c）：輪状軟骨下縁から正中において胸骨柄上縁・左右において鎖骨までの範囲に存在するリンパ節。気管正中線を境界として #1R・#1L と左右を区別する。

上部縦隔リンパ節
#2	上部気管傍リンパ節（図 11a，b，c，d）：
#2R	（図 11a，c，d）：右肺尖，胸膜頂より尾側で，胸骨柄上縁から気管と左腕頭静脈尾側の交差の範囲で気管左外側縁の右側に存在するリンパ節。
#2L	（図 11a，b，d）：左肺尖，胸膜頂より尾側で，胸骨柄上縁から大動脈弓上縁の範囲で気管左外側縁の左側に存在するリンパ節。
#3	血管前・気管後リンパ節（図 11c，e）：
#3a	血管前リンパ節（図 11c，e）：胸膜頂から気管分岐部レベルに存在し，胸骨より後，右側では上大静脈前縁線より前，左側では左総頸動脈より前に位置するリンパ節。
#3p	気管後リンパ節（図 11c，e）：胸膜頂から気管分岐部レベルに位置し，気管後壁線より後に位置するリンパ節。
#4	下部気管傍リンパ節（図 11a，b，c，e）：
#4R	（図 11a，c，e）：気管と左腕頭静脈尾側の交差から奇静脈下縁に存在し，右気管傍リンパ節と気管前リンパ節を含み気管左外側縁の右側に存在するリンパ節。
#4L	（図 11a，b，e）：大動脈弓上縁から左主肺動脈上縁に存在し，動脈管索内側のリンパ節を含み気管左外側縁の左側に存在するリンパ節。

大動脈リンパ節
#5	大動脈下リンパ節（図 11a，b，e）：大動脈弓下縁から左主肺動脈の間に存在し，動脈管索に対して横に存在する大動脈下リンパ節。
#6	大動脈傍リンパ節（図 11a，b，e）：大動脈弓上縁から大動脈弓下縁の間に存在し，上行大動脈と大動脈弓に対し前と横のリンパ節。

下部縦隔リンパ節
#7	気管分岐下リンパ節（図 11a，f）：気管分岐部から，左側で下葉支上縁まで右側で中間幹の下縁までに存在するリンパ節。
#8	食道傍リンパ節（気管分岐下より下方）（図 11a）：左側で下葉支上縁，右側で中間幹の下縁から横隔膜までに存在し，気管分岐下リンパ節を除く食道壁と正中線の右あるいは左に接して位置するリンパ節。
#9	肺靱帯リンパ節（図 11a）：下肺静脈から横隔膜までの肺靱帯内に位置するリンパ節。

N1 リンパ節
#10	主気管支周囲リンパ節（図 11a，f）：右側で奇静脈下縁，左側で肺動脈上縁から両側葉間領域までに存在し，肺静脈と主肺動脈の近位部を含む主気管支と肺門脈管に直接接したリンパ節。
#11	葉気管支間リンパ節（図 11a）：葉気管支の起点の間に位置するリンパ節。右側に関しては，上葉支と中葉支間を #11s とし，中葉支と下葉支間を #11i とする。
#12	葉気管支周囲リンパ節：葉気管支に接して位置するリンパ節。
#13	区域気管支周囲リンパ節：区域気管支に接して位置するリンパ節。
#14	亜区域気管支周囲リンパ節：亜区域気管支に接して位置するリンパ節。

注 1) リンパ節の命名に迷ったときは，小さい番号のリンパ節名を選ぶ。
　　例：#2 と #4 では #2，#7 と #8 では #7
　2) 左主肺動脈の左側に接して存在するリンパ節は左 #10 とする。

24   2. 画像診断分類

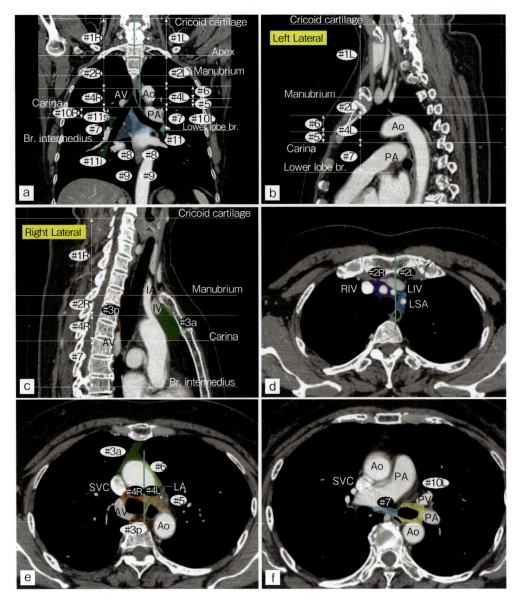

図11. リンパ節部位のCTアトラス
Ao（大動脈），AV（奇静脈），Br.（気管支），IA（腕頭動脈），IV（腕頭静脈），LA（動脈管索），LIV（左腕頭静脈），LSA（左鎖骨下動脈），PA（肺動脈），PV（肺静脈），RIV（右腕頭静脈），SVC（上大静脈），緑色線（気管左外側縁，鎖骨上部は気管正中線）

に関する存在領域を明示し，臨床的に可能なかぎり簡便に，また，読影者間の相違を小さくすることを目的として作成された。

　今回のリンパ節マップの特徴は，定義で共通部分を避ける目的から，解剖学的に簡潔な境界が定義され用意されている。したがって，従来の評価に用いる線の設定は基本的に不要となっている。具体的な大きな変更点として，#1の左右の境界は気管正中部のままであるが，ATS（American Thoracic Society）によって作成された気管の正中線に沿っての任意の区分は排除され，左右

＃2と＃4リンパ節の境界は気管左側壁に設定された。また，＃2，＃4との境界が不明瞭な＃3は除かれている。＃3a，＃3p はそのまま維持されている。Naruke マップで＃7と＃10に分けられた気管分岐下リンパ節は，すべて＃7と定義されている。＃1については，下頸部リンパ節が含まれている。

VI. リンパ節部位 CT 読影の実際

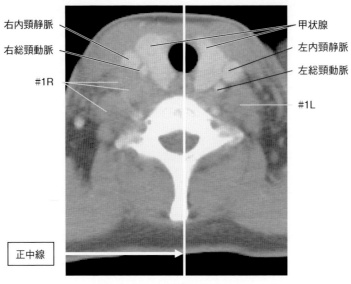

図12. #1：鎖骨上窩リンパ節
輪状軟骨下縁から正中において胸骨柄上縁・左右において鎖骨までの範囲に存在するリンパ節。気管正中線を境界として#1R・#1Lと左右を区別する。

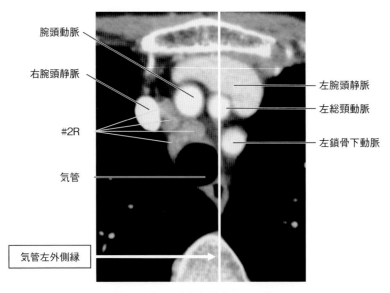

図13. #2：上部気管傍リンパ節
#2R：右肺尖と胸膜頂・正中において胸骨柄上縁から気管と左腕頭静脈尾側の交差の範囲で気管左外側縁の右側に存在する。

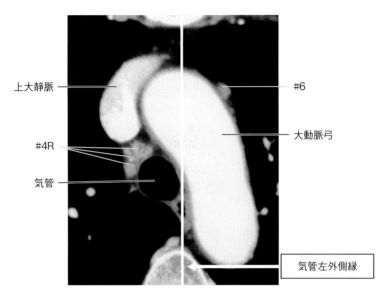

図14. #4：下部気管傍リンパ節，#6：大動脈傍リンパ節
#4R：気管と左腕頭静脈尾側の交差から奇静脈下縁に存在し，右気管傍リンパ節と気管前リンパ節を含み気管左外側縁の右側に存在する。#6：大動脈弓上縁から大動脈弓下縁の間に存在し，上行大動脈と大動脈弓の腹側かつ外側に存在する。

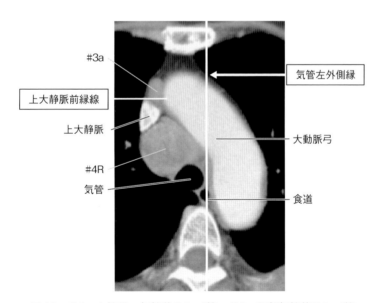

図15. #3：血管前・気管後リンパ節，#4：下部気管傍リンパ節
#3a：胸膜頂から気管分岐部レベルに存在し，胸骨より後，右側では上大静脈前縁線より前，左側では左総頸動脈より前に位置する。#4R：気管と左腕頭静脈尾側の交差から奇静脈下縁に存在し，右気管傍リンパ節と気管前リンパ節を含み気管左外側縁の右側に存在する。

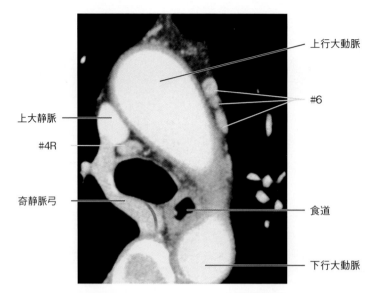

図 16. ＃4：下部気管傍リンパ節，＃6：大動脈傍リンパ節
＃4R：気管と左腕頭静脈尾側の交差から奇静脈下縁に存在し，右気管傍リンパ節と気管前リンパ節を含み気管左外側縁の右側に存在する。＃6：大動脈弓上縁から大動脈弓下縁の間に存在し，上行大動脈と大動脈弓の腹側かつ外側に存在する。

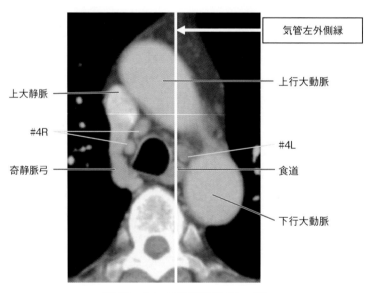

図 17. ＃4：下部気管傍リンパ節
＃4R：気管と左腕頭静脈尾側の交差から奇静脈下縁に存在し，右気管傍リンパ節と気管前リンパ節を含み気管左外側縁の右側に存在する。＃4L：大動脈弓上縁から左主肺動脈上縁に存在し，動脈管索内側のリンパ節を含み気管左外側縁の左側に存在する。

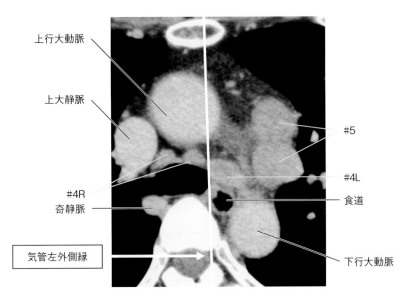

図 18. #4：下部気管傍リンパ節, #5：大動脈下リンパ節
#4R：気管と左腕頭静脈尾側の交差から奇静脈下縁に存在し, 右気管傍リンパ節と気管前リンパ節を含み気管左外側縁の右側に存在する。#4L：大動脈弓上縁から左主肺動脈上縁に存在し, 動脈管索内側のリンパ節を含み, 気管左外側縁の左側に存在する。#5：大動脈弓下縁から左主肺動脈の間に存在し, 動脈管索に対して横に存在する。

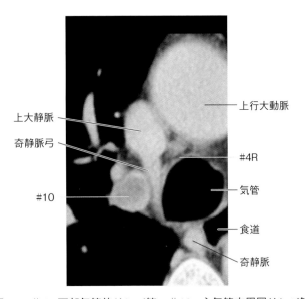

図 19. #4：下部気管傍リンパ節, #10：主気管支周囲リンパ節
#4R：気管と左腕頭静脈尾側の交差から奇静脈下縁に存在し, 右気管傍リンパ節と気管前リンパ節を含み, 気管左外側縁の右側に存在する。#10：右側で奇静脈下縁, 左側で肺動脈上縁から両側葉間領域までに存在し, 肺静脈と主肺動脈の近位部を含む主気管支と肺門脈管に直接接する。

30   2. 画像診断分類

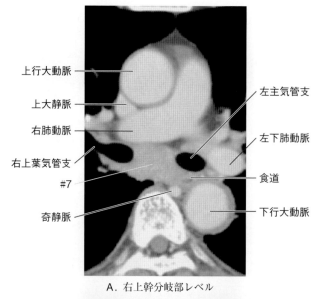

A. 右上幹分岐部レベル

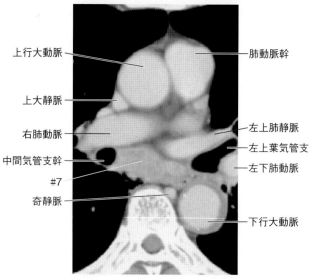

B. 左上幹分岐部レベル

図20. #7：気管分岐下リンパ節
気管分岐部から，左側で下葉支上縁まで右側で中間幹の下縁までに存在する。

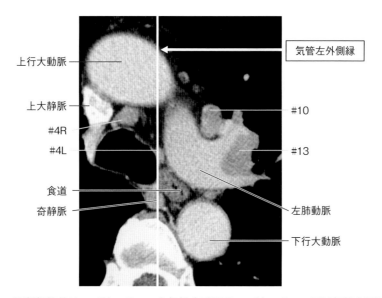

図21. ＃4：下部気管傍リンパ節，＃10：主気管支周囲リンパ節，＃13：区域気管支周囲リンパ節
＃4R：気管と左腕頭静脈尾側の交差から奇静脈下縁に存在し，右気管傍リンパ節と気管前リンパ節を含み気管左外側縁の右側に存在する。＃4L：大動脈弓上縁から左主肺動脈上縁に存在し，動脈管索内側のリンパ節を含み気管左外側縁の左側に存在する。＃10：右側で奇静脈下縁，左側で肺動脈上縁から両側葉間領域までに存在し，肺静脈と主肺動脈の近位部を含む主気管支と肺門脈管に直接接する。＃13：区域気管支に接して位置する。

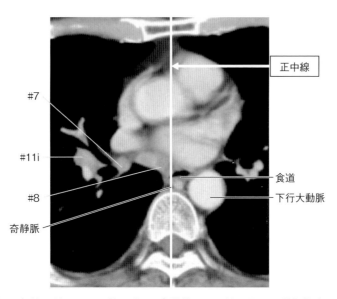

図22. ＃7：気管分岐下リンパ節，＃8：食道傍リンパ節，＃11：葉気管支間リンパ節
＃7：気管分岐部から，左側で下葉支上縁まで右側で中間幹の下縁までに存在する。＃8：左側で下葉支上縁，右側で中間幹の下縁から横隔膜までに存在し，気管分岐部リンパ節を除く食道壁と正中線の右あるいは左に接して位置する。＃11：葉気管支の起点の間に位置する。右側に関しては，上葉支と中葉支間を＃11sとし，中葉支と下葉支間を＃11iとする。

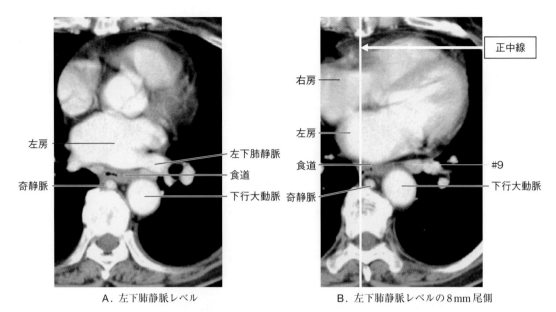

A．左下肺静脈レベル　　　　　　B．左下肺静脈レベルの8mm尾側

図23．＃9：肺靱帯リンパ節
下肺静脈から横隔膜までの肺靱帯内に位置する。

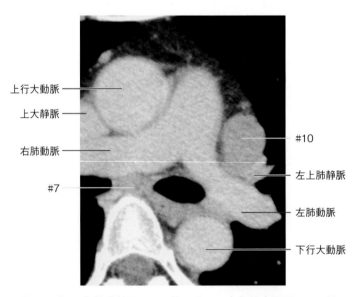

図24．＃7：気管分岐下リンパ節，＃10：主気管支周囲リンパ節
＃7：気管分岐部から，左側で下葉支上縁まで右側で中間幹の下縁までに存在する。＃10：右側で奇静脈下縁，左側で肺動脈上縁から両側葉間領域までに存在し，肺静脈と主肺動脈の近位部を含む主気管支と肺門脈管に直接接する。

VII. 画像所見と分類

　原発巣は基本型に分類され，付随所見とともに考慮することにより下記のように TNM 分類と相関し，その根拠となる。

表 2. 画像所見と TNM 分類

病　型	CT 所見
A．基本型	
1．潜在型 occult type	
	・無所見(TX，T0)
2．すりガラス型 pure ground glass type	
	・すりガラス成分のみで構成され，病変全体径≦3 cm(Tis)
	・すりガラス成分のみで構成され，病変全体径＞3 cm(T1a)
3．部分充実型 part solid type	
	・病変全体径≦3 cm かつ充実成分径≦0.5 cm(T1mi)
	・病変全体径にかかわらず，充実成分径＞0.5 cm，≦1 cm(T1a)
4．充実型 solid type	
	・充実成分のみで構成され，充実成分径≦1 cm(T1a)
5．部分充実型 part solid type および充実型 solid type 共通	
	・充実成分径＞1 cm，≦2 cm(T1b)
	・充実成分径＞2 cm，≦3 cm(T1c)
	・充実成分径＞3 cm，≦4 cm(T2a)
	・充実成分径＞4 cm，≦5 cm(T2b)
	・充実成分径＞5 cm，≦7 cm(T3)
	・充実成分径＞7 cm(T4)
B．付随所見	
1．肺外浸潤	近接諸臓器への直接浸潤所見：
	・臓側胸膜，主気管支浸潤，無気肺を伴う場合は T2
	・胸壁，横隔神経，心外膜浸潤は T3
	・横隔膜，縦隔，心・大血管，気管，反回神経，食道，椎体，気管分岐部浸潤は T4
2．リンパ節腫大	リンパ節腫大所見
	・同側肺門(N1)(直接浸潤を含む)，同側縦隔または気管分岐下単一ステーション(N2a)・複数ステーション(N2b)，対側肺門，対側縦隔，鎖骨上窩または下頸部(N3)
3．遠隔転移	転移所見
	・同一肺葉内結節(T3)，同側他肺葉内結節(T4)，対側肺結節(M1a)，胸膜播種・悪性胸水(M1a)，悪性心囊水(M1a)，胸腔外臓器単発転移(M1b)，胸腔外単一臓器多発転移(M1c1)・複数臓器多発転移(M1c2)
＊その他	・手術，放射線療法，薬物療法などにより生じた変形　先行合併病変(肺結核，塵肺症，など)

VIII. 画像所見表現の実例

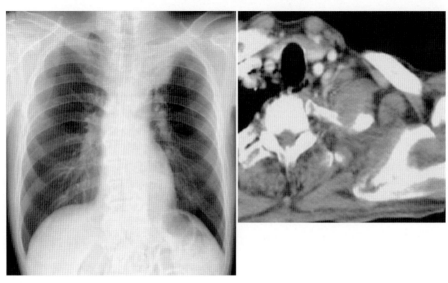

図 25. 充実型（左上葉 S^{1+2}，充実成分径 3.4 cm）＋胸壁浸潤（T3）
胸部 X 線写真では左上肺野内側から左肺尖部にかけて腫瘤影がみられ，左第 1 肋骨には骨融解像がみられる。CT でも左肺尖部に腫瘤がみられ，胸壁浸潤，左第 1 肋骨の骨融解像が明瞭である。

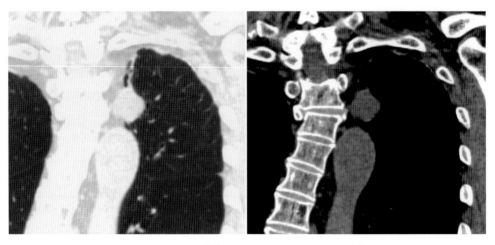

図 26. 充実型（左上葉 S^{1+2}，充実成分径 2.5 cm）＋縦隔浸潤（T4）
CT 冠状断再構成像では結節の縦隔脂肪織内への浸潤が描出されている。椎体や大動脈への浸潤はみられない。CT は縦隔条件と肺条件の両方を同時に観察することで，縦隔脂肪織浸潤の診断が可能となる。

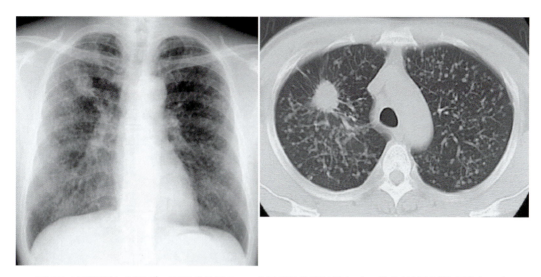

図27. 充実型（右上葉 S^1，充実成分径 2.5 cm）同側他肺葉結節（T4）＋肺内（対側多発）転移（M1a）
胸部X線写真では右上肺野に胸膜陥入像を伴う境界不明瞭な結節影がみられ，両側全肺野にびまん性に小結節がみられる。CTでは右上葉の結節の辺縁部には棘形成がみられ，胸膜陥入像と気管支，血管の末梢性集束がみられる。右下部気管傍リンパ節（#4R）腫大あり。肺腺癌の多発肺内転移と考えられる。

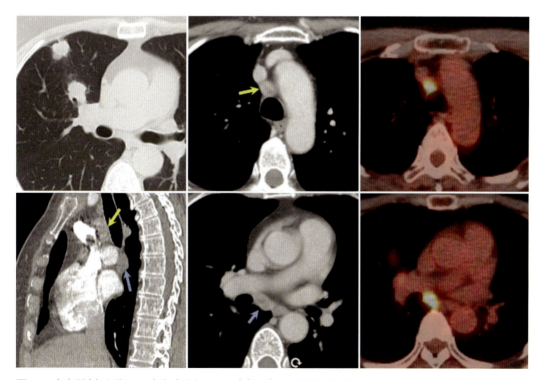

図28. 充実型（右上葉 S3，充実成分径 1.7 cm）（T1b）＋同側縦隔複数ステーションのリンパ節腫大（#4R，#7，N2b）
肺条件CTでは右肺上葉に胸膜陥入像とノッチを伴う充実性腫瘍がみられ，縦隔条件CTでは，#4R（黄色矢印）と#7（水色矢印）の複数領域にわたり縦隔リンパ節腫大がみられた。FDG-PET/CTでも同リンパ節に集積がみられた。

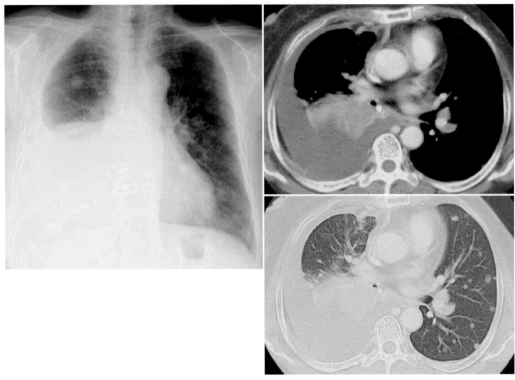

図29. 無気肺合併（右中下葉）同側他肺葉結節（T4）＋胸水貯留（M1a）＋対側肺結節（M1a）

胸部X線写真では右中下葉の無気肺と右胸水がみられる。また、両側肺には多数の結節影がみられ、多発肺内転移と考えられる。CTでは中間気管支幹の全周性狭窄と境界不明瞭な腫瘤がみられる。そして対側肺に多数の結節がみられる。

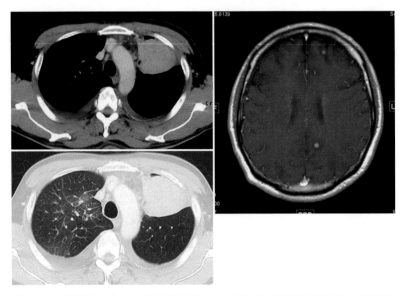

図30. 充実型（左上葉S3，充実成分径6.2 cm）（T3）＋対側肺癌性リンパ管症＋両側胸水＋左胸膜播種＋多発脳転移（M1c1）

CTでは、左肺上葉に充実性の増強効果を示す腫瘤がみられ、右肺上葉に小葉間隔壁の肥厚と気管支血管束の肥厚を認める。両側胸水と左胸膜肥厚も見られる。脳MRIでは、多発脳転移があり、周囲に浮腫を伴っている。

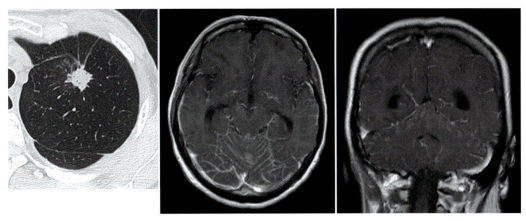

図31. 充実型(左上葉 S3, 充実成分径 2.7 cm)(T1c)＋髄膜癌腫症(M1c1)
高分解能 CT では，左肺上葉にスピキュラを伴う充実型腫瘍がみられる。頭部造影 MRI では，脳表面と大・小脳溝に一致した線状の増強域がみられる。

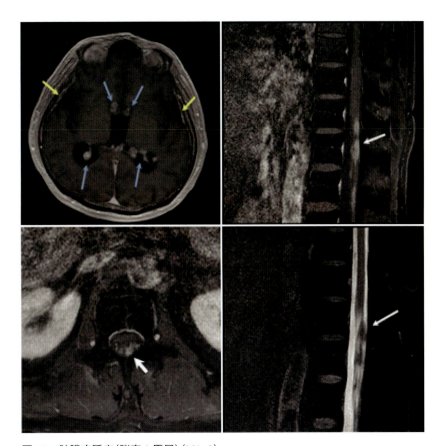

図32. 髄膜癌腫症(脳表＋馬尾)(M1c2)
頭部造影 MRI(T1WI)で脳表と脳室内に造影効果を伴う板状病変(黄色矢印)と多発結節病変(水色矢印)がみられる。脊髄 MRI(造影 T1WI, T2WI)で馬尾に造影効果を伴う多発結節病変(白色矢印)がみられる。

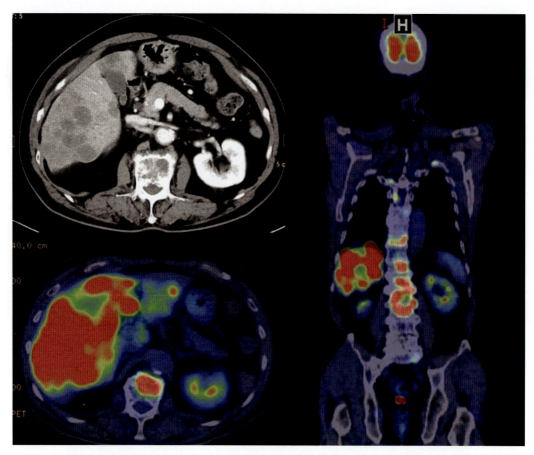

図 33. 多発肝・骨転移（M1c2）
CT では，肝に多発結節と椎体に溶骨性変化がみられる。FDG-PET/CT にて肝と骨に多発転移を認める。

参考文献

1) Van Schil PE, Asamura H, Nishimura KK, et al. The International Association for the Study of Lung Cancer Lung Cancer Staging Project：Proposals for the Revisions of the T-Descriptors in the Forthcoming Ninth Edition of the TNM Classification for Lung Cancer. J Thorac Oncol 2024；19：749-765.
2) Huang J, Osarogiagbon RU, Giroux DJ, et al. The International Association for the Study of Lung Cancer Staging Project for Lung Cancer：Proposals for the Revision of the N Descriptors in the Forthcoming Ninth Edition of the TNM Classification for Lung Cancer. J Thorac Oncol 2024；19：766-785.
3) Fong KM, Rosenthal A, Giroux DJ, et al. The International Association for the Study of Lung Cancer Staging Project：Proposals for the Revision of the M Descriptors in the Forthcoming 9th edition of the TNM Classification of Lung Cancer. J Thorac Oncol 2024；19：786-802.
4) Rimner A, Ruffini E, Cilento V, et al. The International Association for the Study of Lung Cancer Thymic Epithelial Tumors Staging Project：An Overview of the Central Database Informing Revision of the Forthcoming（Ninth）Edition of the TNM Classification of Malignant Tumors. J Thorac Oncol 2023；18：1386-1398.
5) 日本医学放射線学会. デジタル画像の取り扱いに関するガイドライン 3.0 版.
http://www.radiology.jp/content/files/20150417.pdf

補遺．肺結節・腫瘤に関する CT 所見用語集

　この CT 所見用語は，高分解能 CT での肺結節・腫瘤に関するものである。例えば 10 mm 厚での CT では，部分容積効果 partial volume effect のため十分な評価は困難であるので，2 mm 厚以下で撮影される高分解能 high resolution CT での評価が望ましい。特に結節の吸収値を表現する場合，下記に示すように，10 mm 厚での CT では淡い吸収値と考えられるが，高分解能 CT では充実成分のみからなる結節であることが経験される。したがって，すりガラス成分や充実成分の用語は厳密には高分解能 CT に限定して使用することが望ましい。

　なお，この用語集の原案は，がん研究助成金研究班「肺野型微小肺がんの診断及び治療の開発に関する研究」班で作成された。今回はその内容に，近年の CT 撮影環境や肺癌取扱い規約第 9 版の改定内容に合致するよう修正を加えた。

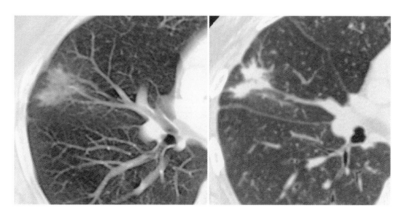

図ア．左：10 mm 厚 CT，右：高分解能 CT（1 mm 厚）

1. 結節・腫瘤のサイズ
1) 結節　nodule

　　最大径が 3 cm 以下
2) 腫瘤　mass

　　最大径が 3 cm を超える

2. 結節・腫瘤の辺縁性状

1）辺縁明瞭 well-defined，辺縁不明瞭 ill-defined

周囲肺組織との境界がほぼ明確にたどることができる場合には辺縁明瞭と表現して，明確にたどれない場合には辺縁不明瞭と表現する。充実型の多くは辺縁明瞭であるが，すりガラス型でも辺縁明瞭なことがある。

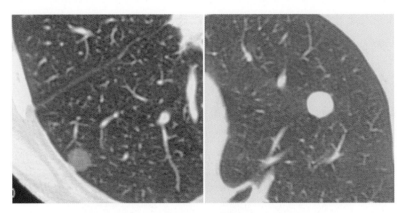

図イ．辺縁明瞭

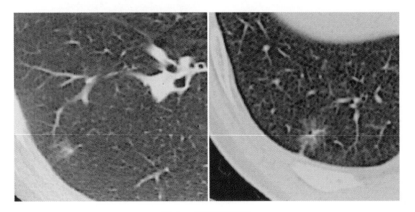

図ウ．辺縁不明瞭

2）辺縁平滑　smooth，辺縁不整　irregular

　周囲肺組織との境界が滑らかな場合を平滑，凹凸が認められて不規則な辺縁の場合を不整と表現する。辺縁が不明瞭である場合は評価困難である。

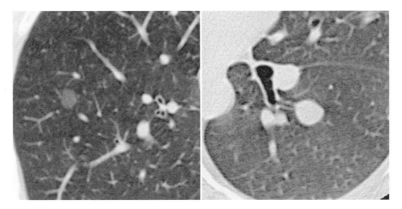

図エ．辺縁平滑

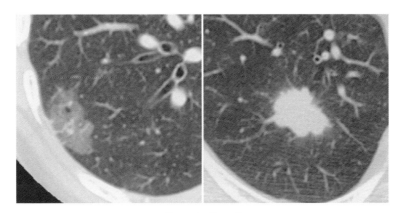

図オ．辺縁不整

3) スピキュラ　spicula

　スピキュラは辺縁不整の顕著なものであり，結節・腫瘤の辺縁から周囲に向かって棘状あるいは線状に突出する構造で胸膜に達せず，長さは数 mm から 1 cm 以上に及ぶことがある。その病理像は虚脱した肺実質，腫瘍浸潤や限局性のリンパ管浸潤，あるいは小葉間結合織であったりする。スピキュラを伴う病変では胸膜陥入像も伴う場合が多いので，両者の区別が困難なこともある。

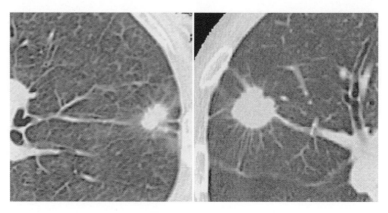

図カ．スピキュラ

4) 分葉　lobulation，ノッチ　notch

　辺縁が凸状の場合，その境界の凹状の切れ込みがみられることがある。このような形状の病変を分葉状と表現するが，ノッチという場合もある。切れ込みの部分には血管・気管支が存在することがある。

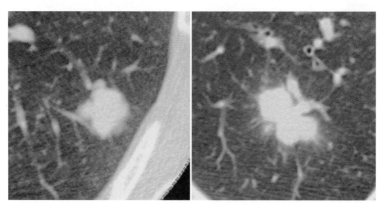

図キ．分葉，ノッチ

3．吸収値による基本型

1）すりガラス型　pure ground glass type

　　すりガラス成分のみで構成される病変。病変内の肺血管が明瞭に透見できる程度の淡い吸収値である。

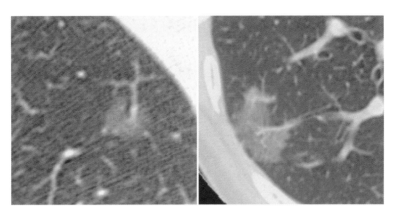

図ク．すりガラス型

2）充実型　solid type

　　充実成分のみで構成される病変。病変内の血管はまったく透見できない程度の吸収値である。

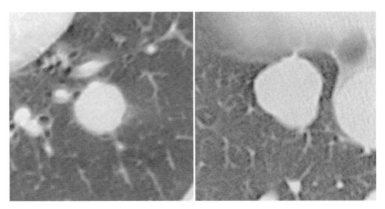

図ケ．充実型

3）部分充実型　part solid type

　すりガラス成分と充実成分が混在している。

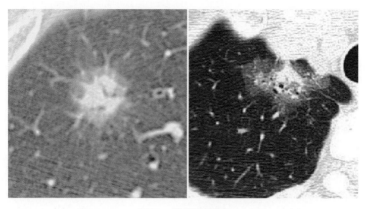

図コ．部分充実型

4．内部構造

1）気管支透亮像　air bronchogram

　　病変内で辺縁が明瞭な円形・楕円形あるいは索状・Y字状の透亮像を指す。その際には周囲肺実質の気管支の大きさや分布の比較や，連続する上下のスライス面を読影して管状・樹枝状の構造を確認して，空洞などの透亮像との鑑別が必要である。気管支透亮像は拡張性変化を伴うことがある。また，"bubble-like areas"の実態の多くは気管支透亮像あるいは既存の気腫性変化である。

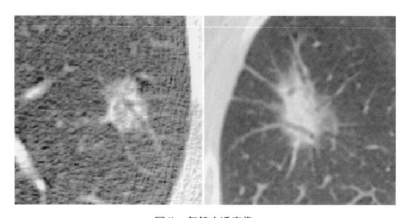

図サ．気管支透亮像

2）空洞　cavity

　1mm 以上の厚い壁に囲まれた透亮像であるが，既存のブラ bulla と鑑別が困難なこともある。腫瘍の空洞は病巣の壊死によるものが多く，小型の肺癌では空洞の頻度は低い傾向にある。

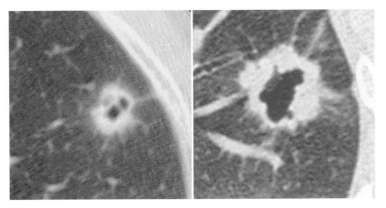

図シ．空洞

3）石灰化像　calcification

　骨とほぼ等しい高吸収域である。石灰化像は，日本人ではほとんどの場合に陳旧性結核病変を意味するが，肺過誤腫など他の良性病変にも認められる。その場合の石灰化像のパターンはびまん性，中心型，リング状である。稀であるが，肺癌病巣にも石灰化像を認めることがある。そのパターンは偏在性あるいは点状散布性である。肺癌病巣内の石灰化像の原因としては，病巣が既存の石灰化像を巻き込んだ場合と，腫瘍自身による石灰化が考えられる。

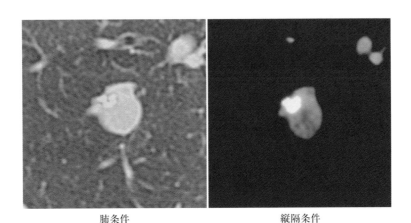

肺条件　　　　　　　縦隔条件

図ス．石灰化像

5. 周囲の既存構造との関係
1) 肺血管・気管支の集束像　vascular convergence

　　結節・腫瘤のほぼ中心部に向かって肺血管・気管支が集中する所見を指す。中心性瘢痕巣を有する肺腺癌や結核腫などに認められ，病変の収縮によって生じると考えられている。

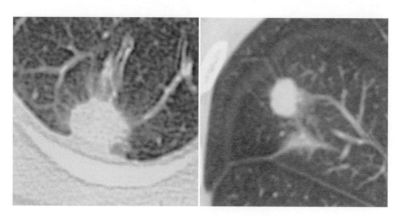

図セ．肺血管・気管支の集束像

2) 肺血管・気管支の圧排像　vascular compression

　　結節・腫瘤の辺縁に接している肺血管・気管支が彎曲している所見を指す。

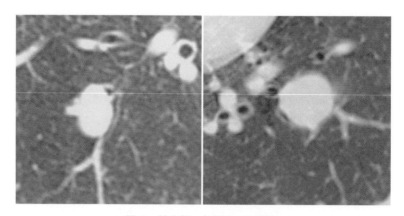

図ソ．肺血管・気管支の圧排像

3）胸膜陥入像　pleural indentation

　結節・腫瘤より途切れることなく胸膜面に達する線状・索状構造を指す。その線状・索状構造は胸膜面とは直交して病変のほぼ中心部に向かうことが多い。その機序は，肺血管・気管支の集束像と同様で肺胸膜が引き込まれていることが多いが，小葉間隔壁の肥厚，胸膜側肺の部分的無気肺が加わっていることもある。

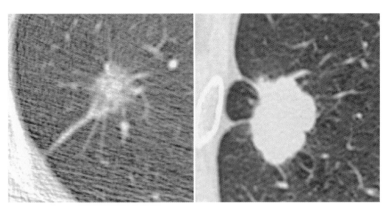

図タ．胸膜陥入像

4）胸膜陥凹像　pleural concave

　結節・腫瘤に向かう胸膜の緩やかな陥凹像を指す。多くの場合，胸膜は病変と接している。その機序は胸膜陥入像と同様と考えられている。

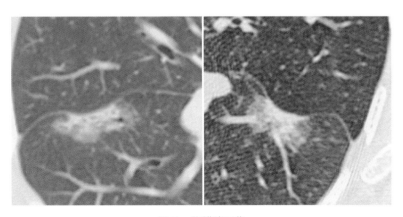

図チ．胸膜陥凹像

5) 胸膜肥厚像　pleural thickening

　　胸膜肥厚像は胸壁面，縦隔側，葉間裂でも認められる。平滑な肥厚像は胸水との鑑別が必要となるが，結節状や不規則な肥厚像では診断は容易である。結節・腫瘤が悪性腫瘍である場合には胸膜播種などを疑う必要がある。

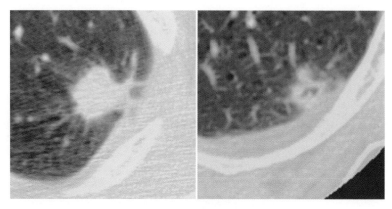

図ツ．胸膜肥厚像

6．その他

1) 気管支血管周囲間質肥厚　peribronchovascular interstitial thickening

　　気管支壁の肥厚と肺動脈の腫大を呈して，両者が融合した像として認められる。気管支内腔の狭小化や通常では可視できない次数の気管支が認められるようになる。気管支とそれと伴走する肺動脈の周囲結合織が浮腫，細胞浸潤，線維化などの原因で肥厚した場合に起こる。悪性疾患では癌性リンパ管症で認められる。

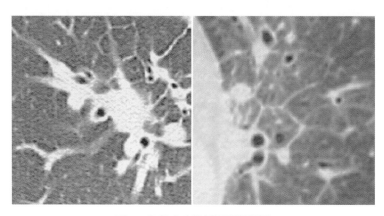

図テ．気管支血管周囲間質肥厚

2）小葉間隔壁肥厚　interlobular septal thickening

　　胸膜とは直交して肺血管・気管支を結ぶ線状・索状構造である。不規則に肥厚しており全体としては曲線であるが，所々直線化していて全体として多角形の粗大な網目状を呈する。肥厚した線状構造の間隔は1cmから数cmである。リンパ管の病変であるので，このような所見を悪性疾患で認めた場合は癌性リンパ管症を疑う。他には肺水腫，サルコイドーシスに認められることがある。

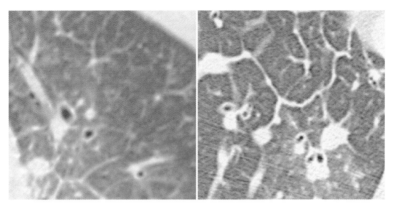

図ト．小葉間隔壁肥厚

3）荷重部高吸収域　gravity dependent phenomena

　　背側胸膜直下の胸膜に沿った帯状の淡い高吸収域を指す。その幅はほぼ均一で数mmから1cmである。荷重による無気肺と考えられており，腹臥位で撮影し直すと高吸収域は消失する。背側胸膜直下に病変の存在が疑われる場合は腹臥位の再撮影が必要である。

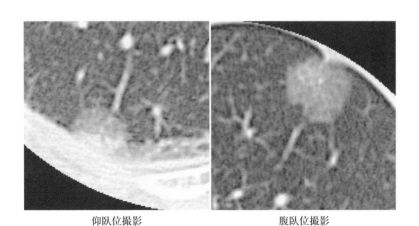

仰臥位撮影　　　　　　　腹臥位撮影

図ナ．荷重部高吸収域

4) 胸膜下線状構造　subpleural (curvilinear) lines

　　胸膜直下 1 cm 以内の部分に胸膜に平行する索状・帯状の高吸収域を指す。

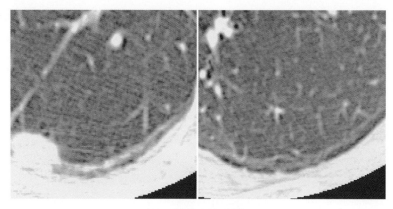

図ニ．胸膜下線状構造

5) 娘病巣，衛星病変　satellite lesion

　　主病変の周囲に認められる，小さな病変を指す。炎症性病変で認められる。

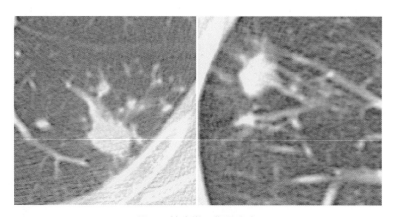

図ヌ．娘病巣，衛星病変

※この用語集の原案は，がん研究助成金研究班「肺野型微小肺がんの診断及び治療の開発に関する研究」班で作成された。

　　班　長　西脇　　裕
　　班　員　足立　秀治，児玉　　憲，森　　清志，山田　耕三，横山　　晶
　　班　友　麻生　博史，遠藤　正浩，最上　　博
　　班長協力者：雨宮　隆太，江口　研二，大松　広伸，尾形　利郎，柿沼龍太郎，金子　昌弘，
　　　　　　　　楠　　洋子，楠本　昌彦，栗山　啓子，古泉　直也，河野　通雄，児玉　哲郎，
　　　　　　　　佐藤　　功，鈴木　健司，鈴木隆一郎，祖父江友孝，高田　佳木，田中　利彦，
　　　　　　　　長尾　啓一，永井　完治，中川　　健，仁木　　登，西山　祥行，野口　雅之，
　　　　　　　　野田　和正，畠山　雅行，松井　英介，横瀬　智之，吉村　明修

(五十音順)

画像診断委員会（2023 年 3 月 29 日〜2024 年 11 月 2 日）

委員長　　　矢野　聖二

副委員長　　坂井　修二

委　員　　　石川　浩志，井上　　大，岩野　信吾，遠藤　正浩，菊地　英毅，佐々木信一，
　　　　　　滝沢　宏光，竹中　大祐，宮脇美千代，梁川　雅弘，渡辺　裕一

（五十音順）

臨床・病理 肺癌取扱い規約 第 9 版

第3章

肺癌手術記載

I. 肺癌手術記載

1. 肺癌手術記載の対象

1) ここでいう肺癌とは，肺癌取扱い規約第9版（WHO第5版に基づく胸部腫瘍組織分類に準ずる）に含まれる肺原発の悪性上皮性腫瘍を指し，それらに対する手術の記載法について，本項で規定する。

2) 肺癌に対する手術例数の定義

（1）肺癌手術総数

肺癌に対して施行したなんらかの手術（次項2-1），2-2），2-3)をすべて含む）の総数。すなわち，治癒を目的とした切除のみならず，診断やステージングのみを目的とした手術，ならびに姑息的手術を含む。

同一患者に対して施行した，診断目的や治療目的の複数の手術は，それぞれを1件ずつとして扱う。

多発肺癌に対して複数の手術を同日に行う場合には，まとめて1件として数える。

（2）肺癌切除術総数

肺癌に対して治癒目的での切除術を施行した症例数。原則として primary case のみとし，再手術例は含めない。

同時性多発癌の場合，同日手術では，同側・両側にかかわらず1件とし，異なる日時の手術，異時性多発肺癌ではそれぞれ別の手術件数と計算する。

また，初回部分切除・区域切除などで終了し，最終病理で断端陽性となり，一連の治療として後日残肺葉切除を行った場合などは，初回手術は診断的手術とし，2回目の手術をその肺癌に対する切除術として計算する。

（3）肺癌診断的手術総数

肺癌に対して診断（確定診断，ステージング，バイオマーカー診断など）の目的で手術を施行した症例数。次項2-3)の試験開胸，審査開胸，再手術例も含める。

（4）肺癌姑息的手術総数

肺癌の原発巣に対して症状緩和や救命目的などの手術〔次項2-3)-(3)〕を施行した症例数。

2. 手 術

手術を次のごとく分ける。

1) 肺切除術

肺切除範囲を以下のごとく分ける。

（1）肺全摘術　pneumonectomy

（2）肺葉切除術（二葉切除術を含む）　lobectomy（bilobectomy）

（3）区域切除術　segmentectomy

（4）部分（楔状）切除術　wedge resection

（5）残肺全摘術　completion pneumonectomy

（6）残肺葉切除術（残肺二葉切除術）　completion lobectomy（completion bilobectomy）

（7）気管および気管支切除術　tracheo-bronchial resection

2）付加術式

（1）隣接臓器合併切除術　combined resection〔of adjacent organ（s）〕：以下の臓器を合併切除する場合，それらについて付記する。

胸膜（壁側，縦隔側，横隔膜側），縦隔脂肪織，神経（横隔神経，迷走神経，交感神経幹，腕神経叢など），胸壁（肋骨，肋間組織，胸骨，鎖骨など），胸椎（横突起，椎体，椎弓），心膜（心囊），横隔膜，心大血管（心囊内肺動脈および肺静脈，左心房，上大静脈，右心房，大動脈），その他の血管（鎖骨下動脈，鎖骨下静脈，腕頭動脈，腕頭静脈など），食道，肝，その他。

（2）胸膜肺全摘術　extrapleural pneumonectomy（pleuropneumonectomy）

（3）気管・気管支形成術　tracheo-bronchoplasty（気管分岐部再建術を含む）

（4）血管形成術　angioplasty（肺動脈形成術，肺静脈形成術など）

（5）その他の手術（術中に化学療法，放射線治療などを付加したものを含む）

＊2つ以上の術式を伴った場合には併記する。

3）その他の肺癌手術

（1）試験開胸，診断的手術

a．試験・審査開胸術　exploratory thoracotomy

切除を目的とした手術にもかかわらず主病巣の大部分を切除できなかったもの，および初めから切除を予定しなかった病期診断的開胸。

b．試験・審査胸腔鏡　exploratory thoracoscopy

病期診断目的での胸腔鏡手術。胸腔鏡下での胸腔内評価，リンパ節生検を含む。切除予定であったが播種などで非切除となって胸腔鏡のみで終了した場合も含める。

（2）縦隔鏡　mediastinoscopy

主として肺癌のリンパ節評価の目的で行う。

（3）姑息的手術

肺癌原発巣による症状緩和や救命目的での手術。

気胸，膿胸に対する手術や悪性胸水に対する胸腔鏡下タルク散布など。

（4）その他

肺癌の確定診断のみ，バイオマーカー診断，などの目的での手術など。

術後合併症（出血，肺瘻，気管支瘻，膿胸など）に対する再手術は，「肺癌に対する手術」ではないので，含めない。

3．肺癌占居部位および初発部位

肺を右肺は上（U），中（M），下（L）葉に，左肺は，上（U），下（L）葉に分ける。分葉が不完全な場合は，葉気管支の支配域によってこれを分ける。右側をR，左側をL，と記す。

1）肺癌の浸潤が各葉内にのみ存在するものをRU，LLのごとく表し，隣接する2つの肺葉にまたがっている場合は主たる領域を先に書き，その次に浸潤の及んでいる肺葉を書き加える。

例：RUM

　さらに浸潤が3つの肺葉にまたがっている場合には，隣接する肺葉のうち，より多く浸潤するほうを先に記す。

例：RULM，RUML

2）肺癌の浸潤している気管支名を記し，可能であれば次数を記載する。

例：B^3a（Ⅲ），B^2bi（Ⅳ）

　気管は Tr，右主幹は RMB，左主幹は LMB，上幹は Bu，中間幹は Bint，下幹は Bl，中葉支は Bm，上区支は $B^{1,2,3}$，舌区支は $B^{4,5}$ と記す。区域気管支をⅡ次気管支とする。

3）肺癌の浸潤している区域名を記す。

例：S^3a，S^2b

4）肺癌の初発部位が明らかなときは，各記号に下線を引く。

例：RUM，

　$\underline{B^3a}$（Ⅲ），B^2b（Ⅲ），B^1b（Ⅲ），B^1a（Ⅲ），

　S^3b，S^2b，S^1b，S^1a

4. 原発巣の大きさ

　原発巣の大きさを測れるものでは，長径，短径，およびそれらに直交する高さ（深さ）を記載する。原則として，術中あるいは切除直後の標本での測定サイズを記載する。含気の状況などに伴い切除標本での測定が不正確となる場合には，HR-CT（高分解能 CT）などによる測定サイズを代用してよい。また，病理学的検索での大きさは別途病理報告に記載されるものとする。

例1：4.6×3.8×2.7 cm，　例2：1.2×0.8×0.7 cm

＊単位は cm とし，数値が大きい順に記載する。

＊測定ができないものは測定不能と記載する。

5. 胸膜浸潤

PL0　癌組織が肉眼的に臓側胸膜に達していない。

PL1　癌組織が肉眼的に臓側胸膜に達しているが明らかには露出はしていない。

PL2　癌組織が肉眼的に臓側胸膜表面に明らかに露出している。

PL3　癌組織が肉眼的に壁側胸膜を越え，連続的に胸壁，横隔膜，縦隔臓器あるいは分葉の有無にかかわらず葉間を越えて隣接肺葉に及んでいる。

＊PL3 では浸潤臓器名を記載する。

＊葉間 PL3 については，本規約では以下のように規定する。

　①PL3：分葉の有無にかかわらず，癌組織が肉眼的に葉間を越えて隣接肺葉に及んでいる場合を葉間 PL3 とする。

＊胸膜浸潤と T 因子との関係については，以下のように規定する。

　①PL0 は T 因子に影響しない。

　②PL1〜2 の症例は腫瘍径が3 cm 以下であっても T2a とする。したがって，T1a, b, c は PL0 とする。

③ PL3 は，浸潤臓器により T3 あるいは T4 とする。ただし，他臓器浸潤のない葉間 PL3 は，それぞれの T カテゴリーの規定に従って T 因子を決定する。

6. 胸膜播種

D0　なし

D1　あり

＊胸膜播種の状態を記載する。

7. 胸　水

E0　なし

E1　あり

＊胸水の量，性状を記載する。

＊胸水の細胞診所見

　E(−)　　　胸水細胞診陰性

　E(±)　　　胸水細胞診疑陽性(悪性疑い)

　E(＋)　　　胸水細胞診陽性(pM1a に相当する)

　E(不適)　胸水細胞検体不適正

　E(未検)　胸水細胞診未施行

　例：E1(＋)・200 m*l*・血性，E1(未検)・50 m*l*・漿液性

8. 胸腔内洗浄細胞診　pleural lavage cytology(PLC)

TNM 分類には反映されておらず，また，胸腔内洗浄細胞診の施行方法(タイミング，洗浄の量など)についてもコンセンサスはないが，重要な予後因子であることが報告されているので，PLC を施行した場合は以下のように記載する。

1) 開胸時胸腔内洗浄細胞診　PLC-pre

　PLC-pre(−)　　　細胞診陰性

　PLC-pre(±)　　　細胞診疑陽性(悪性疑い)

　PLC-pre(＋)　　　細胞診陽性(残存病変ありに分類する＝R1(un))

　PLC-pre(不適)　　細胞診検体不適正

　PLC-pre(未検)　　PLC-pre 未施行患者

2) 閉胸前胸腔内洗浄細胞診　PLC-post

　PLC-post(−)　　　細胞診陰性

　PLC-post(±)　　　細胞診疑陽性(悪性疑い)

　PLC-post(＋)　　　細胞診陽性(残存病変ありに分類する＝R1(un))

　PLC-post(不適)　　細胞診検体不適正

　PLC-post(未検)　　PLC-post 未施行患者

58　3. 肺癌手術記載

9. 肺内転移

　　副腫瘍結節 separate tumor nodule(s)で，臨床上(画像など)，あるいは病理組織学的に原発巣からの転移と考えられるものを，肺内転移 pulmonary metastasis/metastases とし，PM と記載する。

PM0　臨床的に肺内転移を認めない。

PM1　臨床的に原発巣と同一肺葉のみに肺内転移を認める。

PM2　臨床的に原発巣と同側の異なる肺葉に肺内転移を認める。

PM3　臨床的に原発巣の対側肺に肺内転移を認める。

＊肺内転移の存在する肺葉名を記載する。

　例：PM2，RU

＊PM の病期分類については，TNM 分類の規約に従う。

＊PM1〜3 は，肺内転移の個数によらない。

10. リンパ節転移の分類(表1)

N0　リンパ節転移を認めないもの。

N1　第1群のリンパ節までに転移を認めるもの。

N2　第2群のリンパ節までに転移を認めるもの。

N3　第3群リンパ節，すなわち対側縦隔，対側肺門，同側または対側鎖骨上/斜角筋リンパ節に転移を認めるもの。

　　なお第1群，第2群とは表1に示すものであり，この表の領域にかかわらず，第1群リンパ節転移のあるものを N1，第2群リンパ節に転移のあるものを N2 などと記載する。

　　ただし，単一 N2 ステーションへの転移を認めるものを N2a，複数 N2 ステーションへの転移をみとめるものを N2b とする。

11. リンパ節郭清(Nodal Dissection)の範囲

　　リンパ節郭清の範囲について，表2のごとく記載する。

＊区域切除術においても，表2のリンパ節を郭清/切除した場合には，それぞれ上記の ND 範囲の記載を行う。

＊ND3 は，郭清した領域とともに記載する。すなわち，$3a$ 領域と 3γ 領域を郭清した場合は，ND3$a\gamma$ とする。

＊上記のリンパ節郭清範囲で表記できない場合には，郭清範囲をリンパ節番号などで記載する。例えば，右上葉で上縦隔リンパ節と#3a を郭清した場合は，ND2a-1＋#3a とする。以下に具体例を示す。

　　例1：右上葉肺癌に対し，右 S1 区域切除を行い，4R，10R，12u，13，14 を郭清
　　　　⇒ND1b＋#4R

　　例2：右中葉肺癌に対し，右中葉切除を行い，2R，4R，10R，11i，12m，13，14 を郭清
　　　　⇒ND1b＋#2R，4R

　　例3：右下葉肺癌に対し，右下葉切除を行い，2R，4R，7，11s，11i，12l，13，14 と 3a を郭清
　　　　⇒ND2a-2＋#3a

表 1. 所属リンパ節群

		右 肺			左 肺		
		上葉	中葉	下葉	上葉 (上区)	上葉 (舌区)	下葉
第1群	1a 領域 (肺内・ 葉気管支周囲)	12u 13 14	12m 13 14	12l 13 14	12u 13 14	12u 13 14	12l 13 14
	1b 領域 (葉間・肺門)	10R 11s	10R 11s, 11i	10R 11s, 11i	10L 11	10L 11	10L 11
第2群	2a-1 領域 (縦隔)	2R 4R		7 8 9	4L 5 6		7 8 9
	2a-2 領域 (縦隔)	7	2R 4R 7	2R 4R	7	4L 5 6 7	4L 5 6
	2b 領域 (縦隔)	3a 3p 8 9	3a 3p 8 9	3a 3p	2L 3a 3p 8 9	2L 3a 3p 8 9	2L 3a 3p
第3群	3α 領域 (対側縦隔)	2L, 4L, 5, 6 対側 8, 9			2R, 4R 対側 8, 9		
	3β 領域 (対側肺門)	10L			10R		
	3γ 領域 (同側・ 対側鎖骨上/斜角筋)	1R, 1L			1R, 1L		

表 2. リンパ節郭清範囲

ND	郭清範囲
ND0	リンパ節郭清を行わない
ND1	第 1 群のリンパ節郭清を行う
ND1a	1a 領域(肺内・葉気管支周囲)を郭清する
ND1b	1b 領域(葉間・肺門)を郭清する
ND2	第 2 群のリンパ節郭清を行う
ND2a-1	2a-1 領域までを郭清する
ND2a-2	2a-2 領域までを郭清する
ND2b	2b 領域までを郭清する
ND3	第 3 群リンパ節郭清を行う

例 4：左上葉(舌区)肺癌に対し，左舌区切除を行い，5，7，11，12u，13，14 を郭清
$\Rightarrow$ND1b＋＃5，7

例 5：左下葉肺癌に対し，左 S6 区域切除を行い，7，12l，13，14 を郭清
$\Rightarrow$ND1a＋＃7

例 6：左下葉肺癌に対し，左下葉切除を行い，5，7，8，9，11，12l，13，14 を郭清
$\Rightarrow$ND2a-1＋＃5

60   3. 肺癌手術記載

1）系統的縦隔リンパ節郭清（Systematic Mediastinal Lymph Node Dissection）

原発巣のいかんにかかわらず，同側の上下縦隔を系統的に郭清する場合。ND2a-2 もしくは ND2b が系統的郭清に該当する。

2）選択的リンパ節郭清（Lobe Specific Mediastinal Lymph Node Dissection）

比較的早期の右上葉，左上区，両側下葉原発肺癌を対象に，原発巣の存在部位毎に郭清範囲を選択する縦隔郭清。転移の可能性が低いと考えられる部位のリンパ節郭清を省略する郭清。ND2a-1 が選択的郭清に該当する。

12. 切除断端および合併切除臓器における癌浸潤の有無の判定

以下に指定された部位および合併切除した臓器の切除断端における肉眼的癌浸潤の有無の判定を記載する。

気管支	bronchus（Br）
肺動脈	pulmonary artery（PA）
肺静脈	pulmonary vein（PV）
胸壁	chest wall（CW）
壁側胸膜	parietal pleura（PP）
縦隔胸膜	mediastinal pleura（MedP）
縦隔脂肪織	mediastinal fat tissue（MedFT）
椎体（横突起も含む）	vertebra（Ver）
横隔膜	diaphragm（Dia）
心膜	pericardium（Per）
左心房	left atrium（LA）
右心房	right atrium（RA）
上大静脈	superior vena cava（SVC）
気管	trachea（Tr）
大動脈	aorta（Ao）
食道	esophagus（Es）
肝	liver（Li）
鎖骨下動静脈	subclavian artery/vein（SCA/SCV）
腕神経叢	brachial plexus（BP）
胸腔内末梢神経	phrenic/vagal/recurrent nerve（PhrN/VagN/RecN）

例：気管支断端

Br（＋）：新鮮標本にて気管支断端部に肉眼的に癌浸潤を認めるもの

Br（－）：同上を認めないもの（断端からの距離 mm）

13. 切除術の根治性（R因子）の評価

・表3のR因子の分類に従って，根治性の評価について記載する。

・原発巣についての評価のみならず，転移巣の切除などについても当てはめてもよい。

・以下の断端について組織学的に検討した場合，それについて記号に陽性（＋）／陰性（－）を付けて記載する。

　気管支断端 Bronchus(br)，肺動脈断端 Pulmonary artery(pa)，肺静脈断端 Pulmonary vein(pv)，胸壁切除縁 Chest wall(cw)，この他の項目については「3．肺癌手術記載」の章（p. 60）を参照し，その略号を小文字とする。

表3. R因子の分類

Symbol	Name	Descriptor
R0	残存無し	以下のすべてを満たす。 ・同定可能な腫瘍が残存していない。 ・切除断端が陰性。 ・適切なリンパ節評価が行われ[1]，評価された最も遠いリンパ節ステーションが陰性である。
R0(un)	残存不確定	十分にリンパ節評価がなされていない[1]。 最も遠いステーションが陽性である。
R1(un)		気管支断端に上皮内癌が存在する R1(is) は，R1(un) に分類する。 洗浄胸水陽性 R1(cy＋) は，R1(un) に分類する。
R1	顕微鏡的残存	肉眼的に腫瘍の残存は認められなかったが，顕微鏡的に残存腫瘍を認める[2]。 肺門部もしくは縦郭リンパ節における節外浸潤[3]。 悪性胸水・心嚢水，微小播種結節[4]。
R2	肉眼的残存	肉眼的，触知可能な腫瘍の残存[2]。 転移リンパ節の非切除。
RX	不明	断端の評価が困難。

注 1) 推奨される評価とは，6節以上のリンパ節（気管分岐下リンパ節と他の縦隔リンパ節2節を含む）。
　 2) 切除部位（すなわち，原発腫瘍，転移リンパ節，切除胸膜播種，切除胸郭外転移）を問わず適用される。
　 3) 郭清，断片化して，エンブロックなど，リンパ節がどのように切除されたかに関係なく顕微鏡的に同定された場合に適用される（ただし，肉眼的に残存がない場合に適応され，切除断端の腫瘍の進展・陽性にかかわらない）。
　 4) この分類（R1）は，R0 の基準を満たす切除が達成された場合に適用される悪性胸水（または心嚢液）貯留もしくは微小な播種の場合に適応する。

14. 胸膜プラーク（Pleural plaque）

Plq0　胸膜プラークを認めない。

Plq1　肉眼的に胸膜プラークを認める。

＊胸膜プラークの状態を記載する。

15. 手術関連死亡

1) 手術直接死亡（術後30日以内死亡）

　　入院中，退院後の区別なしに術後30日以内に死亡した症例を手術直接死亡例とし，その他を耐術例とする（日数を記載する）。

2）術後 90 日以内死亡

　　入院中，退院後の区別なしに術後 90 日以内に死亡した症例（日数を記載する）。

3）在院死亡

　　手術後，退院することなく死亡した症例を在院死亡例とする（他院へ転院後の症例も含む）。

16. 生存解析

　　生存解析のために以下の事項を記録する。

1）生死

　　生存例：　　　生存確認年月日

　　死亡例：　　　死亡年月日

　　消息不明例：最終生存確認年月日

　＊本籍地へ問い合わせても不明のものを消息不明とする。

　　死因

　　　治療関連死

　　　原病死（肺癌死）

　　　他病死（事故死を含む）：病名を記載すること。

　　　死因不明

2）生存率

　　生存率は Kaplan-Meier 法による算定結果，実測生存率等を用いる。

　　生存率算定は全死亡を死亡とする。手術死亡，他病死などを除外するときは，これを明記する。

17. 肺癌の進行程度（Stage）

　　肺癌取扱い規約第 9 版による。

18. 組織学的分類

　　肺癌取扱い規約第 9 版（WHO 第 5 版に基づく胸部腫瘍組織分類に準ずる）による。

19. リンパ節の部位と規定

　　表 1 のリンパ節名と解剖学におけるリンパ節とを対比するために，表 4 および図 1〜3 を掲げる。

20. 追　記

　　以下の解釈を追加する。

1）縦隔脂肪織浸潤は通常 T4 に分類するが，明らかに肺門の脂肪織に限局している場合は，それぞれの T カテゴリーの規定に従って T 因子を決定する。

2）TNM 分類の大血管浸潤の中に心膜翻転部より中枢側の肺動脈，肺静脈，鎖骨下動静脈，腕頭動静脈，左総頸動脈を含むものとする（翻転部も含む）。

I. 肺癌手術記載 63

表4. リンパ節の部位の規定

大分類	略語	小分類 (リンパ節部位の命名)	リンパ節の部位の規定(以下の領域に存在するリンパ節を指す)
鎖骨上窩 リンパ節	#1R, #1L	鎖骨上窩リンパ節	上縁:気管輪状軟骨下縁 下縁:左右鎖骨および正中では胸骨柄上縁 右側:#1R, 左側:#1L(左右は正中線で分ける)
上縦隔 リンパ節	#2R	右上部気管傍リンパ節	上縁:右肺尖, 胸膜頂および正中では胸骨柄上縁 下縁:気管と左腕頭静脈尾側縁の交点 左側縁:気管左側縁
	#2L	左上部気管傍リンパ節	上縁:左肺尖, 胸膜頂および正中では胸骨柄上縁 下縁:大動脈弓上縁 右側縁:気管左側縁
	#3a	血管前リンパ節	上縁:胸膜頂, 下縁:気管分岐部, 前縁:胸骨後面, 後縁:右側は上大静脈前縁, 左側は左総頸動脈
	#3p	気管後リンパ節	上縁:胸膜頂, 下縁:気管分岐部までの気管後壁より後ろに位置 するリンパ節
	#4R	右下部気管傍リンパ節	右側気管傍および気管前に存在するリンパ節 上縁:気管と左腕頭静脈尾側縁の交点 下縁:奇静脈弓尾側縁 左側縁:気管左側縁
	#4L	左下部気管傍リンパ節	気管左側縁と動脈管索の間に存在するリンパ節 上縁:大動脈弓上縁 下縁:左主肺動脈の上内側周囲縁 右側縁:気管左側縁 左側縁:動脈管索
大動脈 リンパ節	#5	大動脈下リンパ節	動脈管索の外側に存在するリンパ節 上縁:大動脈弓下縁 下縁:左主肺動脈の上外側周囲縁
	#6	大動脈傍リンパ節	上行大動脈, 大動脈弓の前方および外側に存在するリンパ節 上縁:大動脈弓上縁の接線レベル 下縁:大動脈弓下縁
下縦隔 リンパ節	#7	気管分岐下リンパ節	気管分岐部と左右気管支に囲まれた領域のリンパ節 上縁:気管分岐部 下縁:右側は中間気管支幹下縁, 左側は左下葉気管支の上縁
	#8	食道傍リンパ節	食道に接して存在するリンパ節(気管分岐部リンパ節を除く) 上縁:右側は中間気管支幹下縁, 左側は左下葉気管支の上縁 下縁:横隔膜
	#9	肺靱帯リンパ節	肺靱帯内にあるリンパ節 上縁:下肺静脈 下縁:横隔膜
肺門 リンパ節	#10	主気管支周囲リンパ節	#10R:主気管支の周囲および主肺動脈, 肺静脈中枢側周囲に存在 するリンパ節 上縁:奇静脈下縁, 下縁:左右葉間 #10L:左側は左主肺動脈上側周囲縁, 下縁:左右葉間
	#11	葉気管支間リンパ節	葉気管支間に存在するリンパ節 上中葉間リンパ節(#11s):右上葉気管支と中間気管支幹との間の リンパ節 中下葉間リンパ節(#11i):中下葉支との間のリンパ節
肺内 リンパ節	#12	葉気管支周囲リンパ節	葉気管支周囲に存在するリンパ節
	#13	区域気管支周囲リンパ節	区域気管支周囲に存在するリンパ節
	#14	亜区域気管支周囲リンパ節	亜区域気管支周囲またはさらに末梢の気管支周囲に存在するリン パ節

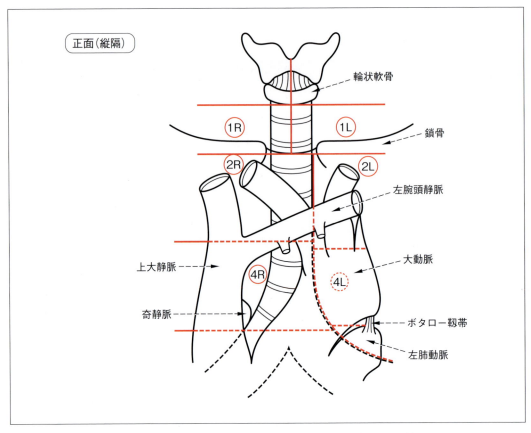

図1. 鎖骨上窩および縦隔リンパ節と気管・大血管との関係

3) 同時多発肺癌のTNM分類は，より進行した癌の病期による．また，多発癌の場合には以下のごとく多発癌を示すmか，多発癌の個数に括弧を付けて記載する．
　　例：T2N0M0とT1N0M0の二重癌の場合　T2(m)N0M0，またはT2(2)N0M0
4) 胸膜播種は臓側，壁側ともにM1aとする．
5) 心嚢水中に癌細胞のあるものはM1aとする．
6) 胸腔内洗浄細胞診(PLC)が陽性であってもM1aとはしない．
7) 原発巣が直接に肺門リンパ節あるいは縦隔リンパ節に浸潤し，両者が一塊となっている症例のN因子は，各々N1, N2とする．

I. 肺癌手術記載　65

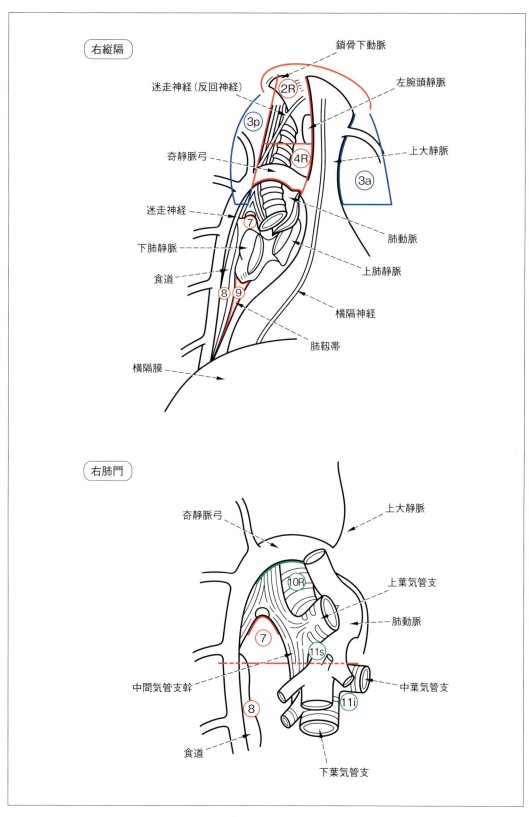

図2. 右縦隔・肺門リンパ節

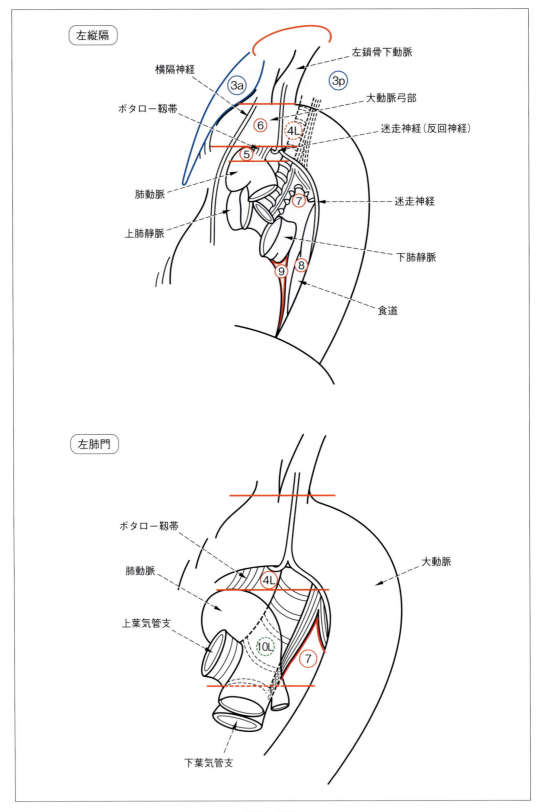

図3. 左縦隔・肺門リンパ節

【第9版】
手術記載検討委員会（2023年3月29日～2024年11月2日）

　委員長　　　岡田　守人
　副委員長　　清水　公裕
　委　　員　　青景　圭樹，伊藤　宏之，岩田　　尚，坂尾　幸則，澤端　章好，嶋田　善久，
　　　　　　　高濱　　誠，竹中　朋祐，土谷　智史，樋田　泰浩，三村　剛史，山口　正史

（五十音順）

臨床・病理 肺癌取扱い規約 第9版

第4章

病理診断

I. 組織分類の方針

　肺癌学会組織分類（以下，規約分類）は本邦の独自分類として版を重ねたが，2003年刊行の第6版からはWHO分類に準拠する立場をとり，第6版，7版は1999年WHO刊行の「肺および胸膜腫瘍分類」（WHO第3版）に準拠した。これにより従来腺扁平上皮癌においていずれかの成分が20％以上としていた定義が10％に変更されている。2004年WHOが刊行した「病理と遺伝子；肺，胸膜，胸腺および心臓の腫瘍」では，組織分類の改訂はないものの，従来の病理形態学的所見にとどまらず，遺伝子，さらには臨床所見も加味したものであった。16年ぶりの改訂となった2015年刊行の第4版「肺，胸膜，胸腺および心臓腫瘍のWHO分類」（WHO第4版）では，主要な組織型の枠組みや定義の変更を含む大改訂がなされ，特に腺癌は組織型のみならず病期（pT因子）にも関連する変更がなされた。これは2011年にJournal of Thoracic Oncology（JTO）誌に発表されたIASLC/ATS/ERSの腺癌分類を導入したもので，革新的な肺癌薬物治療の進歩，分子診断や高分解能CTの普及を背景に，肺癌の診断・治療に携わるすべての診療科や分子生物学の知見を集約した「学際的腺癌分類」とされている[1]。また，WHO第4版では同時にJTO誌に発表された生検・細胞診の診断アルゴリズムや用語を引用し[2]，肺癌の術前診断を取り扱ったことも特筆すべき点である。WHO第5版は2021年に刊行された。ここではシリーズ全体に適応されたessential diagnostic criteria，desirable diagnostic criteriaなどのフォーマットが統一されたが，いくつかの新しい疾患の追加などにとどまっている。日本肺癌学会病理委員会では，第5版の発表後，「肺癌取扱い規約第9版」の改訂に先立ち，新WHO分類に準拠した病理組織分類を発表し[3]，日本肺癌学会第62回学術集会に合わせた2021年11月26日に適応することをホームページで依頼している。

　今回の規約分類改訂にあたっては，従来の方針通りWHO分類に準拠することとし，定義は和訳し，解説は取捨選択しつつ，必要に応じて独自内容を加えた。WHO分類は疾患数，記載量において，膨大であるが，肺癌について，組織学的所見を中心に記載した。そのため，2021年11月26日発表したWHO第5版に基づく胸部腫瘍組織分類に記載されている「歴史的背景」，「コメント・本邦での状況」については重要な部分のみを抜粋した。合わせて参照いただきたい[3]。中皮腫および胸膜腫においては，それぞれの取扱い規約において分かれて記載することにした。また，外科的切除検体の取り扱いは，縮小術の一般化に伴い，正確な病理病期の判定や分子診断を行ううえできわめて重要であることから，切除肺の固定や切り出しの方法に関するマニュアルをさらに充実させた。さらに，免疫チェックポイント阻害薬などによる新しい術前治療に対応し，病理学的効果判定基準についても国際的な基準を取り入れた内容と変更したが，これについてもすでに日本肺癌学会ホームページ上ですでに発表しており，2023年4月1日からの適応を依頼している。この効果判定基準については細部の修正も行っているので，詳細については第8章を参照されたい。

改訂の要点
　＃1〜9は主にWHO分類改定について，＃10〜13は取扱い規約での改訂の要約である。

1. 2015年のWHO分類に比べて，分子生物学をより重視している。

2. 生検組織の診断名についてより網羅的に記した章を設けている。

3. 浸潤の程度(AIS/MIA)とともに，大多数を占める腺癌を浸潤性非粘液性腺癌としてまとめ，その中に組織学的パターンによるサブカテゴリーを設ける形にした。

4. 浸潤性非粘液性腺癌の組織学的パターンを利用して新たなグレード分類を適用した。

5. リンパ上皮癌が扁平上皮癌の一型と再分類された。

6. 肺神経内分泌腫瘍の分類を他の臓器と調和のとれた対応について記載を加えた。

7. 細気管支腺腫/繊毛性粘液結節性乳頭状腫瘍(BA/CMPT)を腺腫サブグループ内の新たな疾患単位として組み入れた。

8. Thoracic SMARCA4-deficient undifferentiated tumor を他の腫瘍のカテゴリーとして組み入れた。

9. 各腫瘍において必須および望ましい診断基準を明確にした。

10. 「定義と解説」から中皮腫を除いた。

11. 「切り出しマニュアル」の項で縮小術に対応した記載を追加した。また，切除マージンまでの距離を標準的に病理記載に含めることにした。

12. 細則を含め，「病理記載」をTNM分類第9版に対応した。

13. 「病理学的効果判定基準」(第8章)を国際的な標準に準拠した。

附記

・肺癌以外の肺腫瘍については一部の疾患を除き，分類表への記載にとどめた。

・肺においてはElastica van Gieson(EVG)染色やElastica Masson染色などの弾性線維染色は情報量が多く，胸膜や脈管侵襲だけでなく，腺癌の浸潤の判定にも有用である。診断のポイントとなる標本ではHE染色とEVG染色の併用が望ましく，その所見を記載するとともに図譜に加えた。

・取扱い規約第8版と同様，腫瘍径の測定はきわめて重要である。UICC/AJCC*マニュアルによる一般的ルールでは未固定の外科切除標本で測定するとなっており，また規約第7版までは置換性増殖を含めた病変全体を腫瘍径としており，いずれにせよ肉眼的測定であった。しかし，TNM分類の改訂によって浸潤径をもって腫瘍径とすることとなったため，特にAIS(pTis)やMIA(pT1mi)の判定は詳細な組織観察後の測定が必要となる。また最大径の選択には固定後に複数の割面を観察する必要があることから，通常はホルマリン固定後の切り出し時に全体の肉眼的大きさ(3方向)を測定し，そのうえで組織学的浸潤径を測定し，両方を記載する。迅速診断や新鮮検体採取による欠損が生じている場合や画像所見との乖離がある場合には高分解能CT画像などによる臨床での測定値を参考にしてもよい(VI. 切除標本における病理記載の項を参照)。

*Union for International Cancer Control/American Joint Committee on Cancer

参考文献
1) Travis WD, Brambilla E, Noguchi M, et al. International Association for the Study of Lung Cancer/American Thoracic Society/European Respiratory Society International Multidisciplinary Classification of Lung Adenocarcinoma. J Thoracic Oncol 2011；6(2)：244-285.
2) Travis WD, Brambilla E, Nicholson AG, et al. The 2015 World Health Organization Classification of Lung Tumors：Impact of Genetic, Clinical and Radiologic Advances Since the 2004 Classification. J Thoracic Oncol 2015；10(9)：1243-1260.
3) 日本肺癌学会. 新WHO分類に準拠した病理組織分類2021. Available from：https://www.haigan.gr.jp/publication/guidance/who-histopathology/

II. 分　類　表（表1）

肺腫瘍		ICD-O	邦名
Epithelial tumors			上皮性腫瘍
Bronchial Papillomas			気管支乳頭腫
	Squamous cell papilloma, NOS	8052/0	扁平上皮乳頭腫 NOS
	Squamous cell papilloma, inverted	8053/0	扁平上皮乳頭腫，内反性
	Glandular papilloma	8260/0	腺上皮乳頭腫
	Mixed squamous cell and glandular papilloma	8560/0	扁平上皮腺上皮混合型乳頭腫
Adenomas			腺腫
	Sclerosing pneumocytoma	8832/0	硬化性肺胞上皮腫
	Alveolar adenoma	8251/0	肺胞腺腫
	Papillary adenoma	8260/0	乳頭腺腫
	Bronchiolar adenoma/ciliated muconodular papillary tumor	8140/0	細気管支腺腫/線毛性粘液結節性乳頭状腫瘍（CMPT）
	Mucinous cystadenoma	8470/0	粘液嚢胞腺腫
	Mucous gland adenoma	8480/0	粘液腺腺腫
Precursor glandular lesions			腺系前浸潤性病変
	Atypical adenomatous hyperplasia	8250/0	異型腺腫様過形成
Adenocarcinoma *in situ*			上皮内腺癌
	Adenocarcinoma *in situ*, non-mucinous	8250/2	上皮内腺癌，非粘液性
	Adenocarcinoma *in situ*, mucinous	8253/2	上皮内腺癌，粘液性
Adenocarcinomas			腺癌
Minimally invasive adenocarcinoma			微少浸潤性腺癌
	Minimally invasive adenocarcinoma, non-mucinous	8256/3	微少浸潤性腺癌，非粘液性
	Minimally invasive adenocarcinoma, mucinous	8257/3	微少浸潤性腺癌，粘液性
Invasive non-mucinous adenocarcinoma			浸潤性非粘液性腺癌
	Lepidic adenocarcinoma	8250/3	置換型腺癌
	Acinar adenocarcinoma	8551/3	腺房型腺癌
	Papillary adenocarcinoma	8260/3	乳頭型腺癌
	Micropapillary adenocarcinoma	8265/3	微小乳頭型腺癌
	Solid adenocarcinoma	8230/3	充実型腺癌
Invasive mucinous adenocarcinoma			浸潤性粘液性腺癌
	Invasive mucinous adenocarcinoma	8253/3	浸潤性粘液性腺癌
	Mixed invasive mucinous and non-mucinous adenocarcinoma	8254/3	粘液・非粘液混合腺癌
Other adenocarcinoma			その他の腺癌
	Colloid adenocarcinoma	8480/3	コロイド腺癌

	Fetal adenocarcinoma	8333/3	胎児型腺癌
	Enteric-type adenocarcinoma	8144/3	腸型腺癌
	Adenocarcinoma, NOS	8140/3	腺癌 NOS
Squamous precursor lesions			扁平上皮系前浸潤性病変
	Squamous cell carcinoma *in situ*	8070/2	扁平上皮内癌
	Mild squamous dysplasia	8077/0	軽度扁平上皮異形成
	Moderate squamous dysplasia	8077/2	中等度扁平上皮異形成
	Severe squamous dysplasia	8077/2	高度扁平上皮異形成
Squamous cell carcinomas			扁平上皮癌
	Squamous cell carcinoma, NOS	8070/3	扁平上皮癌 NOS
	Squamous cell carcinoma, keratinizing type	8071/3	角化型扁平上皮癌
	Squamous cell carcinoma, non-keratinizing type	8072/3	非角化型扁平上皮癌
	Basaloid squamous cell carcinoma	8083/3	類基底細胞型扁平上皮癌
	Lymphoepithelial carcinoma	8082/3	リンパ上皮腫癌
Large cell carcinomas			大細胞癌
	Large cell carcinoma	8012/3	大細胞癌
Adenosquamous carcinomas			腺扁平上皮癌
	Adenosquamous carcinoma	8560/3	腺扁平上皮癌
Sarcomatoid carcinomas			肉腫様癌
	Pleomorphic carcinoma	8022/3	多形癌
	Giant cell carcinoma	8031/3	巨細胞癌
	Spindle cell carcinoma	8032/3	紡錘細胞癌
	Pulmonary blastoma	8972/3	肺芽腫
	Carcinosarcoma	8980/3	癌肉腫
Other epithelial tumors			その他の上皮性腫瘍
	NUT carcinoma	8023/3	NUT 癌
	Thoracic SMARCA4-deficient undifferentiated tumor	8044/3	胸部 SMARCA4 欠損未分化腫瘍
Salivary gland-type tumors			唾液腺型腫瘍
	Pleomorphic adenoma	8940/0	多形腺腫
	Adenoid cystic carcinoma	8200/3	腺様嚢胞癌
	Epithelial-myoepithelial carcinoma	8562/3	上皮筋上皮癌
	Mucoepidermoid carcinoma	8430/3	粘表皮癌
	Hyalinizing clear cell carcinoma	8310/3	硝子化明細胞癌
	Myoepithelioma	8982/0	筋上皮腫
	Myoepithelial carcinoma	8982/3	筋上皮癌
Lung neuroendocrine neoplasms			肺神経内分泌新生物
Precursor lesion			前駆病変
	Diffuse idiopathic pulmonary neuroendocrine cell hyperplasia	8040/0	びまん性特発性肺神経内分泌細胞過形成
Neuroendocrine tumors			神経内分泌腫瘍

	Carcinoid tumor, NOS/neuroendocrine tumor, NOS	8240/3	カルチノイド腫瘍 NOS/神経内分泌腫瘍 NOS
	Typical carcinoid/neuroendocrine tumor, grade 1	8240/3	定型カルチノイド/神経内分泌腫瘍，グレード 1
	Atypical carcinoid/neuroendocrine tumor, grade 2	8249/3	異型カルチノイド/神経内分泌腫瘍，グレード 2
Neuroendocrine carcinomas			神経内分泌癌
	Small cell carcinoma	8041/3	小細胞癌
	Combined small cell carcinoma	8045/3	混合型小細胞癌
	Large cell neuroendocrine carcinoma	8013/3	大細胞神経内分泌癌
	Combined large cell neuroendocrine carcinoma	8013/3	混合型大細胞神経内分泌癌
Tumors of ectopic tissues			組織異所性腫瘍
	Melanoma	8720/3	黒色腫
	Meningioma	9530/0	髄膜腫
Mesenchymal tumors specific to the lung			肺間葉系腫瘍
	Pulmonary hamartoma	8992/0	肺過誤腫
	Pulmonary chondroma	9220/0	肺軟骨腫
	Diffuse pulmonary lymphangiomatosis	9170/3	びまん性肺リンパ管腫症
	Pleuropulmonary blastoma	8973/3	胸膜肺芽腫
	Pulmonary artery intimal sarcoma	9137/3	肺動脈内膜肉腫
	Congenital peribronchial myofibroblastic tumor	8827/1	先天性気管支周囲筋線維芽細胞腫
	Pulmonary myxoid sarcoma with *EWSR1-CREB1* fusion	8842/3	*EWSR1-CREB1* 融合肺粘液性肉腫
PEComatous tumors			血管周囲類上皮細胞系腫瘍
	Lymphangioleiomyomatosis	9174/3	リンパ脈管平滑筋腫症
	PEComa, benign	8714/0	良性血管周囲類上皮細胞腫
	PEComa, malignant	8714/3	悪性血管周囲類上皮細胞腫
Haematolymphoid tumors			血液リンパ球性腫瘍
	MALT lymphoma	9699/3	節外性濾胞辺縁帯粘膜関連リンパ組織型リンパ腫（MALT リンパ腫）
	Diffuse large B-cell lymphoma, NOS	9680/3	びまん性大細胞型 B 細胞リンパ腫 NOS
	Lymphomatoid granulomatosis, NOS	9766/1	リンパ腫様肉芽腫症 NOS
	Lymphomatoid granulomatosis, grade 1	9766/1	リンパ腫様肉芽腫症，グレード 1
	Lymphomatoid granulomatosis, grade 2	9766/1	リンパ腫様肉芽腫症，グレード 2
	Lymphomatoid granulomatosis, grade 3	9766/3	リンパ腫様肉芽腫症，グレード 3
	Intravascular large B-cell lymphoma	9712/3	血管内大細胞型 B 細胞リンパ腫
	Langerhans cell histiocytosis	9751/1	ランゲルハンス細胞組織球症
	Erdheim-Chester disease	9749/3	エルドハイム・チェスター病

III. 肺癌の生検診断

　肺癌患者のおよそ半数以上が手術不能進行癌として発症し，その治療戦略は薬物療法および放射線療法に委ねられている。薬物療法においては，小細胞癌と非小細胞癌の判別以外にも，非小細胞癌での組織亜型(腺癌，扁平上皮癌)決定も重要な意味をもつようになっている。そのため生検・細胞診の診断は，その患者の治療方針を決定するうえできわめて重要な役割を担う。WHO第5版においてもこれら生検・細胞診の診断に対して統一した記述を求め，よりよい実地臨床のガイドラインを提唱している(表2)。本邦においてもその臨床環境は同じであり，統一記述をもとに統計，臨床試験，実地臨床を行うことがふさわしいと考えられる。しかしながら，その提唱されている分類はやや複雑であり，また細胞診は免疫細胞化学的検討を行う環境が不十分であることから，生検のみを対象とし，より実践的になるように改変を施した(表3)。

　形態学的に明らかな腺上皮・扁平上皮への分化がみられる場合には生検でそれぞれ腺癌 adenocarcinoma, 扁平上皮癌 squamous cell carcinoma と診断してよい。通常型の非粘液性腺癌の場合，置換型，腺房型，乳頭型，微小乳頭型，充実型といった増殖パターンが認識できれば，それを付記する。腫瘍細胞が粘液を有し，杯細胞/高円柱上皮形態をとる場合は粘液性腺癌 mucinous adenocarcinoma との診断となるが，通常は TTF-1 陰性のため，膵癌，卵巣癌，結腸癌など他臓器からの転移との鑑別を要す。また印環細胞形態をとる場合には，胃癌など消化管由来の転移との鑑別を行ったうえで，この形態学的特徴があることを付記することが望ましい。その理由の1つとして，印環細胞は *ALK*, *ROS1* 融合遺伝子をもつ腺癌の特徴の1つであり，遺伝子型からは *KRAS* 変異の多い粘液性腺癌とは区別すべきである点が挙げられる。扁平上皮分化は角化，細胞間橋が

表2. 生検・細胞診に関してのよりよい実地臨床のためのガイドライン(WHO 第5版 Box1.01 より)

1. 非小細胞癌では，可能なかぎり腺癌や扁平上皮癌などのさらなる組織型分類を心がける。
2. NSCC, NOS の診断はできるかぎり少なくし，亜型分類ができないときに限るようにする。
3. 生検・細胞診で特殊染色(免疫染色など)を用いる場合，その診断が光顕での診断なのか，特殊染色の結果による診断なのか明確に記載する。
4. 非扁平上皮癌という診断は，病理診断には用いないようにする。非扁平上皮癌は治療上同一に扱われるため臨床医によって使用されるが，いくつかの組織型を含んでおり，病理報告書には腺癌，扁平上皮癌，NSCC, NOS などの用語を用いる。
5. 疾患グループを統一するため，実地診断，研究，臨床試験など統一した生検・細胞診用語を用いるようにする。
6. 細胞診検体と組織検体が同時に出てきた場合は，ともに見直し，最もふさわしく矛盾のない診断に至る努力をする。
7. 上皮内腺癌，微少浸潤癌を生検の診断名にすることは避けるべきである。非浸潤パターンが認められた場合は置換性増殖パターンと記載すべきであろう。同様に細胞診で上皮内腺癌と思われたら，腺癌と診断し，上皮内腺癌や微少浸潤癌，置換性増殖優位型の腺癌の可能性があることを付記するようにする。
8. 大細胞癌の診断は生検・細胞診では行うべきではなく(他の分化した成分が観察範囲外に存在することが否定できないため)，腫瘍全体の十分な評価が可能な手術標本に限定して使用すべきである。
9. 肉腫様変化(著明な多形，巨細胞，紡錘形細胞)を伴う腫瘍の生検では，治療方針決定に影響する因子となる腺癌，扁平上皮癌の成分などがあればそれらをまず記載し肉腫様変化を伴うと付記する。そのような成分がなければ NSCC, NOS とし，肉腫様変化を伴うと記載する。
10. 神経内分泌マーカーの免疫染色は，神経内分泌腫瘍の形態を疑う場合にのみ施行すべきである。

III. 肺癌の生検診断　77

表 3.　生検診断の用語

生検の用語	説　明
Adenocarcinoma （腺癌）	光顕で腺癌の特徴が確認できる場合。腺癌亜型に対応するパターンが観察される場合はそのパターンを記載する。例えば以下のような例が挙げられる。 1.　adenocarcinoma with lepidic pattern 　（この中には上皮内腺癌，微少浸潤性腺癌，置換型腺癌などが含まれる） 2.　invasive mucinous adenocarcinoma 　（画像的に肺炎様の影を示し，粘液を満たした肺胞腔内に杯細胞/高円柱上皮が肺胞壁に沿った特徴的な増殖をし，確信がもてる場合） 3.　mucinous adenocarcinoma with lepidic pattern 　（末梢肺の孤立性陰影を呈する腫瘍で，goblet cell の増殖をきたす場合など mucinous adenocarcinoma とし，lepidic growth が認められれば，mucinous adenocarcinoma with lepidic pattern と付帯所見を付ける） 4.　adenocarcinoma with colloid features 　（コロイド腺癌を想定する場合の診断名） 5.　adenocarcinoma with fetal features 　（胎児性癌を想定する場合の診断名） 6.　adenocarcinoma with enteric features 　（腸型腺癌を想定する場合の診断名。この診断名を付ける場合は，臨床所見と適切な免疫染色を行うことで，転移性肺癌を慎重に除外する）
Squamous cell carcinoma （扁平上皮癌）	光顕で扁平上皮の特徴が確認できる場合。
Small cell carcinoma （小細胞癌）	光顕で小細胞癌の特徴を有している場合。
NSCC, favor adenocarcinoma （非小細胞癌，腺癌を支持）	形態的な腺癌パターンはないが，特異性のある免疫染色（例：TTF-1 陽性）や粘液染色によって腺癌を支持する所見が得られた場合。
NSCC, favor squamous cell carcinoma （非小細胞癌，扁平上皮癌を支持）	形態的な扁平上皮癌パターンはないが，特異性のある免疫染色（例：p40 陽性）によって扁平上皮癌を支持する所見が得られた場合。
NSCC with neuroendocrine morphology and positive neuroendocrine markers, possible LCNEC （LCNEC に矛盾ない非小細胞癌）	LCNEC を想定する場合，神経内分泌形態および神経内分泌マーカー陽性であることを明瞭に記載すべきである。免疫染色を行わなかった場合には NSCC with neuroendocrine morphology, possible LCNEC となる。神経内分泌マーカー陽性の腺癌もしくは扁平上皮癌は臨床病理学的意義がないことはコンセンサスが得られており，それらの腫瘍と LCNEC は明確に区別される必要がある。
NSCC, NOS （非小細胞癌 NOS）	形態学的，特殊染色（免疫染色や粘液染色）においても腺癌もしくは扁平上皮癌の特徴が得られなかった場合。これには，腺癌，扁平上皮癌いずれの成分も存在し，腺扁平上皮癌が疑われる場合が含まれる。
NSCC with spindle cell and/or giant cell carcinoma （紡錘形癌もしくは巨細胞癌を伴う非小細胞癌）	紡錘細胞あるいは巨細胞からなる癌成分を伴う NSCC が見られる場合。多型癌を推定する場合の診断名

4

病理診断

診断根拠となる。腺癌・扁平上皮癌は細胞診においても各々特徴的な所見がある（5. 細胞診の章を参照）。これらの構造や細胞形態に特徴的所見がみられない場合は非小細胞癌 non-small cell carcinoma（NSCC）との診断にとどめ，特殊染色（免疫染色や粘液染色）を行うべきである。腺癌の中には非角化型扁平上皮癌様の形態をとるものがあり，また，細胞診では乾燥により変性細胞や壊死細胞が角化細胞にみえることがある。これらを扁平上皮癌と誤って診断することで，分子診断の実施，ひいては適切な薬物治療の機会を逸してしまう可能性があることから，扁平上皮癌と判断する閾値は高くすべきである。多くの場合，免疫染色の腺癌マーカーとして TTF-1，扁平上皮癌のマーカーとして p40 が推奨される。TTF-1 抗体はクローンや検出系で感度や特異度が異なることがあり，TTF-1 クローン 8G7G3/1 がより特異性が高い。同様に，腺癌にも陽性となる p63 よりもより扁平上皮癌マーカーとして特異性が高い p40 が用いられるべきである。自施設での染色条件の検討，適切な陽性・陰性コントロールの採用，最新の情報に常に注意することが適切な判断をするうえで重要である。例えば，TTF-1 のクローン SPT24 では扁平上皮癌で陽性になることが知られている。粘液染色陽性も腺癌とする根拠となり得るが，1 個の生検に少なくとも 2 個以上の陽性細胞がみられる場合に腺癌を示唆する有意な所見と考える。異なる細胞群に TTF-1 と p40 が染まる場合には腺扁平上皮癌の可能性があるが，診断は NSCC にとどめ，その旨を記載する。なお，TTF-1 と p40 の double positive の非小細胞癌は臨床病理学的に特定の傾向を示すことも報告されている。腺癌，扁平上皮癌，いずれのマーカーも陰性の場合には，サイトケラチンの免疫染色により癌腫であることを確認したうえで，non-small cell carcinoma, not otherwise specified（NSCC, NOS）とする。腺癌形態をとりながら TTF-1 陰性の場合もあり，CK7，CK20，CDX-2，Estrogen receptor などの免疫染色や臨床所見から転移性腺癌を慎重に鑑別する。形態学的に LCNEC およびカルチノイドが疑われる場合には神経内分泌マーカー（CD56，chromogranin A，synaptophysin）で確認する。腫瘍の定義上，全体を評価しての病理診断が必要な上皮内腺癌，微少浸潤性腺癌，大細胞癌，腺扁平上皮癌，肉腫様癌は生検では診断名として使用せず，これらのうち上皮内腺癌と微少浸潤性腺癌は腺癌，他は NSCC とし，特徴的所見があれば，それを付記するにとどめる（表3）。同様の理由により，LCNEC が想定される場合にも生検では「LCNEC に矛盾ない非小細胞癌」との診断にとどめ，カルチノイドについては typical/atypical などの判断は行わずに "Carcinoid tumor, NOS" の記載とする。

　組織診断については可能な限り亜型分類に努めるべきであるが，一般に，分子診断の重要性から微小な標本の場合には分子診断施行の余地を残し，組織亜型の同定と分子診断のどちらを優先すべきかなどについての多職種チームでの議論が推奨される。なお，NGS を用いた遺伝子パネル検査については FFPE 標本であればセルブロック検体を用いることが可能であり，細胞診検体を用いることが可能なパネル検査も開発されている。

IV. 切り出しマニュアル

1. 外科検体受け取りから固定まで

肉眼観察を行い，必要な場合には迅速凍結標本を作製し，可及的早期に固定する。

観察の要点は，検体の採取範囲，外表からわかる腫瘍の発生部位，大きさ，断端との関係，胸膜変化，背景肺の変化(線維症，気腫など)である。

生の状態で割を入れる場合は，固定後の胸膜浸潤，断端評価に差し支えない部分に入れるべきである。割を入れたあと固定時に胸膜面を縫合する場合には適切な張度になるように注意する(強すぎると人工的な引きつれができるため胸膜浸潤の評価に不具合が出る場合がある。また，胸膜浸潤部分に針をかけないようにする注意も必要である)。

葉切除検体では，気管支，血管断端の結紮は切り外し(完全に分離しない程度にしておくと検体の紛失，取り違いがないのでよい)，自然な範囲で脱血をするほうが固定後の観察が容易である。

肺門部肺癌(中枢型扁平上皮癌など)は，気管支断端への腫瘍の上皮内進展が問題になることがある。気管支断端が開放されたまま提出される場合は断端をそのまま標本を作製すればよいが，ステープルが付いた状態で提出される場合は，ステープル部分の針を切離して標本を作製してもよい(組織を切離した場合には幅を記録すること)。切り出し前に臨床医に気管支断端方向への浸潤の程度，部位を確認したほうがよい。

ゲノム診断・研究用に新鮮凍結検体を採取(サンプリング)する場合，摘出後30分以内に試料を急速凍結することが望ましく，不能な場合は4℃保管，3時間以内を目安とし，室温保管は避ける。

2. 固定方法

病理診断および分子病理学的検索を適切に実施するためには，一般的に10%中性緩衝ホルマリンが推奨されている。しかしながら，固定が不十分であることが続くようであれば，以下の注入固定方法を見直すほか，核酸・タンパクの保持を検証したうえでホルマリン濃度を再検討することも必要となる場合がある。ホルマリン固定までの時間は，摘出後可及的に短期間で固定すべきである。室温保管の場合，30分以内が理想的であるが，冷蔵庫(4℃)で乾燥しないように保存した場合は，1時間以内が推奨され，遅くとも3時間以内には固定されるべきである。施設毎に至適な方法・手順を決めておき，病理検査室でのホルマリン対策も配慮する必要がある。

1) ホルマリン固定について

肺の固定は吸気時に近い状態での固定が理想的である。切除方法に合わせて以下の例に示すようなホルマリン注入方法を選択し，適切に固定する。末梢肺では，気腔が十分膨らまずに固定してしまうと微小病変の検索や肺胞置換性増殖・背景肺の評価に難渋するので十分な注意が必要である。検体は固定液注入後に十分に伸展，浮遊する容積を確保した容器で固定されるべきであり，小さな容器への無理な詰め込みは避けるべきである。大きな検体で表面に浮かぶ場合，ガーゼ・不織紙などで覆い乾燥，固定不良を避ける。

(1) 葉切除

　気管支，細気管支からホルマリンを注入する。適切なホルマリン固定のために割を入れるか，肺に直接注射針を肺実質に刺し，注射筒のホルマリンを注入する。

(2) 部分切除

　肺実質に注射針を刺し，注射筒を用いてホルマリンを注入する方法が一般的である。その際には，吸気時の肺の大きさ程度に注入することに注意を払う必要がある。

(3) 区域切除

　状況に応じて葉切除・部分切除で用いる方法を適応して適切に固定する。

2) ステープルの切離について

　部分切除や区域切除検体は，固定時に切除断端のステープルは切離し，肺を十分に伸展させるほうが病変の観察に適している（図1）。切除断端までの距離を計測する場合に，ステープルを外す場合と外さない場合がある。ステープルを外した場合には，実測値に切離したステープル分を加えるなど実用的な運用も考慮し，ステープル分を含む腫瘍までの最短距離を計測する（図2）。なお，ステープルはできるかぎり肺組織を付けないように，ハサミで切離する。

- 固定時間：切除検体の固定時間は，8～18時間が至適であり，6～48時間が許容される。過固定は避けるべきであり，切り出しまで長期保存せざるを得ない場合には，少なくとも腫瘍の一部を至適時間で固定した切片を準備することが推奨される。

3. 切り出し方法

　下記は，主として術前治療が行われていない症例の切り出し方法である。治療が行われた症例については，別項【8. 原発性肺腫瘍の治療効果の病理学的判定基準】を合わせて参照のこと。

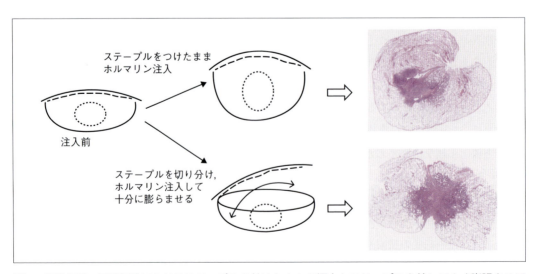

図1. 部分切除・区域切除におけるステープルを付けたままの標本とステープルを外してよく膨張させて固定した標本の違い

　　よく肺胞壁を膨張させることによって腫瘍径や浸潤径が正確に計測可能となる。

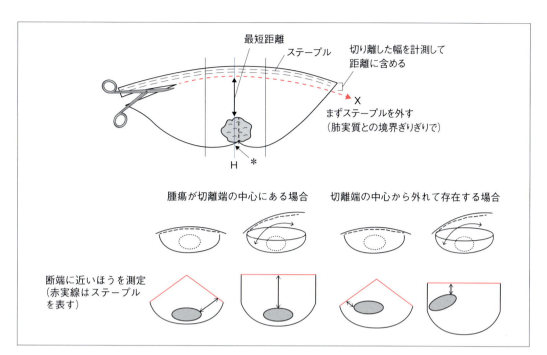

図2. 肺の切り出し法(部分切除検体)

ステープル部分(点線)を切離し,十分に肺を膨らませて固定する。切離端全面にインディアンインクなどを塗布しておくと標本にした際にわかりやすい。

ステープル部分を開放して注入固定することによって本来の肺組織の形で固定される。固定前に最短距離を計測するとともに,組織学的にも標本でもその距離を確認する。場合によっては膨らませた状態では最短距離が異なる場合があることに留意する(下図)。

肉眼的観察を十分行い,診断に必要となる要素をもれなく評価できるように切り出しを行う。すなわち,大きさ,広がり,断端,胸膜浸潤,リンパ節転移などが適切に評価できる標本を作製する。

1) 肺葉切除以上の検体

CT画像に合わせて水平断(横断面)の割面作製が一般的であるが,胸膜や断端評価を優先し,適宜適切な割入れをする。肉眼とCT画像の対応を把握するとよりわかりやすい。割入れは最大割面を目指すが,頭尾側方向に長く広がる場合や間質性肺炎合併症例では,再構築後に再計測できるように工夫する必要がある。基準線に平行に5～10 mm間隔の割を入れ観察する(図3, 4)。複数病変のある場合には,相互の関係性(連続性)が確認できるように切り出しする(図5)。

肺門部肺癌では上皮内病変を含めて進展範囲,深達度を評価できるように標本作製する(図6)。水平断と矢状断に割を入れる2方式がある(図5)。縦切りの場合も,断端は輪切りでの全周評価を推奨する。上皮内進展は肉眼評価以上に広がっている場合があるので,全割しない場合は気管支が同定可能な状態で保存しておく。

2) 区域切除検体

血管と気管支断端の他に胸膜で覆われていない部分(ステープルを外したライン)が肺組織の断端となることに注意する。

82   4. 病理診断

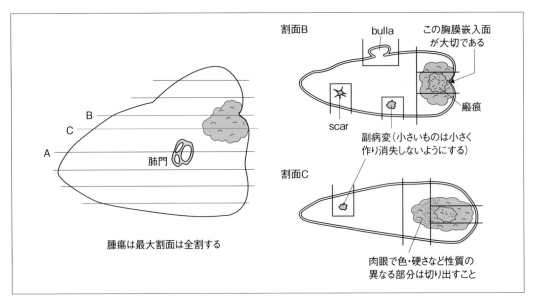

図3. 肺の切り出し法

A. 基準線：CT 横断面に準ずる割
　　上葉：B3b または B3a と平行が目安
　　下葉：B6b と平行が目安
B. 胸膜変化（矢印）を含む割面：胸膜嵌入面を含む割面は中心を少し外して（1 mm 程度）割を入れ標本を作製し、薄切時に切り込むことで嵌入面の標本を作製するとより確実に評価が可能である。
C. 腫瘍最大割面

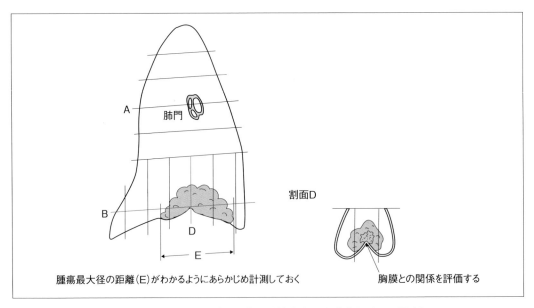

図4. 肺の切り出し法（変法①：接線方向の胸膜陥入がある場合）

D. 肺尖、葉間、横隔膜面など平行割では評価の難しい場合は、適宜冠状断などに変更する。
＊A に水平に 5～10 mm 幅で割を入れ、副病変、背景肺の状態を観察する。

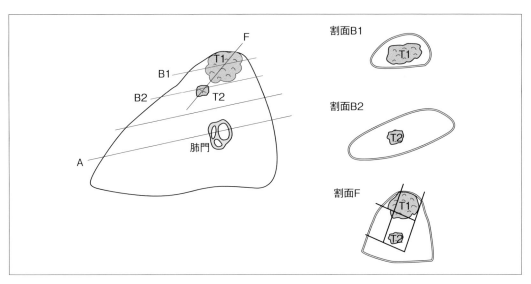

図5. 肺の切り出し法(変法②：複数病変の場合)

A．基準線＜図1参照＞
B1．Aと平行な腫瘍(T1)の最大割面
B2．Aと平行な腫瘍(T2)の最大割面
F．Aと平行な2つの腫瘍間の割面
G．水平割面で複数腫瘍の連続性の評価が難しい場合は、適宜最適な割を入れる。

3) 部分切除検体

　　胸膜浸潤と切除断端の評価を優先する(図2)。

4) その他の留意すべき点

　　・割面で腫瘍内に異なる要素がある場合は、組織型評価のために、それぞれの部位からの標本作製が必要である。
　　・小型病変やすりガラス型病変は、標本作製時の面出しなどで病変が消失しないように小さな切片作成を推奨する。最大割面の対面など複数個数の切り出しが望ましい。また、背景肺についても必要に応じて検索する(間質性肺炎合併の際の非腫瘍部の線維化病変部の切り出し前には、HRCTなどの画像にて間質性肺炎が検体のどの部位で指摘されているかを確認する)。
　　・カセットの大きさに合わせ検体を切り出していく。カセットに検体を詰め込みすぎると、診断の際に肺胞壁が密集し観察しづらくなる。切り出し作業後に肺実質はいったん収縮してしまうがその後の検体処理での拡張を想定し検体の大きさはカセット内腔に対して余裕をもたせる。

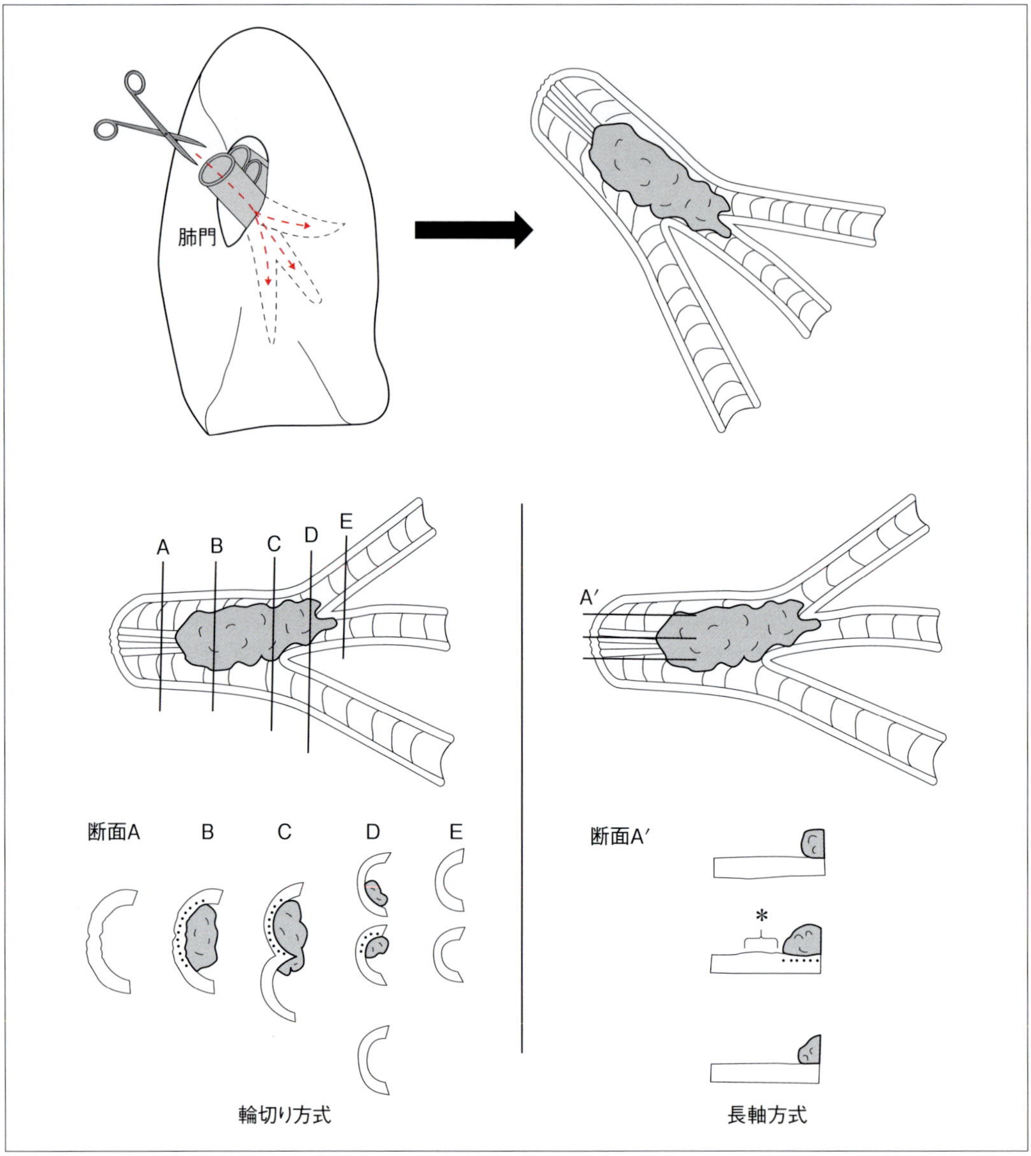

84   4. 病理診断

図6. 肺門部肺癌の切開と切り出し法

・腫瘍の進展を確認するために，肺実質部分を含めて気管支を切開する。
・切開は腫瘍基部の対側に入れる。そのため，ゾンデや目視で腫瘍基部を確認してから切開する。
・腫瘍の全体を観察できるように区域枝あるいは亜区域枝レベルまで展開する。
・気管支を開いた状態で写真を撮影するとよい。
・気管支の分岐部（カリーナ）や浸潤の程度が評価できるように切り出す。
・基部，浸潤部（黒点）の対側で切開する。
・切り出し法には輪切り方式と長軸方式の二通りがあり，症例により適切な方法で標本作製する。
・気管支断端の評価については輪切り方式（A）は全周評価が可能，長軸方式（A′）は上皮内進展の距離（＊）を
　実測できる利点がある。

V. 定義と解説

上皮性腫瘍　Epithelial tumors

1. 気管支乳頭腫　Bronchial papillomas

【定義】　扁平上皮乳頭腫は繊細な葉状の結合織を介して乳頭状に増殖する扁平上皮に覆われた腫瘍。単発性・多発性の両者が認められ，外向性・内反性も認められる。

【解説】　単発性扁平上皮乳頭腫は非常に稀であり，すべての肺腫瘍の1%未満である。

　発生部位は主幹，二次，または三次気管支の壁で，腫瘍径は7 mmから最大90 mmで，中央値は15 mmである。

　HPVは単発性扁平上皮乳頭種の半分未満で発生に関与し，実質的にすべての多発性乳頭腫に関与している。血清型6および11は単発および多発性扁平上皮乳頭腫に報告されている。サブタイプ16，18，および31/33/35は悪性化に関与している可能性が報告されている。非扁平上皮乳頭腫ではHPVは確認されていない。

1) 扁平上皮乳頭腫NOS（Squamous cell papilloma, NOS）（図7）

【解説】　扁平上皮乳頭腫は，重層扁平上皮で覆われた樹枝状の緩い線維血管結合織のコアを有している。腫瘍は秩序正しく上皮は成熟しており，多くの場合表層角化を呈している。上皮には肥厚性変化，不全角化症，上皮内好中球がよくみられます。25%未満の単発性乳頭腫では，二核型，しわのある核，および核周囲の明庭などの典型的なHPVウイルスの細胞変性像を有している。

　しばしば，異常角化細胞，大型異型細胞，基底層より上層の分裂像がみられ，異型を有する場合は扁平上皮異形成のグレードにより分類される。

　内反性扁平上皮乳頭腫は肉眼的に外向性増殖を呈するが，組織学的に扁平上皮の陥入像が認められる。病変は気管支腺にまで及ぶ可能性があるが，胞巣の基底膜は保たれている。

　扁平上皮乳頭腫はしばしば，気管支壁を越えて浸潤し肺実質に病変を形成することがあるが，細胞学的に異型の乏しい非角質化細胞の充実性胞巣または同様の細胞から構成される大型囊胞形

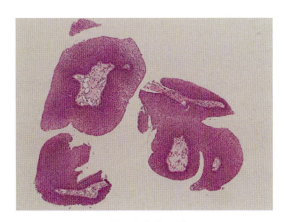

図7．扁平上皮乳頭腫NOS
扁平上皮に被覆された乳頭状増殖病変。

成のいずれかを呈する。

内反性乳頭腫は，しばしば浸潤性扁平上皮癌と鑑別が困難なことがある。ただし，浸潤所見や明らかな細胞学的異型は悪性腫瘍の診断が考慮される。乳頭腫内に限局性の癌が認められた場合であっても，癌の診断となる。したがって，小さな生検サンプルでは，成熟した乳頭状増殖を示す扁平上皮病変では扁平上皮癌を除外できない。

2）腺上皮乳頭腫　Glandular papilloma

【解説】　腺上皮乳頭種は広い血管または硝子様間質を伴う重層/偽重層上皮に覆われた乳頭状病変であり，比較的均一な好酸性細胞質と類円形核を有する非線毛円柱細胞が主体で粘液性細胞が混在することがある。表層からの生検では，鑑別として挙げられる腺癌などが除外できないために完全切除検体が確定診断に必要である。生検検体など全体が観察できない場合は「乳頭状腺腫瘍」という診断が適切である。

3）扁平上皮腺上皮混合型乳頭腫　Mixed squamous cell and glandular papilloma

【解説】　扁平上皮乳頭腫および腺上皮乳頭腫が混在した腫瘍であるが，裏打ちする上皮のほとんどは腺上皮であり，扁平上皮島が点在している症例が多い。各上皮成分は，少なくとも1/3を構成する必要がある。腺上皮の異型や壊死は認めないが，扁平上皮には軽度から高度の異型を伴うことがある。

確定診断は，完全に切除された腫瘍に対してのみ行うことができる。

【診断基準のまとめ】

【必須】　扁平上皮乳頭腫：成熟した扁平上皮によって裏打ちされた繊細な結合組織線維血管間質を伴う乳頭状腫瘍。

【必須】　腺上皮乳頭腫：立方状細胞と杯細胞が種々の程度に混在した非線毛円柱上皮細胞で構成される良性乳頭状腫瘍。

【必須】　扁平上皮腺上皮混合型乳頭腫：扁平上皮と腺上皮が混在（各成分が少なくとも1/3以上）する気管支内乳頭状増殖腫瘍。

【望まれる】　通常，気管支内に発生する。

【望まれる】　癌腫を除外するために完全切除検体で組織学的評価を行うべきである。

2．腺腫　Adenomas

1）硬化性肺胞上皮腫　Sclerosing pneumocytoma（図8）

【定義】　**肺胞上皮細胞を起源とする，Ⅱ型肺胞上皮細胞類似の表層細胞と円形細胞の二種類の腫瘍細胞から構成される腫瘍。充実性，乳頭状，硬化性あるいは出血性の成分が種々の程度に混在する。**

【解説】　末梢肺に単発の病変としてみられることが多い。幅広い年齢に生じ，女性，アジア人に好発する。肉眼的に境界明瞭であり，出血や嚢胞性変化，石灰化を伴うこともある。乳頭状，充実性に増殖し，出血や硬化（線維化）を伴う。間質に集簇する円形細胞を取り囲むように，Ⅱ型肺胞上皮細胞に類似した立方状の表層細胞（多核化することもある）が増殖する。基本的に良性であるが，悪性転化の報告もある。

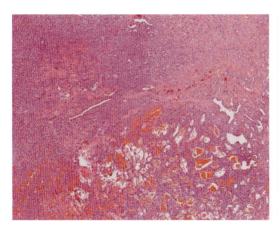
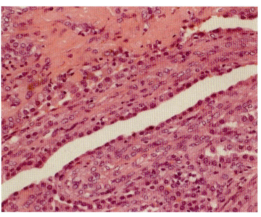

図8. 硬化性肺胞上皮腫
出血や硬化性の領域，乳頭状増殖や充実性増殖が認められる．乳頭状増殖部位では小型の表層細胞と間質の円形細胞が認められる．

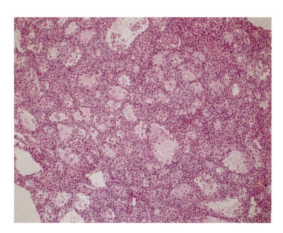

図9. 肺胞腺腫
多嚢胞状の病変で内腔はⅡ型肺胞上皮の裏打ちを伴う．

【診断基準のまとめ】

【必須】 表層細胞と円形細胞の2種類の細胞からなる境界明瞭な腫瘍．

【必須】 乳頭状，充実性，硬化性，出血性の成分が混在してみられる．

【望まれる】 表層細胞，円形細胞ともにTTF-1，EMAが陽性である．サイトケラチンは表層細胞に陽性となるが，円形細胞では弱陽性ないし陰性である．

2）肺胞腺腫　Alveolar adenoma（図9）

【定義】 単層のⅡ型肺胞上皮に裏打ちされた多数の嚢胞腔と紡錘形細胞に富む間質からなる境界明瞭な腫瘍．

【解説】 きわめて稀な腫瘍であり，女性にやや多い．末梢肺に，単発で境界明瞭な多房性嚢胞状の病変を形成する．好酸性顆粒状物質を入れた肺胞腔に類似した多嚢胞状を呈し，内腔はⅡ型肺胞上皮に類似した異型の乏しい扁平〜立方状の細胞（CK，TTF-1，Napsin A，サーファクタントプロテイン陽性）に裏打ちされている．間質は粘液様あるいは膠原線維性で，異型の乏しい紡錘形

細胞(TTF-1 陰性)を含む。

【診断基準のまとめ】

【必須】 肺胞腔に類似した多嚢胞状の境界明瞭な腫瘍。内腔面は単層のⅡ型肺胞上皮に裏打ちされており，種々の厚さの間質(ときに粘液様)を伴う。

【望まれる】 肺胞上皮細胞は TTF-1 陽性である。

3) 乳頭腺腫　Papillary adenoma(図 10)

【定義】 異型の乏しい立方状〜円柱状の細胞が線維血管性の軸を有する乳頭状を呈して増殖する境界明瞭な腫瘍。

【解説】 稀な腫瘍であり，末梢肺に単発の病変を形成する。幅広い年齢に生じ，男性に多い。境界明瞭な充実性腫瘤を呈する。立方状〜円柱状の細胞が線維血管性の軸を有する乳頭状を呈して増殖する。核異型や核分裂像はみられず，Ki-67 陽性率も低い。TTF-1, CK7, pan-CK, EMA に陽性となる。

【診断基準のまとめ】

【必須】 末梢肺に生じる被膜を欠いた境界明瞭な腫瘍であり，異型の乏しい立方状〜円柱状の細胞が線維血管性の軸を有する乳頭状を呈して増殖する。

【必須】 核異型はみられず，核分裂像はないかあってもごく少数であり，壊死や複雑な構築，浸潤はみられない。

【望まれる】 腫瘍細胞は TTF-1 陽性である。

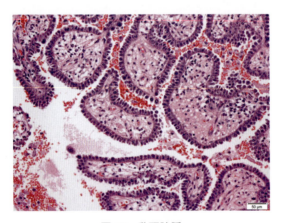

図 10．乳頭腺腫
異型の乏しいⅡ型肺胞上皮様腫瘍細胞の乳頭状増生よりなる。

4) 細気管支腺腫/線毛性粘液結節性乳頭状腫瘍　Bronchiolar adenoma/ciliated muconodular papillary tumor(CMPT)(図 11)

【定義】 連続性をもつ基底細胞を伴う二層性を有する気管支型呼吸上皮から構成される良性腫瘍。

【解説】 気管支周囲の肺実質を巻き込み，ときに既存の弾性線維の破壊を伴いつつ結節を形成する。腺腔側の上皮細胞とその直下の基底細胞の2層の細胞から構成される。上皮細胞成分につい

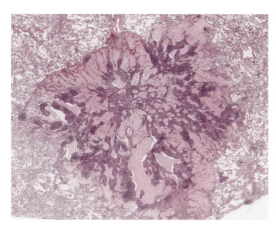 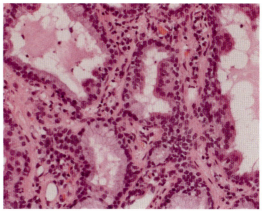

図11. 細気管支腺腫/線毛性粘液結節性乳頭状腫瘍(CMPT)
明瞭な結節性病変を形成し，組織学的には淡好酸性の粘液を背景に二相性の上皮の増殖を認める。基底細胞とともに高円柱状の粘液細胞や線毛円柱上皮などが混在している。

ては，粘液細胞と線毛細胞の混在を示す近位型気管支腺腫(古典的CMPT)とⅡ型肺胞上皮およびクラブ細胞の混在から構成される遠位型気管支腺腫(非古典的CMPT)の2種類に大別される。しかし近位型および遠位型の移行・混在症例をよく経験することから，一連の連続的なスペクトラムとして捉えるべきと考えられている。

【診断基準のまとめ】

【必須】 傍気管支領域に発生する境界明瞭な乳頭状ないし扁平な腺管を形成する上皮性腫瘍(腺腔側)上皮細胞と基底細胞から構成される二層性を有する細胞の増生。

【必須】 上皮細胞は近位型では粘液細胞と線毛細胞の混在から構成され，遠位型ではⅡ型肺胞上皮およびクラブ細胞から構成される。

【必須】 核異型を欠き，核分裂像は(ほとんど)認めない。

【望まれる】 p40およびCK5/6陽性の基底細胞を伴う。

【望まれる】 上皮細胞のTTF-1の染色性は，遠位発生型では強陽性，近位発生型では部分的陽性ないし陰性。

【望まれる】 *BRAF* V600Eの免疫染色陽性あるいは分子病理学的な *BRAF* 変異の確認は，補助診断に利用できる可能性がある。

5) 粘液嚢胞腺腫　Mucinous cystadenoma

【定義】 内部が粘液で満たされ，粘液を伴う高円柱上皮に覆われた限局性の嚢胞性腫瘍であり，上皮成分に目立つ異型や浸潤性増殖を認めない。

【解説】 肺末梢領域に発生する非常に稀な病変。上皮細胞はpancytokeratinに陽性であり，稀にCEAが陽性となる。通常TTF-1および各種サーファクタントは陰性となる。(以前，粘液嚢胞腺癌と呼ばれていた腫瘍を含む)コロイド腺癌が鑑別に挙がる。同疾患では，病変の一部にのみ異形成，壊死，浸潤性発育が認められることが知られており，本腫瘍と鑑別のために十分な組織学的検索が必要になる。また境界悪性に相当する病変も報告されている。

【診断基準のまとめ】

【必須】 粘液上皮に覆われた粘液貯留を伴う腫瘤性病変。

【望まれる】 細胞異型および浸潤性増殖は認めない。

6）粘液腺腺腫　Mucous gland adenoma（図 12）

【定義】 気管支漿粘液腺に類似した形態を取る，主に外向性発育を示す気管支に発生する良性腫瘍。

【解説】 非常に稀な病変。主に気管支狭窄・閉塞による症状（咳嗽・血痰・呼吸困難・反復性の肺炎）を呈する。腫瘍は気管支軟骨よりも内腔側に位置することが多い。

【診断基準のまとめ】

【必須】 境界明瞭な気管支内に発生する腫瘍性病変。

【必須】 腺房/管状/乳頭状発育を示す異型を欠く粘液細胞から構成される。

【必須】 一部に正常な気管支漿粘液腺に類似した領域を含む。

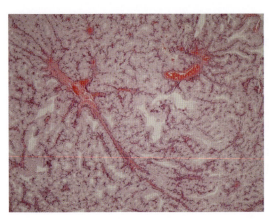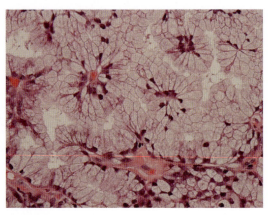

図 12．粘液腺腺腫
豊富な細胞質内粘液を有する気管支粘液腺に類似する腫瘍細胞の乳頭状増殖を認める。

3．腺系前浸潤性病変　Precursor glandular lesions

1）異型腺腫様過形成　Atypical adenomatous hyperplasia（図 13）

【定義】 小型の限局した増殖性病変で，通常 5 mm 以下である。軽度から中等度異型を有する II 型肺胞上皮細胞やクラブ細胞が単層性に肺胞壁ないしは呼吸細気管支を比較的疎に置換性に増殖する。前浸潤性病変のカテゴリーでは，上皮内腺癌の前段階と想定される。

【解説】 組織学的には終末呼吸細気管支近傍から小葉中心性にみられることが多い。腫瘍細胞の核には好酸性の核内封入体や 2 核がみられることもあり，細胞核は TTF-1 や Napsin A で陽性になる。核分裂像はほとんど観察されない。この病変には TNM の病期を用いない。また，本病変は以前 low-grade と high-grade に分類されることがあったが，現在ではグレーディングは推奨されていない。

　異型腺腫様過形成は上皮内腺癌や反応性上皮増生との鑑別が必要である。上皮内腺癌との鑑別には腫瘍の大きさ（5 mm 以上）や腫瘍細胞の大きさ，細胞密度，細胞の均一性などが鑑別点とな

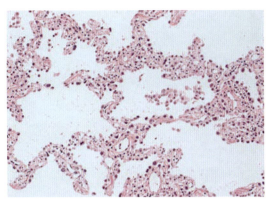

図 13. 異型腺腫様過形成
軽度の異型を有するⅡ型肺胞上皮細胞が肺胞壁を単層性，不連続性で置換性に増殖する。

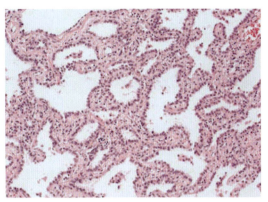

図 14. 上皮内腺癌，非粘液性
Ⅱ型肺胞上皮細胞に類似する非粘液性の腫瘍細胞が既存の肺胞構造を置換して比較的密に増殖する。核異型は目立たず，浸潤の所見は認められない。

るが両者は連続的スペクトラムであり，判定が困難な病変もある。反応性の細気管支上皮増生（いわゆる bronchiolization）は細胞異型に乏しく，均一で，線毛円柱上皮が混在することが多く，またⅡ型肺胞上皮増生では炎症所見や病変の領域性の有無が参考になる。

本腫瘍の 30％以上には *EGFR* や *KRAS* 変異が認められ，末梢型肺癌の前癌病変として考えられる所以である。

【診断基準のまとめ】

【必須】 Ⅱ型肺胞上皮細胞やクラブ細胞が肺胞壁を単層性，不連続性で置換性に増殖する。

【必須】 異型は軽度である。

【必須】 小型の限局した病変（通常 5 mm 以下）で，周囲肺組織からはっきりと区別される。

【必須】 周囲組織には炎症や線維化がみられない。

4．上皮内腺癌　Adenocarcinoma *in situ*

1）上皮内腺癌，非粘液性　Adenocarcinoma *in situ*, non-mucinous（図 14）

2）上皮内腺癌，粘液性　Adenocarcinoma *in situ*, mucinous

【定義】 小型（30 mm 以下）で限局性の腺癌で，腫瘍細胞が既存の肺胞構造を置換して比較的密に増殖する。置換型増殖のみを示し，浸潤性の所見は認められない。上皮内腺癌の診断には，肺切除検体で病変全体のサンプリングが必要である。生検あるいは細胞診検体を用いて診断することはできない。

【解説】 非粘液性と粘液性の 2 つの細胞型に亜分類される。細胞型としては，非粘液性（Ⅱ型肺胞上皮細胞あるいはクラブ細胞）の頻度が高く，免疫組織化学では TTF-1 や Napsin A が陽性になる。粘液性（高円柱状で豊富な細胞質内粘液を有し，しばしば杯細胞に類似する腫瘍細胞）もごく稀に認められる。上皮内腺癌では肺胞隔壁の硬化や炎症による肥厚を伴うことが少なくない。また肺胞の虚脱による巣状，ときに広範な線維化がみられることがある。浸潤に伴って形成される

腫瘍性間質との鑑別には，弾性線維染色が有用である。

　一般的に，切除すれば100％の予後が得られる腫瘍であるが，腫瘍辺縁では細胞異型が低く，肺胞隔壁の肥厚も軽度であり，部分切除の断端評価には十分注意が必要である。

【診断基準のまとめ】

【必須】　小型（30 mm以下）で限局性の病変である。

【必須】　置換型増殖のみを示す。

【必須】　間質浸潤，脈管浸潤，胸膜浸潤は認められない。

【必須】　浸潤性パターン（腺房型や乳頭型，充実型，微小乳頭型の組織亜型，浸潤性粘液性腺癌，コロイド腺癌，腸型腺癌，胎児型腺癌）は認められない。

【必須】　STASは認められない。

【必須】　細胞型として非粘液性（Ⅱ型肺胞上皮細胞あるいはクラブ細胞）が多いが，粘液性（高円柱状で豊富な細胞質内粘液を有し，しばしば杯細胞に類似する腫瘍細胞）もごく稀に認められる。

【望まれる】　核異型は目立たない。

【望まれる】　肺胞壁がsclerosis/elastosisに伴って肥厚する（特に非粘液性でみられる）。

【浸潤・非浸潤の鑑別について】

　現在T因子にあたる腫瘍径は浸潤径で測定し，分類することになったことから，T因子を決定する際に"浸潤"の診断とその領域の計測が必要となる。WHO第5版では浸潤と診断すべき組織所見として以下の4点を挙げている。

①置換型増殖以外の組織亜型*が1つ以上みられること。

②間質内に活動性線維芽細胞の増生巣が認められること。

③脈管，胸膜浸潤を認めること。

④STASを認めること（p.96参照）。さらに腫瘍内に壊死がある場合も浸潤性腺癌と判断する。

　　*乳頭型，腺房型（篩状型，複雑腺系型を含む），微小乳頭型，充実型のほか，浸潤性粘液性腺癌，コロイド腺癌，胎児型腺癌，腸型腺癌でみられる組織型を含む。

　本邦で発見・治療される腺癌は小型でHR-CT画像上すりガラス陰影を示すことが多く，末梢肺胞領域での腫瘍浸潤の判定が難しい症例が多い。判定の定義に弾性線維染色での観察は必須ではないが，役に立つことが報告されている。浸潤の有無を判定するにあたって診断者間一致率が最も低いのは以下の2点であり，図譜を示し解説する。

1）浸潤に伴う間質か非浸潤性の間質かの鑑別（図15，16）

　肺胞は内部に空気を入れた多面型であり，組織学的にはその断面が網目状に観察され，肺胞上皮細胞はこの内腔を覆う。悪性化に伴い，肺胞上皮細胞に替わり，腫瘍細胞が肺胞置換性に増殖することに伴って肺胞は虚脱することが多い（図15a, b）が，これは壁肥厚を伴った肺胞置換性増殖とし浸潤とはしない（図15c, d）。また，腫瘍中央で瘢痕様虚脱巣がよくみられるが，既存の弾性線維網は濃縮されて虚脱巣内に残存する。このような瘢痕様虚脱巣において，間質に核腫大した活動性の線維芽細胞，好塩基性基質，不規則な太さや走行の乱れた膠原線維の増生，そして既存の弾性線維網の消失・破壊などが認められない場合は非浸潤（図15e, f），みられた場合は浸潤と判断する（図16c, d）。一方，活動性の線維芽細胞が認められた場合には浸潤とする（図16e,

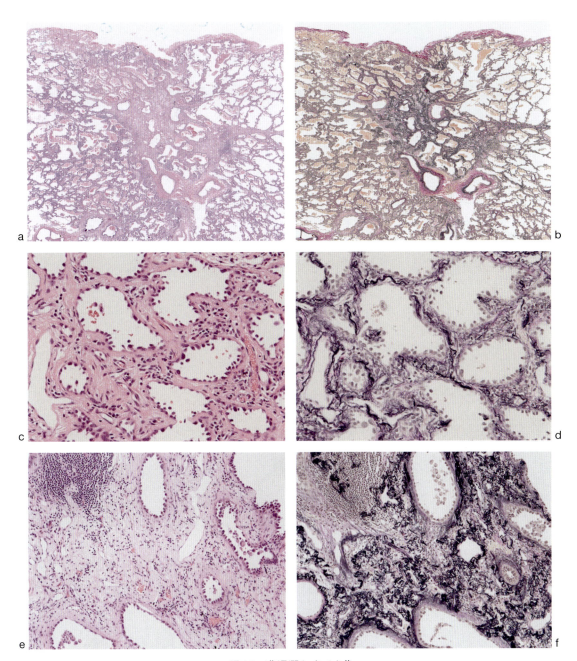

図 15. 非浸潤とすべき像
a, b. 虚脱による線維化巣には弾性線維が濃縮されているが，網目構造の破綻はない。
c, d. 肺胞壁は種々の程度に弾性線維や膠原線維により硬化する。壁肥厚を伴う置換型増殖と判定する。
e, f. 弾性線維網は概ね保たれ，繊細な膠原線維や脈管を含む結合組織に囲まれた偽管状構造をとる。周辺の腫瘍増殖とあわせ置換型増殖パターンとする。

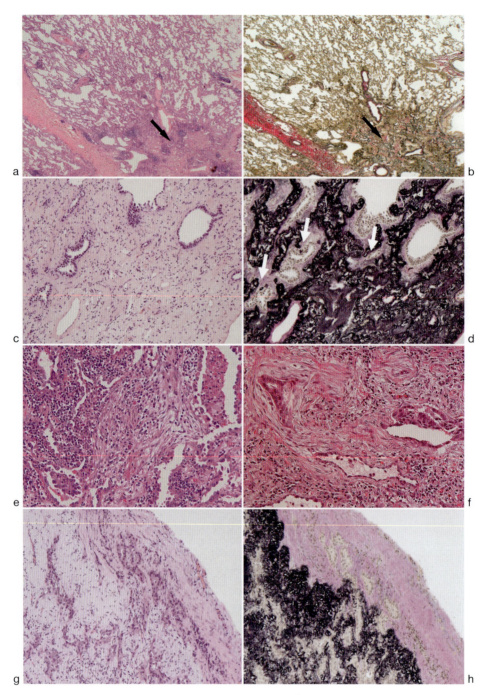

図16. 浸潤とすべき像

a, b. 上方は非浸潤, 下方の線維化巣(黒矢印)には強い弾性線維が濃縮と破綻, 膠原線維増生が目立つ.

c, d. 図15e, fに類似するが, 弾性線維網の破壊(矢印), 気腔内の膠原線維の増生, 線維芽細胞の出現を伴い腫瘍腺管がみられ, 浸潤性増殖が示唆される.

e, f. リンパ球などの炎症細胞浸潤を背景に不整型の腺管構造を取りながら増殖浸潤する腺癌が認められる. 浸潤増殖する腺癌の周囲には核が腫大した活動性線維芽細胞の増生が認められる.

g, h. 胸膜浸潤は浸潤の1つの様式である. 弾性線維染色にて確認を行う.

f)。こうした活動性の線維芽細胞がはっきりしない場合でも弾性線維染色にて，胞隔内に膠原線維がみられた場合は浸潤と判断する。また脈管侵襲や胸膜浸潤があった場合は浸潤とする（図16 g, h）。

2) 置換性増殖か乳頭状増殖かの鑑別（図17～19）

　肺胞隔壁は腫瘍性間質である線維血管茎との区別が難しい。浸潤とすべき真の乳頭状増殖は茎

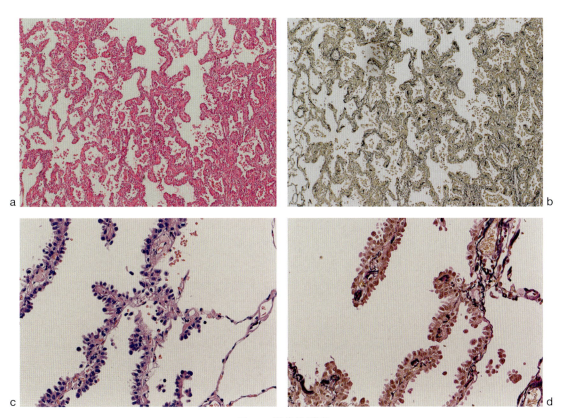

図17. 置換性増殖
a, b. 肺胞壁の弾性線維網は保たれ，腫瘍細胞はこれに沿ってほぼ1層に増殖する。
c, d. 腫瘍細胞はしばしば軽度に重積してみえるが，これを乳頭状とはしない。

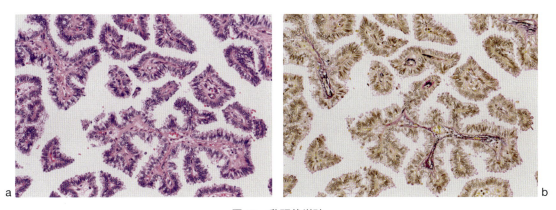

図18. 乳頭状増殖
a, b. 乳頭状構造の茎となる結合組織には血管結合織が認められ，弾性線維を含むものと欠いている場合がある。

96   4. 病理診断

表 4. 浸潤と非浸潤の鑑別のための組織学的特徴

	判断基準	説明	浸潤	非浸潤
WHO	浸潤パターン	腺房型, 乳頭型, 微小乳頭型, 充実型	有	無/不詳
	明確な置換型	肺胞の虚脱を伴わず, 腫瘍細胞は単層性増殖をする	無/不詳	有
IASLC Major	Extensive Epithelial Proliferation：EEP（高度上皮細胞増殖）	置換型様だが, 内腔の上皮が多層性に増殖している状態	有	無
	既存肺胞構造の変化	腫瘍の浸潤性増殖に由来	有	無
	虚脱	AIS の医原性虚脱*は平行（流れ様）配列	無	有
	線維形成性間質	腫瘍細胞の周囲に線維粘液性間質の存在	有	無
	間質増殖	肺胞壁間質内への悪性細胞の増殖	有	無
IASLC Minor	細胞診	核グレード 核型	高グレード 多形	低グレード 単調
	細胞転換	浸潤が疑われる領域の細胞は, 隣接する置換型増殖部分の細胞より核グレードが高い	隣接する置換型増殖部分の細胞より核グレードが高い	―
	肺胞腔内マクロファージ	虚脱した肺胞腔内にはマクロファージが存在	無	有

*医原性虚脱とは, 術後十分なホルマリン注入ができず作成された標本で観察される虚脱様に見える状態

となる結合組織に弾性線維を欠くことが多い。茎に弾性線維が確認できれば肺胞隔壁と考えられ, この場合は置換性増殖と判定し, 浸潤（乳頭型増殖）とはしない。線維血管茎を欠いている場合でも腫瘍細胞が数層以上, 不規則に積み重なるように増殖する場合には乳頭型とする。近年, 浸潤径についての観察者間一致率が低い原因についての検討が行われ, その際, 表 4 に示す新たな指針が提唱されている。

3）経気腔性伸展（散布）　Spread through airspaces（STAS）（図 19）

　　主腫瘍の辺縁（the edge of the main tumor）を越える肺実質肺胞腔（気腔）内への腫瘍細胞の広がりで, 癌の進展様式の 1 つとして提唱された。気腔（肺胞腔）内に浮かぶように存在する腫瘍細胞の集塊として観察され, 集塊の大きさは接着の弱い単細胞（discohesive single cells）, 微小乳頭構造（micropapillary structure）, 肺胞を充満する充実性胞巣（solid nests of tumor cells filling airspaces）など様々である。現段階では, "主腫瘍の辺縁"より 1 肺胞腔を超えて観察される気腔内腫瘍胞巣とするのが妥当であり, 以下の定義が提案されている。なお, 標本作成時のアーチファクトとの鑑別も問題となっているが, アーチファクトによる腫瘍クラスターは以下の特徴があり, 留意して評価する必要がある（表 5）。

　　粘液産生性肺腺癌において, "主腫瘍の辺縁"を超え, 気腔内粘液がみられ, 同部に腫瘍胞巣が含まれることがしばしば観察されるがこれを STAS とはしない。

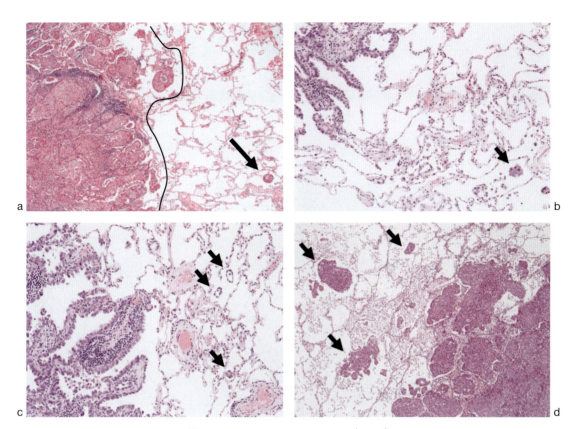

図 19. Spread through airspaces(STAS)
a. 腫瘍の辺縁とする線を越えて気腔内にある腫瘍成分(矢印), b. 個細胞性から小集塊, c. 微小乳頭状(リング状), d. 充実性集塊

表 5. STAS の定義およびアーチファクト

Spread through airspaces(STAS)の定義	・主腫瘍の辺縁を越える気腔(肺実質肺胞腔)内へ広がる腫瘍細胞または腫瘍細胞巣 ・腫瘍辺縁からは少なくとも 1 肺胞腔を超えて観察される ・2 つ以上の腫瘍細胞巣が確認できる
STAS 様にみえるアーチファクト	・組織切片の端にランダムに分布する,あるいは切片面の外に存在する腫瘍細胞あるいは腫瘍細胞巣 ・腫瘍細胞巣の辺縁がギザギザしている。これは固定後の腫瘍の断片化,あるいは検体処理中にナイフで切られた辺縁が示唆される ・腫瘍辺縁から連続的な広がりを示さず,腫瘍から離れた場所に唐突に孤立した腫瘍細胞巣として存在する ・肺胞壁基底膜から浮き上がり,索状(線状)となった腫瘍細胞巣

腺癌　Adenocarcinomas

5. 微少浸潤性腺癌　Minimally invasive adenocarcinoma
1) 微少浸潤性腺癌,非粘液性　Minimally invasive adenocarcinoma, non-mucinous(図 20)
2) 微少浸潤性腺癌,粘液性　Minimally invasive adenocarcinoma, mucinous

【定義】　置換性増殖を優位とする 30 mm 以下の孤立性腫瘍で,5 mm 以内の浸潤部分を有する。ただし,血管やリンパ管,胸膜への浸潤所見,腫瘍壊死あるいは STAS が認められた場合は微少

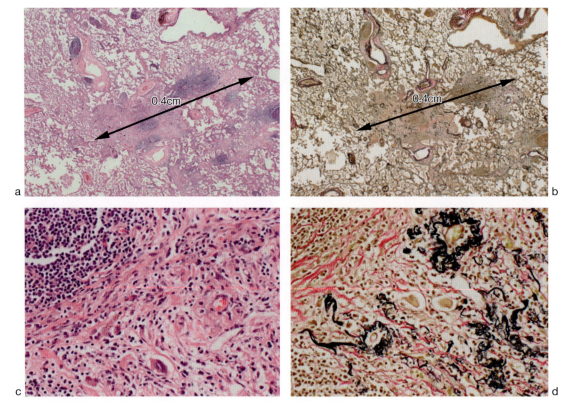

図20. 微少浸潤性腺癌, 非粘液性
a, b. 置換性増殖の中心に浸潤巣がみられる。腫瘍全体径が30 mm以下, 浸潤径が5 mm以下である。
c, d. 浸潤巣では不規則な膠原線維の増生や弾性線維網の破壊を伴う。

浸潤癌とはしない。

【解説】 非粘液性と粘液性の2つの細胞型に亜分類される。微少浸潤性腺癌の診断を行うには浸潤部分の最大径が5 mm以内とされる。複数の浸潤部分があっても総和ではなく最大のものを浸潤径として計測する。

　一般的に微少浸潤性腺癌は切除すれば100％の予後が得られる腫瘍を想定している。腫瘍辺縁では細胞異型が低く, 肺胞隔壁の肥厚も軽度であり, 手術の際の切除断端には十分注意が必要である。

【診断基準のまとめ】

【必須】 小型(30 mm以下)の腫瘍である。

【必須】 孤立性腫瘍である。

【必須】 置換性増殖が優位である。

【必須】 浸潤部分の最大径が5 mm以内である。

【必須】 浸潤部として計測されるのは, 置換性増殖以外の増殖パターン(腺房型や乳頭型, 充実型, 微小乳頭型の組織亜型, 浸潤性粘液性腺癌, コロイド腺癌, 腸型腺癌, 胎児型腺癌)および筋線維芽細胞性間質に浸潤する腫瘍細胞の領域である。

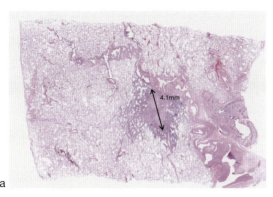
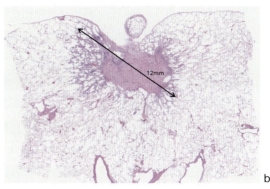

図 21. 浸潤計測の 2 つの例
a. 浸潤部を含む線維化巣全体を計測した結果 4.1 mm であったため，微少浸潤癌と診断される。
b. 肺胞置換性増殖がほとんどで(95％)，浸潤成分(腺房型腺癌)は 10％のため，全体腫瘍径 12 mm の 10％の 1.2 mm を浸潤径とした。その結果，この腫瘍は微少浸潤癌と診断される。

【必須】 血管やリンパ管，胸膜への浸潤所見，腫瘍壊死あるいは STAS が認められた場合は微少浸潤癌とはしない。

【必須】 細胞型として非粘液性（Ⅱ型肺胞上皮細胞あるいはクラブ細胞）が多いが，粘液性（高円柱状で豊富な細胞質内粘液を有し，しばしば杯細胞に類似する腫瘍細胞）もごく稀に認められる。

【浸潤径の計測について】

　浸潤・非浸潤の鑑別についての項で述べられる浸潤成分を計測し，浸潤径とする。進行腺癌では問題にならないが，早期の腺癌では中心部が虚脱に陥って腫瘍細胞が認められない場合に遭遇する。その場合には，2 つの計測方法がある。すなわち，①肺胞置換性増殖を除き，浸潤部を有する結節を浸潤径とする，②構成成分の比率によって，腫瘍全体径で案分する方法である（図21）。いずれの方法がよいかは症例によって異なり，その腫瘍の特性を反映する方法で評価することが推奨される。なお，①を採用した場合，複数の浸潤巣が不連続に存在する場合は，その最大のものを採用する。

6. 浸潤性非粘液性腺癌　Invasive non-mucinous adenocarcinoma

【定義】 腺癌は腺上皮分化を示す悪性の上皮性腫瘍である。浸潤性非粘液性腺癌は乳頭状・腺房状増殖，細胞質内粘液の存在あるいは免疫組織化学的に肺胞上皮細胞マーカーの発現が認められるものと定義される。形態の亜分類としては置換型，腺房型，乳頭型，微小乳頭型，充実型の 5 亜型があり，最も優位な亜型を診断名とする。

【解説】 喫煙はすべての肺癌の発生に関与するが，特に扁平上皮癌や小細胞癌で強く関与することが知られている。1950 年代までは扁平上皮癌が喫煙者の代表的な組織型で，腺癌はむしろ非喫煙者を代表する組織型と考えられてきた。しかし，近年は腺癌についても喫煙との関連が指摘されている。腺癌は 1980 年代以降では肺癌の中で最も発生頻度の高い組織亜型である。

1) 置換型腺癌　Lepidic adenocarcinoma（図22）
　Ⅱ型肺胞上皮細胞やクラブ細胞に類似する非粘液性の腫瘍細胞が肺胞壁に沿って増殖する像が

優位の腺癌である。杯細胞・高円柱状で粘液産生型の腫瘍細胞の場合は浸潤性粘液性腺癌に分類する。置換性増殖は微少浸潤性腺癌や上皮内腺癌にもみられるため，置換型腺癌と診断するには5 mmを超える浸潤部分を認めるか，浸潤が5 mm以下であっても腫瘍全体径が30 mmを超えることが必要である。置換性増殖であっても，上述のように肺胞虚脱巣や肺胞壁の硬化や炎症による肥厚といった肺胞構造の変化を伴うことが少なくない。虚脱巣に取り残された置換性増殖部はしばしば腺房状増殖と誤認されやすいので注意を要する。

2) 腺房型腺癌　Acinar adenocarcinoma（図23，24）

　腫瘍細胞で囲まれた円形から楕円形の腺管構造を呈する像が優位の浸潤性腺癌である。腫瘍細胞内や腫瘍腺管内に粘液を有するものもある。前述の虚脱巣に取り残された置換性増殖部はしばしば腺房状増殖と誤認されやすいが，肺胞構造の破壊や活動性の線維芽細胞の増生，膠原線維の増生を伴う浸潤性の間質の存在があることで腺房状増殖と診断することができる。診断には弾性

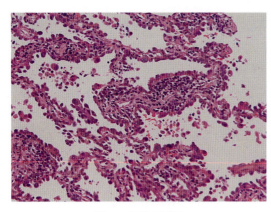

図22．置換型増殖

Ⅱ型肺胞上皮細胞やクラブ細胞に類似した腫瘍細胞が肺胞壁に沿ってほぼ1層に増殖する。細胞異型は概して弱い。

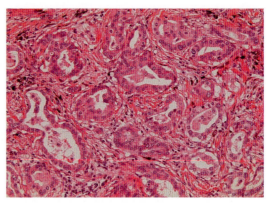

図23．腺房型増殖

線維性結合織を背景に腺房状構造を示す。細胞内や腺腔内に粘液を伴うこともある。

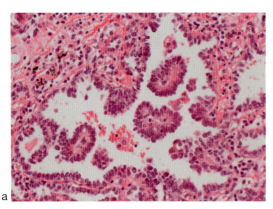
a

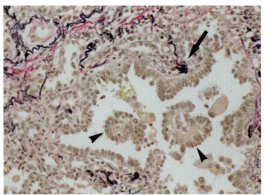
b

図24．乳頭状増殖

a, b．乳頭状構造の茎となる結合組織には肺胞入口輪の弾性線維（矢印）を含むものがあるが，多くは欠いている（矢頭）。

線維染色を用いることが推奨される。

腺房型パターンには，篩状腺管や融合腺管を含む複雑な腺房型が含まれる。WHO 分類第 5 版で IASLC 病理委員会から提案されたグレード分類において，複雑な腺房型は高悪性度パターンに分類される。篩状構造の腺房型に粘液貯留を伴うパターンは，*ALK* 融合遺伝子を有する腺癌の典型像の 1 つとされる。

3）乳頭型腺癌　Papillary adenocarcinoma

腫瘍細胞が線維血管間質を取り巻くように，あるいは積み重なり，腫瘍腺管内や肺胞内を乳頭状に充満するように増殖する像が優位の浸潤性腺癌である。乳頭型や微小乳頭型は通常，浸潤癌でみられる線維芽細胞の増生を伴う間質がなくとも浸潤とみなされる。部分的に断裂した肺胞隔壁は腫瘍間質である線維血管茎と区別が難しく，置換性増殖と乳頭状増殖を誤認しないよう注意を要し，弾性線維染色を行い，肺胞構造を確認することが望ましい。弾性線維を欠く茎をもつか，腫瘍細胞が数層以上積み重なるように増殖する場合に乳頭型とする。

4）微小乳頭型腺癌　Micropapillary adenocarcinoma（図 25，26）

腫瘍細胞が花冠状に配列し，中心に線維血管間質を欠く腫瘍細胞塊として増殖する像が優位の浸潤性腺癌である。微小乳頭状増殖の腫瘍細胞塊は肺胞壁から非接着，接着いずれの場合もある。小花冠様や指輪状管腔構造を有し，核が細胞集塊の外側に偏在し，あたかも気腔内に浮遊しているようにみえることが特徴である。腫瘍細胞の形態は比較的均等な小型のクラブ細胞型が主である。微小乳頭状増殖が優位とはいえなくとも，この組織亜型が存在すると脈管侵襲（特にリンパ管浸潤）や間質浸潤が強いことが多い。

WHO 分類第 5 版における微小乳頭型の概念が拡大され，filigree パターンが微小乳頭型の組織パターンとして定義された。Filigree パターンの微小乳頭型は，腫瘍細胞が肺胞壁から 3 個以上に重なる繊細なレース状構造を示し，その幅が腫瘍細胞 3 個以下で線維血管性の軸を伴わない増殖パターンと定義される。

5）充実型腺癌　Solid adenocarcinoma（図 27）

腺上皮細胞としての極性をもたない多角形の腫瘍細胞が，乳頭状・管状構造を作らず，シート状に増殖する像が優位の浸潤性腺癌である。腫瘍全体が充実性増殖であった場合，強拡大 2 視野各々に 5 個以上の腫瘍細胞内に粘液を確認できれば腺癌の充実性増殖と判定する。粘液を認めなくても TTF-1 や Napsin A などの腺癌マーカーが陽性になれば大細胞癌ではなく充実型腺癌と分類する。印環細胞癌もこの亜型に属することが多く，この場合 *ALK* や *ROS1* 融合遺伝子との関連が報告されている。

【診断基準のまとめ】

【必須】　悪性の上皮性腫瘍で形態的に腺上皮分化（置換状，腺房状，乳頭状，微小乳頭状，篩状）を伴う，あるいは純粋に充実型パターンの腫瘍では，免疫組織化学的に肺胞上皮細胞マーカー（TTF-1 や Napsin A）の発現を伴うまたは組織化学染色（D-PAS など）で強拡大 2 視野各々に 5 個以上の腫瘍細胞内に粘液が存在する。

【必須】　各組織亜型のパターンを 5〜10% 単位で測定して，最も優位な亜型を診断名とする。

【必須】　他の腺癌の組織亜型（浸潤性粘液性腺癌など）の診断基準を満たさないが，他の組織亜型

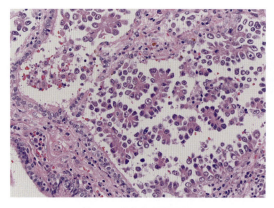

図25. 微小乳頭型増殖
腫瘍辺縁で，小花冠様や指輪状管腔構造をとる腫瘍細胞塊が気腔内に浮遊しているようにみえる。

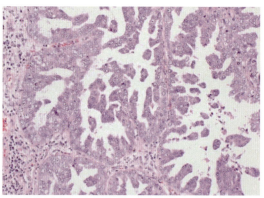

図26. 微小乳頭型増殖（Filigree パターン）
腫瘍細胞が肺胞壁から3個以上に重なる繊細なレース状構造を示し，その幅が腫瘍細胞3個以下で線維血管性の軸を伴わない増殖パターンを示す。このパターンも微少乳頭型に分類される。

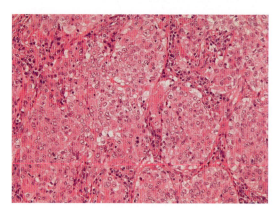

図27. 充実型増殖
腺上皮細胞としての極性をもたない多角形の腫瘍細胞が，シート状に増殖している。気腔を充填している場合もある。

パターンが微小範囲(5%未満)に認められても良い。

【悪性度分類システム】

　これまで肺癌の悪性度分類システム（Grading system）は存在せず，2015年の WHO 分類の腺癌で，肺胞置換性増殖型＝高分化腺癌，乳頭型および腺房型＝中分化，微小乳頭型および充実型＝低分化と経験的な適応規則が記載されてきた。しかしながら，予後不良パターンの「非優勢」量，特に微小乳頭状パターンは，腫瘍のわずかな構成要素であっても予後不良と関連していることが繰り返し報告されている。そこで，IASLC の病理委員会では少量の高悪性度成分を考慮して浸潤性非粘液性腺癌の悪性度分類システムが提案され[1]，WHO 第5版でもこの分類が採用されている。この分類は，これまでに提唱されてきた核または細胞学的グレード，STAS の存在，壊死，またはその他の負の予後を示す特徴を取り入れたモデルよりも優れており，観察者間再現性も確

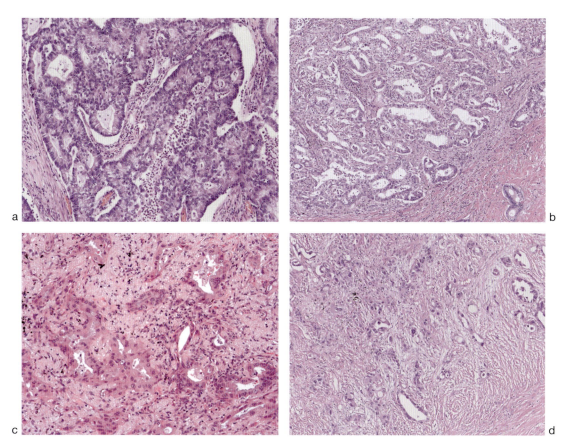

図 28. 高悪性度成分(篩状型, 複雑腺系型)
a, b. 篩状構造とは, 充実性胞巣に空隙を作る典型的なものから(a), 不完全な腺管癒合(b)まで含む。
c, d. 腺房型腺管が不規則に癒合するものから(c), desmoplastic reaction を伴って少数の細胞集塊あるいは個細胞性増殖(d)は複雑腺系型として高悪性度成分である。

認されている。

このグレード分類は浸潤性非粘液性腺癌に適応し, 優勢な組織学的パターンと 20% 以上を占める高悪性度のパターンによって 3 段階に分類されている(表 6)。高悪性度のパターンには, 充実型, 微少乳頭型, 篩状型, 複雑腺系型が含まれる。篩状型, 複雑腺系型増殖パターンはこれまで腺房型として扱われることが多かった増殖パターンで, 図 28 に代表図を示す。

表 6　浸潤性非粘液性腺癌におけるグレード分類

		パターン
1	高分化	置換性増殖が主体(優勢)で, 高悪性度成分が 20% 未満。
2	中分化	腺房性もしくは乳頭状増殖主体(優勢)で, 高悪性度成分が 20% 未満。
3	低分化	20% 以上の高悪性度成分(充実型, 微小乳頭型, 篩状型もしくは複雑腺系型)。

7. 浸潤性粘液性腺癌　Invasive mucinous adenocarcinoma

1）浸潤性粘液性腺癌　Invasive mucinous adenocarcinoma（図29）

【定義】 高円柱状で豊富な細胞質内粘液を有する，気管支上皮の杯細胞に類似する腫瘍細胞から構成される腺癌である。核は小型で，粘液球の存在により基底部に位置している。核異型は通常目立たない。手術検体において浸潤成分が認められない症例は上皮内癌に，0.5 cm 以下の浸潤巣にとどまる場合は微少浸潤性腺癌にそれぞれ分類されるが，それらはきわめて稀と考えられる。周囲肺胞腔は豊富な粘液で満たされていることが多い。肺胞上皮置換性に増殖することが多いが，充実性増殖以外のいかなる増殖パターンも認められる。

【解説】 近年導入された概念であり，かつて粘液性細気管支肺胞上皮癌に分類されていたものである（肺癌取扱い規約第7版，2004年WHO分類）。現在は粘液性細気管支肺胞上皮癌の組織型診断名は使用されない。本組織型は非粘液性腺癌と臨床像，画像所見，病理像，遺伝子学的背景が異なっていること，広範に検索を行えば浸潤成分が同定されることが多いことから，通常型腺癌とは別に浸潤癌の特殊型に分類されることとなった。

　置換型，乳頭型，微小乳頭型といった通常の腺癌でも粘液を産生する場合があるが，特徴的な形態，すなわち杯細胞や高円柱状細胞形態の有無で鑑別する。免疫染色ではCK7はほぼ全例で陽性となるが，通常の腺癌と異なりCK20は局所的な陽性を含めると約80％程度に陽性を示す。また，通常の肺腺癌に陽性となるTTF-1やNapsin Aは陰性で，胃・消化管の腺癌に陽性となるHNF4αやGATA6がびまん性に陽性となることが報告されているが，特異的ではない。

　本腫瘍において *EGFR* 変異は稀であり，*KRAS* 変異（特に p.G12D および p.G12V）を有する率が高いことが知られている。*NRG1* などの融合遺伝子異常も見つかっている。なお，浸潤性粘液性腺癌は腫瘍細胞の置換性増殖の領域も浸潤径に含める。

【診断基準のまとめ】

【必須】 杯細胞および/または円柱状細胞からなる腺癌で，頂部側に豊富な細胞質内粘液を有し，しばしば基底部に位置する小さな核を有する。

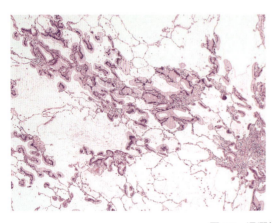 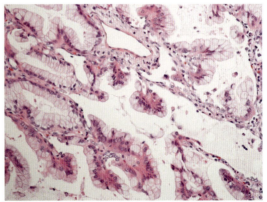

図29．浸潤性粘液性腺癌
杯細胞に類似する腫瘍細胞が肺胞上皮置換性に増殖している。核は小型で，基底部に位置している。

【必須】 他臓器からの転移性粘液性腺癌を除く。

【必須】 粘液性上皮内腺癌または微少浸潤性腺癌の基準を満たしていない。

【望まれる】 組織化学的染色（例：D-PAS）による細胞質内粘液の確認。

2）粘液・非粘液混合腺癌　Mixed invasive mucinous and non-mucinous adenocarcinoma

【定義】 **浸潤性粘液性腺癌において非粘液成分が10％を超える場合は粘液・非粘液混合腺癌と診断される。**

【解説】 浸潤性粘液性腺癌が間質に浸潤すると細胞内粘液が低下するため，この領域をもって非粘液腺癌としないこと。

8．その他の腺癌　Other adenocarcinoma

1）コロイド腺癌　Colloid adenocarcinoma（図30）

【定義】 **細胞外粘液の広範な貯留により，既存の肺実質が不明瞭化するまで肺胞腔の膨満と肺胞隔壁の破壊をきたす浸潤性肺腺癌。**

【解説】 著明な細胞外粘液の貯留により，ときに囊胞状を呈する浸潤性腺癌であり，従来，粘液囊胞腺癌とされた腫瘍を含む。腫瘍細胞は核の偽重層と細胞異型を示すが，典型例では核分裂像は少なく，壊死はみられない。特に生検や迅速診断で，腫瘍細胞が不明瞭で高分化の場合は診断困難である。免疫染色では，CDX2，MUC2，CK20といった腸管のマーカーに陽性となるものの，CK7陽性である。TTF-1は陰性あるいは弱陽性かつ局所にとどまる。

【診断基準のまとめ】

【必須】 肺胞腔の膨満と肺胞隔壁の破壊をきたす細胞外粘液の広範な貯留をみる。

【必須】 腫瘍細胞は，豊富な粘液を有し，立方状あるいは円柱状を示し，粘液内に浮遊するか粘液貯留部の線維性隔壁に沿ってみられる。

【必須】 他の腺癌成分が混在する場合は，コロイドパターン成分が50％以上を占める。

【必須】 他臓器癌の肺転移とは区別する。

【望まれる】 粘液貯留内の腫瘍細胞は細胞異型に乏しい。

【望まれる】 CK7とCDX2が高率に陽性を示す。

2）胎児型腺癌　Fetal adenocarcinoma（図31）

【定義】 **腺様期の胎児肺に類似した肺腺癌。**

【解説】 腺様期の胎児肺に類似したグリコーゲンに富む淡明な細胞質を有する円柱状の細胞が核下空胞を伴い，複雑な分岐腺管構造やシート状構造を呈して増殖する腫瘍である。低悪性度胎児型腺癌ではモルラ形成を認める。高悪性度胎児型腺癌ではAFP，SALL4，glypican-3にしばしば陽性となる。低悪性度胎児型腺癌では通常 *CTNNB1* 変異をみる。低悪性度と高悪性度胎児性癌は全く異なる疾患であることが示されており，その鑑別を十分に行う必要がある。特に低悪性度胎児性癌はきわめて稀であり，診断には十分な検討が必要である。

【診断基準のまとめ】

【必須】 腺様期の胎児肺気道上皮に類似した肺腺癌。

【必須】 低悪性度胎児型腺癌は軽度の核異型と β カテニンの核/細胞質内発現を示す。

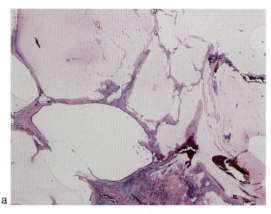
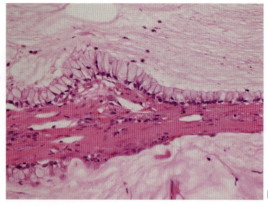

図30. コロイド腺癌
a. 既存構造を破壊し，粘液瘤からなる病変をみる。b. 粘液瘤は豊富な粘液を有する腫瘍細胞に一部被覆され，線維性隔壁に沿って増殖している。

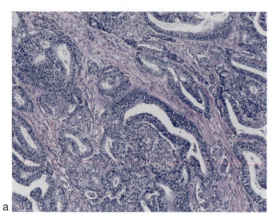
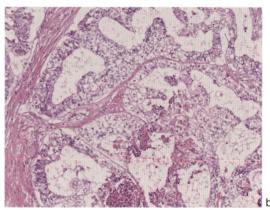

図31. 胎児型腺癌
a. 低悪性度胎児性腺癌：胎児肺に類似した淡明な細胞質を有する腫瘍細胞が，モルラ形成を伴い増殖している。
b. 高悪性度胎児性腺癌：淡明な細胞質を有し，明瞭な核小体を有する腺癌細胞が壊死を伴って増生している。

【必須】 高悪性度胎児型腺癌は高度の核異型を示す。

【必須】 高悪性度胎児型腺癌は高率に他の腺癌パターンと混在する。高悪性度胎児型腺癌成分は全体の50％以上を占める。

【望まれる】 低悪性度胎児型腺癌はTTF-1陽性を示す。

【望まれる】 高悪性度胎児型腺癌ではβカテニンは主に細胞膜に発現する。

3）腸型腺癌　Enteric-type adenocarcinoma（図32）

【定義】 大腸癌に類似した原発性肺腺癌。

【解説】 円柱状の細胞形態を示し，葉巻状の核と管腔表面にしばしば冊子縁を有する腫瘍細胞が，腺管状，篩状，乳頭腺管状構造を呈し増殖する腫瘍で，管腔内壊死を伴う。大腸癌に類似した組織像を呈し，肺胞上皮マーカーのみ陽性となる腫瘍は，腸型腺癌と診断せず，腸型形態を示す肺腺癌と分類するのが好ましい。

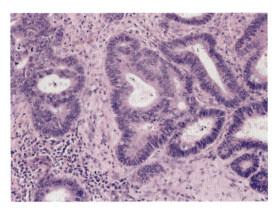

図32. 腸型腺癌
円柱状の細胞形態を示し，葉巻状の核を有する大腸癌に類似した腫瘍細胞が，腺管状に増殖している。

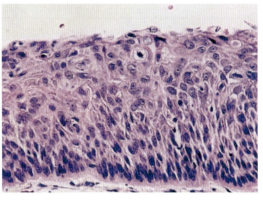

図33. 扁平上皮異形成（高度）
異型上皮細胞の増生は上皮層全層にわたるが，最表層には扁平な上皮細胞が残存する。

【診断基準のまとめ】

【必須】 大腸癌に類似した組織像が腫瘍の50%以上を占める。

【必須】 CDX2，CK20，HNF4α，MUC2といった腸管マーカーの少なくとも一つが陽性。

【必須】 臨床的に大腸癌の肺転移の除外。

【望まれる】 腸管の形態，CDX2，CK20，HNF4α，MUC2といった腸管マーカーの発現がある腫瘍で，TTF-1，CK7の発現もみられる。

9. 扁平上皮系前浸潤性病変　Squamous precursor lesions

1) 扁平上皮異形成，扁平上皮内癌　Squamous dysplasia, squamous cell carcinoma *in situ*（図33）

【定義】 扁平上皮系前浸潤性病変，すなわち扁平上皮異形成（Squamous dysplasia）および扁平上皮内癌（Squamous cell carcinoma *in situ*）は気管支上皮に発生する扁平上皮癌の前駆病変である。扁平上皮異形成と扁平上皮内癌は，一連の組織学的に認識できる気道上皮の腫瘍性変化であり，体細胞遺伝子変異の蓄積と関係がある。

【解説】 気道上皮のどこにでも生じ得る病変であり，単発のことも，多発することもある。気道上皮は外的な刺激に応じて基底細胞過形成や扁平上皮化生を示すが，さらなる刺激，特にたばこの煙の影響が加わることで扁平上皮異形成，さらに扁平上皮内癌の発生につながる。扁平上皮異形成は軽度（mild），中等度（moderate），高度（severe）と分類される。軽度，中等度および高度扁平上皮異形成，扁平上皮内癌は，細胞の大きさ，成熟度，核の特徴，細胞極性，上皮細胞層の厚さなどにより鑑別される（表7）。

10. 扁平上皮癌　Squamous cell carcinomas

【定義】 角化や細胞間橋がみとめられるか，もしくは免疫組織化学的に扁平上皮癌マーカーに陽性を示す悪性上皮性腫瘍。

【解説】 主気管支や葉気管支に生じることが多く，中枢型と末梢型を区分する定義は明瞭ではな

4. 病理診断

表7. 扁平上皮異形成および扁平上皮内癌の組織学的診断基準

病　変	上皮層の厚さ	細胞の大きさ	細胞の成熟度および極性	細胞核の性状
Mild squamous dysplasia（軽度扁平上皮異形成）	軽度の肥厚	・軽度の腫大 ・軽度の大小不同と多形性	・基底層から表層まで連続的な成熟 ・下1/3で細胞密度の上昇を伴う基底層の拡大 ・有棘細胞層（中間層）の存在 ・表層上皮の扁平化	・N/C比の軽度の多様性 ・微細顆粒状のクロマチン ・微細な屈曲あり ・核小体は不明瞭あるいはなし ・下1/3で核の長軸は垂直 ・核分裂像はなしかきわめて稀
Moderate squamous dysplasia（中等度扁平上皮異形成）	中等度の肥厚	・軽度の腫大 ・中等度の大小不同と多形性を示すことあり	・基底層から表層まで部分的に成熟 ・下2/3で細胞密度の上昇を伴う基底層の拡大 ・有棘細胞層（中間層）の存在は上1/3に限られる ・表層上皮の扁平化	・N/C比の中等度の多様性 ・微細顆粒状のクロマチン ・屈曲，切れ込み，分葉化あり ・核小体は不明瞭あるいはなし ・下2/3で核の長軸は垂直 ・核分裂像は下1/3に存在
Severe squamous dysplasia（高度扁平上皮異形成）	高度の肥厚	・著しく腫大 ・軽度の大小不同と多形性を示すことあり	・基底層から表層までの成熟はほとんどなし ・細胞密度の上昇を伴う基底層の拡大は上1/3に及ぶ ・有棘細胞層（中間層）は著しく菲薄化 ・表層上皮の扁平化	・N/C比はしばしば大きく多様 ・粗剛で不均一なクロマチン ・屈曲やくびれ込みが著明 ・核小体は多く存在し，明瞭 ・下2/3で核の長軸は垂直 ・核分裂像は下2/3に存在
Squamous carcinoma in situ（扁平上皮内癌）	肥厚は様々	・著しく腫大することあり ・高度の大小不同と多形性を示すことあり	・基底層から表層までの成熟はなし ・全層で細胞密度の上昇を伴う基底層の拡大 ・有棘細胞層（中間層）はなし ・扁平化は最表層上皮に限られる	・N/C比はしばしば大きく多様 ・粗剛で不均一なクロマチン ・屈曲やくびれ込みが著明 ・核小体は存在する，または不明瞭 ・核に一定の極性なし ・核分裂像を全層にみる

N/C比＝核/細胞質比

いものの，全体の概ね2/3を中枢型が，1/3を末梢型が占めるとされる。近年，末梢型の頻度が高くなってきている。肉眼的には灰白色調で軟らかく，もろいことが多いが，末梢型では desmoplasia によって硬いこともある。腫瘍が大きくなれば空洞を形成し得る。中枢型では気管支内腔を占め，末梢肺に閉塞性肺炎，感染性気管支肺炎を合併することがある。

　肺扁平上皮癌には 1) 角化型，2) 非角化型，3) 類基底細胞型がある。肺扁平上皮癌のグレーディングを行うための十分なデータはいまのところない。肺扁平上皮癌が末梢肺で浸潤性増殖を示す場合，Ⅱ型肺胞上皮細胞を巻き込み腺扁平上皮癌と間違って判定される場合があるので注意が必要である。

1）角化型扁平上皮癌　Squamous cell carcinoma, keratinizing type（図34）

【解説】　角化型扁平上皮癌は角化，癌真珠や細胞間橋の存在によって特徴付けられる。これらの所見は種々の程度にみられる。

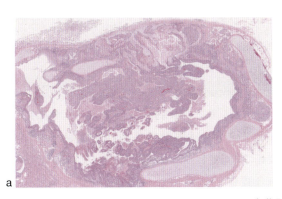
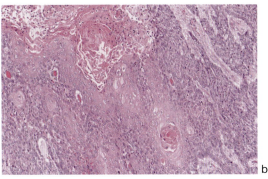

図 34. 角化型扁平上皮癌
a. 気管支内を充満して広がる角化型扁平上皮癌。中枢型の症例。b. 角化を認める。

2）**非角化型扁平上皮癌** Squamous cell carcinoma, non-keratinizing type（図 35）

【解説】 非角化型扁平上皮癌は充実性に増殖する非小細胞肺癌であり，組織形態学的に角化，癌真珠，細胞間橋といった扁平上皮分化の所見を欠く。ごく少数の細胞に細胞内粘液を認めることもある。診断には免疫組織化学が必須であり，扁平上皮癌マーカー（p40, CK5/6）がびまん性に陽性で，腺癌マーカー（TTF-1, Napsin A）は陰性である。扁平上皮癌マーカーとしては，p63 に比して p40 がより特異性が高いとされる。生検材料で非角化型扁平上皮癌を診断するにあたっては，腫瘍細胞の過半数が p40 陽性であることが求められる。また，免疫組織化学的に神経内分泌マーカー（特に CD56）が陽性となることがあるが，その場合でも p40 のびまん性陽性所見がみら

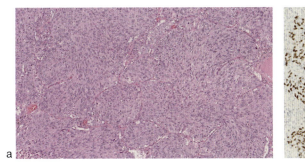
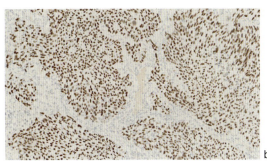
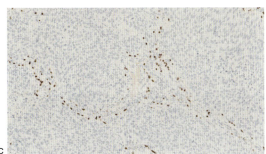

図 35. 非角化型扁平上皮癌
a. 明瞭な角化・細胞間橋や腺管を形成せず，充実性に増殖する腫瘍細胞。b. 免疫組織化学的に p40 は腫瘍細胞の核にびまん性に陽性を示す。c. 免疫組織化学的に TTF-1 は陰性である。陽性細胞は巻き込まれた肺胞上皮である。

れれば，非角化型扁平上皮癌とする．組織形態学的に非角化型扁平上皮癌は転移性尿路上皮癌と類似の形態を示す場合があり，その際は GATA3 や Uroplakin 3 免疫組織化学染色所見などが鑑別に有用である．

3）類基底細胞型扁平上皮癌　Basaloid squamous cell carcinoma（図 36）

【定義】　小型ないし中型細胞が小葉状，胞巣状に増殖し，胞巣辺縁で核の柵状配列を示す悪性上皮性腫瘍．組織形態学的に扁平上皮分化の所見を欠くが，免疫組織化学では扁平上皮癌マーカーが陽性となる．角化型あるいは非角化型扁平上皮癌の成分を伴うことがあり，その際は類基底細胞型成分が 50％を超えるものを類基底細胞型扁平上皮癌と分類する．

【解説】　中枢気管支に発生して気管支内に発育することが多い．組織学的には，充実性胞巣状，吻合する柵状・索状配列からなり，胞巣周辺部で核の柵状配列を伴う．腫瘍細胞は比較的小型，単調，立方状あるいは紡錘形を示す．細胞質は乏しいが認識できる．核の相互圧排像はみられない．核分裂像は多く，Ki-67 labeling index は 50〜80％に及ぶ．約 1/3 の例でロゼット様配列がみられる．多くの例で硝子性あるいは粘液性の間質を伴う．高悪性度神経内分泌癌（小細胞癌・大細胞神経内分泌癌）や腺様嚢胞癌との鑑別を要する．類基底細胞型扁平上皮癌と高悪性度神経内分泌癌との鑑別では，p40 のびまん性陽性所見が類基底細胞型扁平上皮癌の診断を支持する．本腫瘍は報告数が少なくデータは限られているが，通常の非小細胞肺癌より予後不良とされる．

【診断基準のまとめ】

【必須】　細胞間橋および/または角化といった明瞭な形態学的特徴が観察されるか（角化型扁平上皮癌），もしくは低分化な癌で免疫組織化学的に扁平上皮分化（p40 陽性かつ TTF-1 陰性）を認める（非角化型扁平上皮癌）．

【必須】　角化型扁平上皮癌は免疫組織化学を用いずに診断可能である．

【必須】　類基底細胞型扁平上皮癌とするには類基底細胞型成分が 50％を超えていなければならない．

【望まれる】　肺外臓器からの転移性扁平上皮癌や，扁平上皮分化を示す原発性腫瘍（NUT 癌，粘表皮癌，胸部 SMARCA4 欠損未分化腫瘍，胸腺癌）の除外．

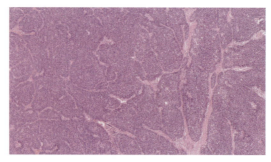

図 36．類基底細胞型扁平上皮癌
比較的小型の異型細胞が充実性胞巣状あるいは小葉状に増殖している．胞巣辺縁部での核の柵状配列が目立つ．

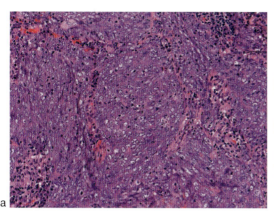 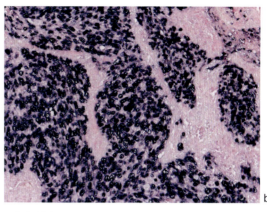

図37. リンパ上皮腫癌
a. 腫瘍細胞の充実性胞巣状増殖と胞巣周囲のリンパ球浸潤をみる。腫瘍細胞の核は大型空胞状で，核小体が目立つ。b. 腫瘍細胞は EBER1-ISH 陽性である。

4）リンパ上皮腫癌　Lymphoepithelial carcinoma（図37）

【定義】　種々の程度のリンパ球浸潤を伴う低分化な扁平上皮癌で，EBV（Epstein Barr ウイルス）感染を伴うことが多い。

【解説】　リンパ上皮腫癌は稀であるが，中でも欧米では特に稀で，アジア人，とりわけ東南アジアでみられることが多い。肉眼的には類円形，あるいは境界明瞭な症例が多いとされる。組織学的には分化傾向に乏しい腫瘍細胞の合胞体細胞様，充実性増殖からなり，豊富なリンパ球浸潤を認める。リンパ球浸潤が目立たないこともある。腫瘍細胞は大型の空胞状核と明瞭な核小体を有することが多い。p40 などの扁平上皮癌マーカーが腫瘍細胞にびまん性に陽性となる。腫瘍細胞は EBV-ISH 陽性を示すことが多い。かつての肺癌取扱い規約では分類不能癌の一型とされ，腫瘍細胞核内での EBER1 の証明を診断確定の必要条件としていた。本規約よりリンパ上皮腫癌は低分化な扁平上皮癌と位置付けられるとともに，EBV の存在を確認することはその診断にあたり必須とされない。

【診断基準のまとめ】

【必須】　合胞体細胞様の腫瘍細胞，空胞状核，および明瞭な核小体がみられる非角化型扁平上皮癌。

【必須】　腫瘍胞巣間および腫瘍胞巣内へのリンパ球形質細胞浸潤。

【必須】　臨床的に鼻咽頭癌を除外すること。

11. 大細胞癌　Large cell carcinoma（図38）

【定義】　未分化な非小細胞癌で，細胞形態的，免疫組織化学的に小細胞癌，腺癌，扁平上皮癌，巨細胞癌，紡錘細胞癌，多形癌などの特徴を欠く。摘出標本による十分な検索により診断が可能で，細胞診や生検検体では確定診断できない。

【解説】　末梢肺に局在する境界明瞭な大型の充実性腫瘍で，しばしば壊死，稀に空洞がみられる。明瞭な核小体を有する水泡状の核と中等量の細胞質をもつ大型の多角形細胞が充実性または胞巣

112　4. 病理診断

表8. 形態学的未分化/低分化なケラチン陽性非小細胞癌(NSCC)の免疫染色による分類

TTF-1	p40	CK5/6	診断(切除)	診断(生検)
(＋)(部分的 or びまん性)	(－)	(－)	腺癌	非小細胞癌, 腺癌を示唆
(＋)(部分的 or びまん性)	(＋)(部分的)	(－)	腺癌	非小細胞癌, 腺癌を示唆
(＋)(部分的 or びまん性)	(－)	(＋)(部分的)	腺癌	非小細胞癌, 腺癌を示唆
(－)	いずれかが(＋)(びまん性)		扁平上皮癌	非小細胞癌, 扁平上皮癌を示唆
(－)	いずれかが(＋)(部分的)		大細胞癌[注1]	非小細胞癌, NOS
(－)	(－)	(－)	大細胞癌[注2]	非小細胞癌, NOS
IHC なし	IHC なし	IHC なし	大細胞癌, IHC なし	非小細胞癌, NOS(IHC なし)

注1)分化形質不明瞭 unclear phenotype と付記してもよい。
　2)無分化形質 null phenotype と付記してもよい。
IHC：免疫染色
NOS：not otherwise specified
部分的：1～10%の腫瘍細胞に陽性の場合
びまん性：10%よりも多い腫瘍細胞に陽性の場合
「非小細胞癌, ○○○を示唆」は「どちらかというと○○○の可能性を考える」という意味合いであり, "NSCC, favor ○○"に相当するもので, 形態学的に確定できず免疫染色でのみ診断する場合に用いる表現とする。

状に増生する。免疫染色や粘液染色を施行し他の組織型を除外する。上皮性マーカーとしてサイトケラチン, 腺癌マーカーとして TTF-1, 扁平上皮癌マーカーとして p40 を用いる。腺癌マーカーとしては Napsin A, 扁平上皮癌マーカーとしては CK5/6 も使用されるが, CK5/6 の特異性は p40 に比してやや低く, また, p63 は特異性が低く推奨されない。p40 陽性といえるのは 50%以上の腫瘍細胞が陽性となる場合を指す。粘液染色では, 陰性か, 高倍率2視野(～0.4 mm^2)の各々に5個以上の陽性細胞を認めない。形態学的未分化/低分化な非小細胞肺癌の免疫染色と粘液染色による組織分類を示す(表8)。

　腺癌, 扁平上皮癌マーカーがいずれも陰性の場合は「大細胞癌(無分化形質)：LCC(null immunophenotype)」, 不明確な染色結果の場合は, 「大細胞癌(分化形質不明瞭)：LCC(unclear immunophenotype)」とし, 免疫染色を実施できない場合は「大細胞癌(追加染色なし)：LCC(additional stains unavailable)」とする。未分化な非小細胞癌で神経内分泌マーカー(chromogranin A, synaptophysin, CD56)が陽性を示す場合は, 「神経内分泌分化を示す大細胞癌(LCC with neuroendocrine differentiation)」とする。淡明細胞および/またはラブドイド細胞を腫瘍内に認める場合はその割合を記載する。ラブドイド細胞がみられる場合には, 横紋筋肉腫を伴う癌肉腫や胸部 SMARCA4 欠損未分化腫瘍などを除外する。

【診断基準のまとめ】

【必須】　未分化な非小細胞癌で腺細胞, 扁平上皮細胞, 神経内分泌細胞などへの分化の証拠を欠く。

【必須】　診断は外科切除検体でのみ行われ, 生検や細胞診では診断しない。

【必須】　免疫組織化学染色では腺系マーカー(TTF-1 または Napsin A), 扁平上皮系マーカー(p40 または CK5/6), (大細胞神経内分泌癌の形態を示す場合には)神経内分泌癌マーカー(chromo-

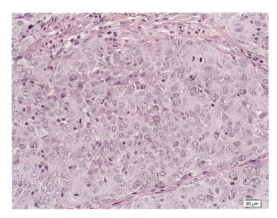

図38. 大細胞癌
大型で分化傾向を示さない腫瘍細胞が充実性に増殖している．免疫染色でもTTF-1，p40陰性を示したため，大細胞癌（無分化形質）と診断される．

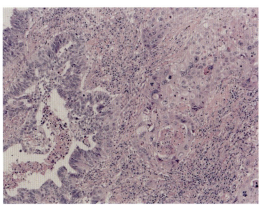

図39. 腺扁平上皮癌
管腔を形成する腺癌（左）と扁平上皮癌（右）が領域を分かち合って同一腫瘍内に認められる．

granin A，synaptophysin，CD56）が陰性となる．

12. 腺扁平上皮癌　Adenosquamous carcinoma（図39）

【定義】　扁平上皮癌と腺癌成分の両成分からなり，それぞれが腫瘍全体の少なくとも10％以上を占める．

【解説】　中枢または末梢に局在する腫瘍で，扁平上皮癌と腺癌の成分が明確に分かれていることもあれば，両者が連続的に移行，混在しているものもある．したがって，10％の基準はあくまで便宜的なものである．一方の成分が10％未満の場合や生検検体の場合には，所見の記載にとどめる．HEの形態で腺癌か扁平上皮癌か判断困難な場合（充実型腺癌，非角化型・類基底細胞型扁平上皮癌など）では，腺癌マーカー（TTF-1または粘液），扁平上皮癌マーカー（p40）が，それぞれ腫瘍全体の10％以上を占める異なる細胞群に陽性になることが求められる．扁平上皮癌中に取り込まれた肺胞上皮成分を腺癌成分，腺癌中に取り込まれた気管支上皮の扁平上皮化生を扁平上皮成分と各々誤診することがあり十分に注意する必要がある．細胞診や生検検体では確定診断できず，摘出標本による十分な検索により診断が可能である．衝突癌ではなく，腺系，扁平上皮系の両方向への分化能をもつ多能性幹細胞が起源と考えられている．

　生検診断ではそれぞれの成分比率がわからないため，NSCC with adenocarcinoma and squamous differnentiationと記載する．

【診断基準のまとめ】

【必須】　腺癌および扁平上皮癌であることが明確な細胞集団からなる腫瘍で，非角化型あるいは類基底細胞型扁平上皮癌成分（p40）あるいは充実型腺癌成分（TTF-1あるいは粘液染色）を含む場合は免疫染色および/または粘液染色を用いて各々が10％以上存在することを示す必要がある．

【望まれる】　粘表皮癌および他の形態で鑑別が必要な腫瘍あるいは非腫瘍性変化を免疫染色と分子生物学的解析で除外．

114　4. 病理診断

13. 肉腫様癌　Sarcomatoid carcinomas

　　肉腫あるいは肉腫様成分を含む低分化な非小細胞癌で，多形癌，肺芽腫，癌肉腫の総称である。多形癌には亜型として，多形癌，紡錘細胞癌，巨細胞癌が含まれる。

1）多形癌　Pleomorphic carcinoma

【定義】　10％以上の紡錘細胞癌成分あるいは巨細胞癌成分を含む非小細胞癌（腺癌，扁平上皮癌，大細胞癌）である多形癌，あるいは，紡錘形腫瘍細胞のみからなる紡錘細胞癌，巨細胞性腫瘍細胞のみからなる巨細胞癌の3つの亜型が含まれる。摘出標本による十分な検索により診断が可能であり，細胞診や生検検体では確定診断できない。

【解説】　広義の多形癌は肉腫様癌のカテゴリーに含まれる大項目であり，多形癌，紡錘細胞癌，巨細胞癌の3亜型が含まれる。肉腫様成分は横紋筋肉腫，軟骨肉腫，骨肉腫などの異所性肉腫への分化を示さない。

　　多形癌（図40）は，10％以上の紡錘形腫瘍細胞や巨細胞性腫瘍細胞を含む低分化の非小細胞癌である。癌腫成分と肉腫様癌成分が入り混じることも境界明瞭に分画されることもある。混在する非小細胞癌としては腺癌が最も多く（31〜72％），癌腫成分の組織型は診断名に記載する。壊死，出血，脈管侵襲がみられることが一般的である。10％未満の場合や生検検体の場合には，「紡錘細胞癌/巨細胞癌成分を含む非小細胞癌，NOS」という記載にとどめる。

　　紡錘細胞癌（図41）は，紡錘形の腫瘍細胞のみからなり，束状，花むしろ状配列を示す。真の肉腫や spindle cell melanoma などとの鑑別が必要である。異型が目立たない場合には，線維芽細胞との鑑別や炎症細胞浸潤が目立つ場合には炎症性筋線維芽細胞性腫瘍などとの鑑別を要する。異型が軽度でも紡錘細胞癌では高度の血管侵襲がみられることが多い。

　　巨細胞癌（図42）は，巨細胞性腫瘍細胞のみからなる腫瘍で，単核または多核の異型核と好酸性から顆粒状の豊富な細胞質を有する腫瘍細胞が，結合性を疎に増生する。巨細胞内に白血球が侵入する emperipolesis がしばしばみられる。

【診断基準のまとめ】

【必須】　腺癌，扁平上皮癌，大細胞癌および10％以上の紡錘細胞癌と巨細胞癌からなる，または紡錘細胞癌，巨細胞癌のみからなる腫瘍で，摘出標本でのみ診断可。

2）肺芽腫　Pulmonary blastoma（図43）

【定義】　低悪性度胎児型腺癌（高分化型胎児型腺癌）と未熟な間葉細胞成分からなる二相性腫瘍である。

【解説】　末梢肺に局在し境界明瞭な平均100 mm大の大きな腫瘍である。肺癌全体の0.1％未満を占める非常に珍しい腫瘍。グリコーゲン豊富な淡明な胞体を有する円柱上皮が複雑な分岐腺管を形成する腺様期（5〜16週）の胎児肺の気道上皮や類内膜癌に類似した低悪性度胎児型腺癌/高分化胎児型腺癌成分と，N/C比が高い小型で未熟な細胞（Blastema 様の細胞）成分からなる腫瘍。胎児型腺癌成分には核下空胞やモルラがみられることがある。βカテニン（*CTNNB1*）の exon 3 のミスセンス変異がみられるため，免疫染色では核（と細胞質に）染色性がみられる。間葉成分は N/C 比の高い小型で未熟な細胞の密な増殖からなるが，ときに骨，軟骨，横紋筋などへの分化が25％程度にみられる。胎児型腺癌の成分が高異型度の場合には，癌肉腫に分類される。小児に発生す

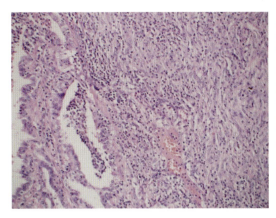

図 40. 多形癌
腺癌成分と紡錘細胞癌が混在した多形癌。

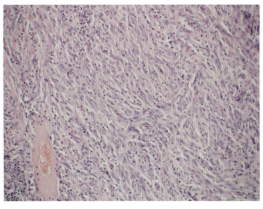

図 41. 紡錘細胞癌
紡錘形細胞の増勢からなる紡錘細胞癌。

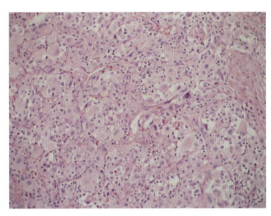

図 42. 巨細胞癌
腫瘍細胞内へのリンパ球浸潤が目立ち，大型の巨細胞からなる腫瘍。

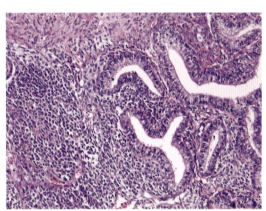

図 43. 肺芽腫
退治型腺癌と未熟な間葉系細胞からなる二相性増殖を示す。

る Pleulopulmonary blastoma とは異なる腫瘍なので注意が必要。

【診断基準のまとめ】

【必須】 低悪性度胎児型腺癌/高分化胎児型腺癌と未熟な間葉組織からなる二相性の腫瘍。

【望まれる】 胎児型腺癌成分における TTF-1 の発現と β-カテニンの核/細胞質への局在。

【望まれる】 *CTNNB1* 変異。

【望まれる】 ときに骨肉腫や軟骨肉腫，横紋筋肉腫といった悪性の異所性成分が存在。

3) 癌肉腫　Carcinosarcoma

【定義】 扁平上皮癌や腺癌などの非小細胞癌と異所性成分を含む肉腫（骨格筋，軟骨，骨といった明らかな間葉系細胞への分化を示す肉腫成分）との混在からなる悪性腫瘍

【解説】 中枢発生が多いが，気管支内や末梢に発生することもある。肺癌全体の0.2%未満を占める非常に珍しい腫瘍。定義上，単に紡錘細胞腫瘍の成分ではなく，横紋筋肉腫，軟骨肉腫，骨肉腫などの異所性肉腫の成分を認める。異所性成分のない腫瘍は多形癌に分類される。また，単に

ケラチン陰性，ビメンチン陽性の部分があるだけでは異所性成分と確定しないので，本腫瘍とは診断されない。高異型度胎児型腺癌の成分をもつ癌肉腫は blastomatoid variant と呼ばれていたが，WHO 分類では肺芽腫との混同を避けるために診断名として用いないことが推奨されている。非小細胞癌の成分は扁平上皮癌が多い。

【診断基準のまとめ】

【必須】 非小細胞癌（通常は扁平上皮癌または腺癌）と異所性成分を伴う肉腫（横紋筋肉腫や軟骨肉腫，骨肉腫）の両方が存在。

14. その他の上皮性腫瘍　Other epithelial tumors

1）NUT 癌　NUT carcinoma（図 44）

【定義】 **NUTM1 遺伝子の再構成によって遺伝子的に定義された低分化な癌。**

【解説】 若年者により多いが，様々な年齢層に発生し，発生部位も多岐にわたる。縦隔発生が最も多いが，縦隔と肺が一塊となっているものもあり，肺原発例も存在する。局所進行性が強く，脈管を介した他臓器転移もしばしば認められる。低分化な癌腫で，類円形核を有する単調な細胞が充実シート状に増殖する。泡沫状のクロマチンと大型の核小体を有する。腫瘍内に壊死がみられ，しばしば好中球浸潤を伴う。扁平上皮への分化を有することがあり，唐突な角化（abrupt keratinization）が 1/3 程度の症例にみられる。免疫染色では NUT 蛋白が多くの腫瘍細胞核に陽性となる。通常 p63/p40 が陽性で，TTF-1 や神経内分泌マーカー，CD34 が発現することもある。*NUTM1* 融合遺伝子がみられ，*BRD4* との融合が 3/4 程度を占めるが，*BRD3* や *NSD3* などとの融合もみられる。予後はきわめて不良である。

【診断基準のまとめ】

【必須】 低分化な扁平上皮癌あるいは低分化な癌において *NUTM1* 遺伝子再構成が証明されるか，NUT 蛋白の発現が免疫組織化学的に検出されること。

2）胸部 SMARCA4 欠損未分化腫瘍　Thoracic SMARCA4-deficient undifferentiated tumor（図 45）

【定義】 **成人の胸部を有意に侵し，未分化ないしラブドイドな形質と SMARCA4（BAF クロマチンリモデリング複合体の重要な一員）の欠損を示す高悪性度腫瘍。**

【解説】 重喫煙歴のある中年男性に好発し，胸腔内の巨大な腫瘍を形成する。画像的に腫瘍の中心が肺実質になく，臨床的に肺癌を疑われていないことも多い。比較的均一で結合性の弱い未分化な円形～類上皮細胞がびまん性に増殖する。泡沫状のクロマチンと大型の核小体を有する。ラブドイドな細胞がみられることもある。腺腔形成や角化などの上皮性分化はみられないが，5% 程度の症例で，通常の非小細胞癌成分を伴っていることがある。稀に，紡錘形細胞や粘液腫様変化，胞巣状増殖，硬化像，淡明細胞などがみられることがある。免疫染色で SMARCA4（BRG1）の欠損あるいはびまん性減弱がみられ，ほとんどの症例では SMARCA2（BRM）が同時に欠損する。ケラチンや Claudin-4 の発現は限局的か陰性で，CD34，SALL4，SOX2 が多くの症例で陽性となる。synaptophysin が陽性のことがあり，稀に TTF-1，p63/p40，WT1 の限局的発現を示す。分子病理学的には SMARCA4 の不活性化変異の他，喫煙関連肺癌と共通した遺伝子異常や変異シグネチャーがしばしばみられるが，RNA 発現プロファイルは悪性ラブドイド腫瘍に類似する。予後は

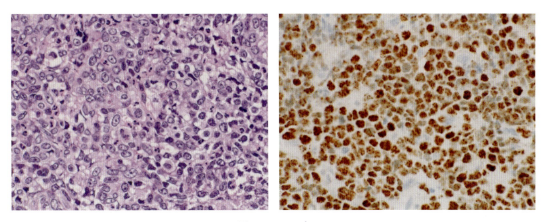

図 44. NUT 癌

多形性の目立たない低分化な異型上皮細胞のシート状増殖が認められる。核は類円形～卵円形で、クロマチンは明るく、核小体が目立つ。腫瘍内にはしばしば好中球浸潤や凝固壊死を伴う。抗 NUT 抗体（クローン C52B1）を用いた免疫組織化学では、多くの腫瘍細胞の核に陽性を示す。斑状の陽性パターンが特徴的である。

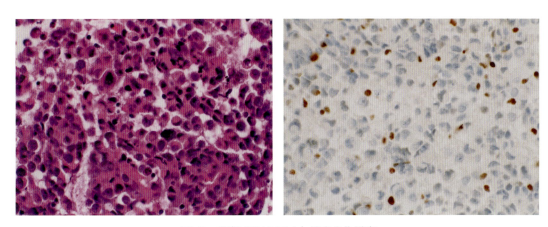

図 45. 胸部 SMARCA4 欠損未分化腫瘍

結合性の緩い未分化な類円形あるいはラブドイドな細胞よりなる。免疫組織化学では、炎症細胞以外のほとんどの腫瘍細胞が SMARCA4（BRG1）陰性である。

きわめて不良である。

　SMARCA4 の欠損は一般の非小細胞肺癌でもみられることはあるが、本組織型はその組織形態、RNA 発現プロファイル、予後が一般の癌腫とは異なることから、独立した疾患単位として分類される。

【診断基準のまとめ】

【必須】　胸部を有意に侵す成人の腫瘍。

【必須】　種々の程度に結合性に乏しい、円形～類上皮様細胞のびまん性増殖を示す。腫瘍細胞は、泡沫状のクロマチンと明瞭な核小体を有し、比較的均一である。

【必須】　上皮への分化が明らかでない（例外的に非小細胞癌が隣接する場合がある）。

【必須】　免疫組織化学的な SMARCA4（BRG1）の欠損。

【望まれる】　免疫組織化学的な SMARCA2（BRM）の欠損。

118　　4. 病理診断

【望まれる】　CD34，SOX2 ないし SALL4 の発現。

【望まれる】　Claudin-4 発現がみられないかごく限局的。

15. 唾液腺型腫瘍　Salivary gland-type tumors

1) 多形腺腫　Pleomorphic adenoma（図 46）

【定義】　**上皮成分と多様な筋上皮成分が軟骨性あるいは粘液腫様の基質と混在して増殖する良性腫瘍。**

【解説】　ほとんどが中枢気管支あるいは気管内に発生する。様々な年齢に発生し，男女差はない。1～16 cm 大の腫瘍で，気管支内に発生した場合にはポリープ状を示し，肺実質内に生じた場合には境界明瞭な腫瘤として認められる。割面では灰白色充実性あるいは粘液腫様を呈する。組織学的には，唾液腺の多形腺腫と同様に軟骨性/粘液腫様間質と上皮，筋上皮成分が混在して認められる。筋上皮成分は紡錘状，淡明あるいは形質細胞様である。扁平上皮化生もときに認められる。免疫染色では，ケラチン，S100，GFAP，p40，p63，カルポニン，アクチンなどが種々の程度に陽性となる。転移性多形腺腫との鑑別のため病歴を確認する必要がある。癌肉腫は上皮および間葉系細胞の異型が明らかである。過誤腫は気管支上皮を含むが筋上皮の増殖はみられない。ごく稀に多形腺腫内癌が発生することがある。唾液腺腫瘍では，*PLAG1* や *HMGA2* の融合遺伝子が知られており，肺でも *PLAG1* 融合遺伝子の報告がある。

　1900 年代初期から良性混合性腫瘍として報告があるが，報告数は 50 例に満たず，稀な腫瘍である。現在，良性混合性腫瘍という診断名は推奨されない。

【診断基準のまとめ】

【必須】　良性の混合型唾液腺型腫瘍であり，上皮細胞，筋上皮細胞，軟骨性/粘液腫様基質が混在する。

2) 腺様嚢胞癌　Adenoid cystic carcinoma（図 47）

【定義】　**上皮成分と筋上皮成分の二相性を示す唾液腺型の悪性腫瘍で，管状，篩状，充実性の 3 つの増殖パターンがみられる。**

【解説】　気管腫瘍の 20～30%，気管/気管支唾液腺型腫瘍の 70～80% を占める。主に気管下部～肺門部気管支内に発生する。肉眼的には 4 cm 程度までの境界明瞭な腫瘍で，割面は灰白色充実性で均一である。組織学的に，癌は肉眼的な範囲を越えて周囲組織に浸潤していることが多い。小型で N/C 比の高い角ばった核を含み，しばしば神経周囲浸潤を示す。管状，篩状，充実性の増殖を示し，篩状構造が最もよくみられる。充実型が最も予後不良である。真の腺腔と好塩基性基質を含む偽腺腔がみられ，管状構造では上皮・筋上皮成分の二相性がみられる。免疫組織化学では，ケラチン，ビメンチン，アクチン，S100，CD117（KIT）が陽性を示し，IV 型コラーゲンやラミニン，ヘパラン硫酸が基質に陽性を示す。ほとんどの症例で，*MYB-NFIB* あるいは *MYBL1-NFIB* 融合遺伝子が認められる。

　生検組織では，カルチノイドや小細胞癌，類基底細胞型扁平上皮癌，腺癌などとの鑑別が問題となる。特に肺実質内にみられる腫瘍では，唾液腺腫瘍からの転移を除外する必要がある。

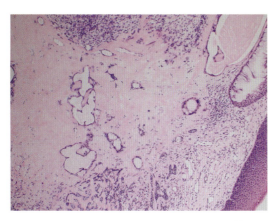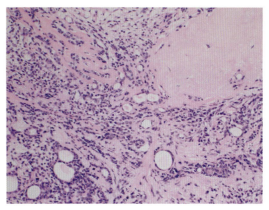

図 46. 多形腺腫

粘液腫様あるいは硝子化様間質内に，腺腔を形成する腺上皮成分と，紡錘形，多角形の筋上皮成分が不規則に混在し増殖する像が認められる。

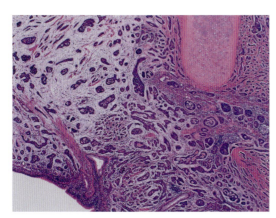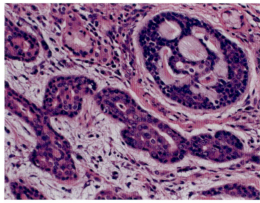

図 47. 腺様嚢胞癌

気管支壁内に，篩状，管状を示す境界明瞭な細胞集塊の浸潤性増殖がみられ，周囲には粘液腫様の間質を伴う。核/細胞質比の高い比較的単調な小型異型細胞よりなり，上皮と筋上皮への分化の 2 相性を示す。

【診断基準のまとめ】

【必須】 二相性を示す唾液腺型癌で，腫瘍細胞は，クロマチンの増量を示す角ばった核を有し，上皮および筋上皮的形質を示す。他臓器からの転移の可能性を除外する必要がある。

【望まれる】 *MYB-NFIB* 融合遺伝子の確認。

3）上皮筋上皮癌　Epithelial-myoepithelial carcinoma（図 48）

【定義】 二相性を示す唾液腺型悪性腫瘍で，腺管の内層を形成する上皮細胞と外層をなす筋上皮細胞からなる。

【解説】 主に肺門部の気管支内に発生する稀な腫瘍で，20〜30％は実質内にも認められる。肉眼的には境界明瞭な充実性腫瘍であるが，嚢胞状変化を伴うこともある。組織学的には，腺管の内層を形成する円柱状上皮細胞と，外層をなす筋上皮細胞の二相性を示す。筋上皮成分は淡明な細胞質を有することが多く，腫大する。筋上皮成分が好酸性のことや紡錘状のこともあり，筋上皮

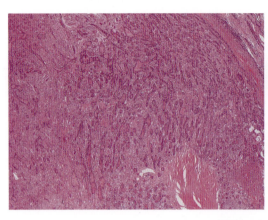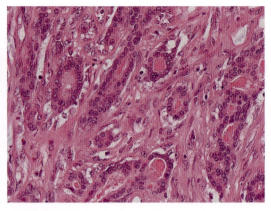

図 48. 上皮筋上皮癌
腺管は内層を形成する円柱状細胞と外層をなす筋上皮細胞の二相性を示す。筋上皮成分は細胞質が淡明で腫大する。

の充実性増殖がみられることがある。核分裂像は稀で、壊死はみられない。免疫組織化学では、上皮成分はケラチンがより強く陽性となり、筋上皮成分は、S100, p40, p63, アクチンなどが陽性となる。核分裂像の増加、壊死や多形性、異型を有する筋上皮成分の増加がみられる症例は悪性度が高くなる。唾液腺の上皮筋上皮癌の多くに *HRAS* 変異が報告されている。

【診断基準のまとめ】

【必須】 低悪性度の唾液腺型腫瘍で、腺管の内層を形成する上皮成分と、外層を形成する筋上皮成分が二相性を示し、それらが種々の割合で増殖する。

【望まれる】 筋上皮成分はS100, p40/p63, アクチン等に陽性を示す。

4) 粘表皮癌　Mucoepidermoid carcinoma (図49)

【定義】 粘液を有する細胞と扁平上皮、中間細胞からなる唾液腺型の悪性腫瘍である。

【解説】 腺様嚢胞癌とともに肺の唾液腺型腫瘍の代表的な腫瘍であり、若年者の唾液腺型腫瘍では最も多い。約半数が30歳以前に発生する。基本的に肺門部の気管支内に発生する。低悪性度と高悪性度の2段階に分類されるが、大部分が低悪性度腫瘍である。低悪性度腫瘍は平均3 cm大で、気管支内にポリープ状にみられることが多く、肉眼的に境界明瞭な軟らかい腫瘍を形成する。粘液様外観や嚢胞形成を示すこともある。高悪性度腫瘍は浸潤傾向があり境界不整となる。組織学的には、低悪性度腫瘍では粘液産生細胞、非角化型の扁平上皮様細胞、中間細胞からなる。嚢胞状部分では粘液産生細胞がみられ、充実部は中間細胞/扁平上皮様細胞からなる。淡明細胞や好酸性細胞が種々の程度にみられる。核分裂像は稀で、間質には石灰化や炎症性変化をみることがある。高悪性度腫瘍は稀で、異型扁平上皮様細胞と中間細胞が主体であり、核分裂像や壊死を伴う。粘液細胞は乏しくなる。免疫組織化学ではケラチンが陽性で、TTF-1, Napsin A, SMA, S100は陰性である。扁平上皮様細胞は p40, p63, CK5/6が陽性となる。多くの症例で、*CRTC1-MAML2* 融合遺伝子が認められるが、*CRTC3-MAML2* 融合遺伝子を有する症例も少数認められる。低悪性度の腫瘍がほとんどであるが、唾液腺腫瘍の転移を除外する必要がある。粘液腺腺腫では中間細胞や扁平上皮はみられない。また、淡明細胞が主体となり、粘液を有する細胞が少ない場合には

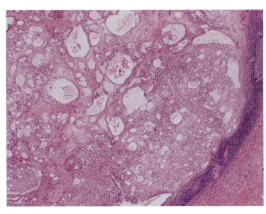
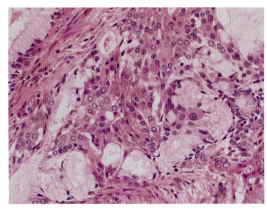

図 49. 粘表皮癌
気管支壁内に，結節状の腫瘍がみられ，周囲にリンパ球浸潤を伴う。拡張した腺管あるいは囊胞内には粘液を伴う。腫瘍は，粘液を有する杯細胞と中間細胞あるいは扁平上皮様細胞が混在して認められる。

硝子化明細胞癌との区別が問題となる。高悪性度の粘表皮癌は稀であり，腺扁平上皮癌との鑑別が問題となる。末梢発生あるいは低異型度から高異型度部分への移行像を欠く，扁平上皮内癌成分が認められる，個細胞角化や癌真珠が認められる，などの所見は腺扁平上皮癌をより示唆する。現在 mucoepidermoid tumor という診断名は用いられない。

【診断基準のまとめ】
【必須】 低悪性度：粘液を有する細胞と扁平上皮，中間細胞からなるが，細胞異型は軽度である。
【必須】 高悪性度：粘液細胞，扁平上皮，中間細胞に異型が明らかである。腺扁平上皮癌との相違点は，低悪性度の部分から高悪性度の部分への移行像がみられる，角化に乏しい，肺門部に存在する，上皮内癌成分の欠如などである。
【望まれる】 *CRTC1-MAML2* 融合遺伝子の確認。

5) 硝子化明細胞癌　Hyalinizing clear cell carcinoma（図 50）
【定義】 淡明ないしは好酸性細胞からなる低異型度の上皮性悪性腫瘍で，硝子様，粘液腫状，線維性の間質を伴いながら索状，充実胞巣状に浸潤性増殖を示す。
【解説】 成人の中枢側気管支に発生するきわめて稀な腫瘍である。肉眼的には，1.0～3.5 cm 大で，比較的境界明瞭な淡褐色腫瘍を形成する。組織学的には，淡明ないしは淡好酸性の細胞質を有する小型～中型の腫瘍細胞からなり，硝子様，粘液腫状，線維性の間質を伴いながら索状，充実胞巣状に浸潤増殖を示す。核分裂像は少なく，壊死はみられない。CK7 や高分子ケラチン（34βE12），CK5/6, p63, p40 が陽性となる。TTF-1 や Napsin A, CK20, S100 は陰性である。*EWSR1-ATF1* 融合遺伝子がすべての症例で検出されている。頭頸部原発の硝子化明細胞癌では *EWSR1-CREM* 融合遺伝子も認められている。

【診断基準のまとめ】
【必須】 淡明な細胞質や好酸性の細胞質を有する低異型度の上皮細胞からなる腫瘍で，硝子様，粘液腫状，線維性の間質を伴う。
【望まれる】 *EWSR1-ATF1* 融合遺伝子が検出される。

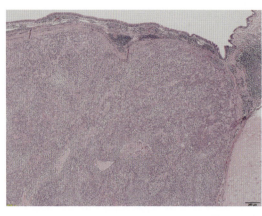 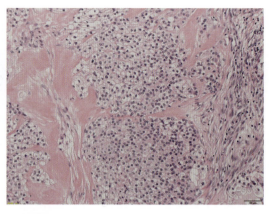

図 50. 硝子化明細胞癌

気管支壁内に腫瘍の浸潤性増殖がみられ，周囲にリンパ球の浸潤を伴う．腫瘍細胞は，淡明な細胞質と淡染性の細胞質を有し，異型は目立たない．硝子様間質を伴ってシート状〜索状に増殖する．

6) 筋上皮腫/筋上皮癌　Myoepithelioma/Myoepithelial carcinoma

【定義】　筋上皮腫は胸腔内に発生した良性の筋上皮性腫瘍で，筋上皮癌は悪性の筋上皮性腫瘍である．

【解説】　きわめて稀な腫瘍で，半数の症例は中枢側気管支や気管に発生するが，肺実質内や胸壁，縦隔，心臓などに発生することもある．1.5〜13 cm 大で，境界明瞭あるいは不明瞭な淡黄褐色の腫瘍を形成する．上皮様または類円形，形質細胞様，紡錘形，明細胞といった様々な形態を呈する筋上皮性腫瘍細胞が，粘液腫状，軟骨様，硝子様の間質を伴いながらシート状，胞巣状，網状，索状に増殖を示す．腫瘍内に取り込まれたⅡ型肺胞上皮の過形成により，腺上皮成分を伴うようにみえることがあるが，腫瘍性の上皮成分は含まれない．筋上皮腫と同様の組織像に加え，筋上皮癌では高度の核異型や多形性，核分裂像の増加，壊死，浸潤性増殖がしばしばみられる．筋上皮癌の細胞異型は軽度なものから高度なものまで様々であり，筋上皮腫との鑑別が困難なことがある．両者の鑑別には浸潤所見の有無が重要であり，壊死や細胞増殖能も考慮しながら鑑別する．免疫組織化学では，ケラチン，EMA，S100 が陽性となり，p63，p40，SOX10，SMA，GFAP もときに陽性となる．*EWSR1* または *FUS* の転座が検出されることがある．

【診断基準のまとめ】

筋上皮腫

【必須】　索状，網状，胞巣状，充実性に増殖する筋上皮細胞からなる良性腫瘍で，粘液腫状または硝子様の間質をしばしば伴う．

【必須】　ケラチンや EMA とともに，S100，SOX10 あるいは GFAP などに陽性を示す．

【必須】　他臓器からの転移の可能性が除外されている．

筋上皮癌

【必須】　筋上皮腫と同様の所見に加え，筋上皮腫よりも高度の核異型や核分裂像の増加，壊死等を呈する．

【望まれる】　筋上皮腫/筋上皮癌ともに *EWSR1* 転座

神経内分泌系新生物　Lung neuroendocrine neoplasms

　神経内分泌分化を示す腫瘍である。ここでは特に上皮性腫瘍を指し，WHO第4版より組み込まれた大分類である。WHO第5版では，他の臓器と同様に，神経内分泌腫瘍(neuroendocrine tumor：NET)と神経内分泌癌(neuroendocrine carcinoma：NEC)とに大別し，それぞれにカルチノイド腫瘍および後者には小細胞癌と大細胞神経内分泌癌とに分類している。カルチノイド腫瘍には，neuroendocrine tumor, grade 1(NET, G1)に相当する定型カルチノイド腫瘍，neuroendocrine tumor, grade 2(NET, G2)に相当する異型カルチノイド腫瘍が含まれる。また，びまん性特発性肺神経内分泌細胞過形成(diffuse idiopathic pulmonary neuroendocrine cell hyperplasia：DIPNECH)が，前浸潤性病変として位置付けられている。

16. 前駆病変　Precursor lesion
1) びまん性特発性肺神経内分泌細胞過形成　Diffuse idiopathic pulmonary neuroendocrine cell hyperplasia(DIPNECH)(図51)

【定義】　肺に多発する神経内分泌細胞の過形成であり，ときにチューモレットを伴う。カルチノイド腫瘍の前浸潤性病変に相当する。細気管支の線維化，閉塞を伴うこともある。

【解説】　気管支上皮，肺胞腔に限局する神経内分泌細胞の増殖性病変であり，カルチノイド腫瘍の前浸潤性病変と考えられるきわめて稀な疾患である。典型的には中年の女性にみられ，気管支閉塞に関連した症状を伴うこともある。DIPNECHの病変は，片肺あるいは両側肺において一様に出現することが多い。初期の病変を肉眼的にとらえるのは不可能であるが，チューモレット，カルチノイド腫瘍があれば，小さな灰白色の結節としてみえる場合もある。組織学的には，神経内分泌細胞が呼吸気管支，細気管支などの上皮内を線状に増生する像や，肺胞腔内を埋めるように充実性に増殖する像を認める。

【診断基準のまとめ】

【必須】　病理学的DIPNECH：神経内分泌過形成，チューモレットが多発する。臨床的DIPNECH：気管支閉塞に関連した，咳嗽，息切れ，喘鳴があり，しばしば，喘息と間違えられる。CT画像上では，モザイク状肺野病変を示し，5mm未満の結節(チューモレット)，あるいは，5mm以上

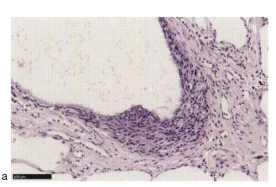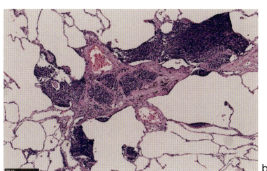

図51．DIPNECH肺
a. 細気管支の上皮内に神経内分泌細胞の線状の増生を認める。b. 神経内分泌細胞が肺胞腔内を埋めるように増殖している。線維化は乏しい。

の結節(カルチノイド腫瘍)を伴うこともある。

17. 神経内分泌腫瘍　Neuroendocrine tumors

【肺神経内分泌腫瘍の診断基準のまとめ】

定型カルチノイド/NET，G1

・5 mm 以上のカルチノイドの形態を示す腫瘍で，核分裂像は<2/2 mm^{2}で，壊死を欠く。

異型カルチノイド/NET，G2

・カルチノイドの形態を示す腫瘍で，核分裂像が2〜10/2 mm^2，もしくは壊死をもつ。

小細胞癌

・細胞が小さい(通常小リンパ球3つ分の直径以下)。

・細胞質に乏しい。

・繊細で粒状のクロマチンで，核小体を欠くか目立たない核。

・>10/2 mm^{2}以上の核分裂像を示す(中央値としては80核分裂像/2 mm^2)。

・高い頻度で壊死を伴う(しばしば大きな区域に及ぶ)。

大細胞神経内分泌癌

・神経内分泌形態(類器官様胞巣，柵状，ロゼット形成，索様)をもつ腫瘍。

・>10/2 mm^{2}以上の核分裂像を示す(中央値としては70核分裂像/2 mm^2)。

・壊死(しばしば大きな区域に及ぶ)。

・大きな細胞であるとともに細胞学的に非小細胞癌の特徴を示す(低い N/C 比，水泡様核，疎もしくは微細なクロマチン，しばしば核小体を伴う：稀に微細クロマチンで核小体を欠くこともあるが，大細胞で豊かな胞体をもつことから非小細胞癌としての特徴をもつ)。

・NSE 以外の神経内分泌マーカーを少なくとも1つ以上示すか，電顕による神経内分泌顆粒を証明する。

1) カルチノイド腫瘍　Carcinoid tumor/neuroendocrine tumor

【定義】　悪性神経内分泌腫瘍で高分化型類器官構造を呈する。核分裂像の数，壊死の有無により，定型カルチノイド腫瘍/NET，G1 と異型カルチノイド腫瘍/NET，G2 に分ける。

【解説】　中枢性カルチノイド腫瘍は，境界明瞭，円形から卵形の腫瘤であり，しばしば気管支内にみられ，有茎性である。末梢性カルチノイド腫瘍は気道と関連していないこともある。定義上，0.5 cm 以上の神経内分泌細胞の増殖はカルチノイド腫瘍として分類され，0.5 cm 未満の場合はチューモレットとして分類される。カルチノイド腫瘍は灰色から黄色で，出血性領域を示す場合がある。組織所見は，索状，ロゼット形成，島状，柵状(pallisading)，リボン状，濾胞状，偽腺管状，または充実性の増殖を示す一方，真の腺腔または乳頭状増殖は稀である。腫瘍細胞の細胞質は好酸性，明細胞性およびメラニンを含んでいる場合もある。腫瘍細胞は均一であり，細顆粒状の核クロマチン，中程度から豊富な好酸性細胞質，不明瞭から明瞭な核小体，および細〜粗顆粒状のクロマチン分布を特徴とする。腫瘍細胞の大きさは小から中程度で，立方体から多角形または紡錘形である。紡錘状細胞は特に末梢病変にみられる。小細胞癌や大細胞神経内分泌癌とは異なり，カルチノイド腫瘍と腺癌または扁平上皮癌との混合型は例外的で，さらに，カルチノイ

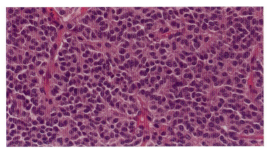
図 52. 定型カルチノイド
類円形の核と好酸性の顆粒状の細胞質をもつ細胞が、索状、リボン状、ロゼット様の配列を作って増殖している。核分裂像は乏しい。

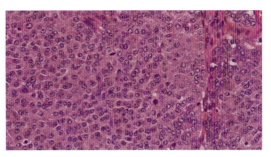
図 53. 異型カルチノイド
定型カルチノイドに類似するが、核分裂像が少数みられる。壊死を伴うこともある。

ド腫瘍と小細胞癌および大細胞神経内分泌癌と混合型は発生しないのが特徴である。免疫染色では低分子ケラチン、神経内分泌マーカーである chromogranin A、synaptophysin、CD56、INSM1 が強陽性である。TTF-1 は末梢型では陽性だが中枢型は陰性である。Ki-67 は挫滅した細胞診検体や生検検体で SCLC や LCNEC を除外する際には有用である。

(1) 定型カルチノイド/神経内分泌腫瘍、グレード 1　Typical carcinoid/NET grade 1（図 52）

【定義】　5 mm 以上のカルチノイドの形態を示す腫瘍で、核分裂像は<2/2 mm^2 で、壊死を欠く。

【解説】　定型カルチノイド腫瘍/NET, G1 は、腫瘍構造と細胞学的特徴のいずれでも高分化型 NET であり、臨床的には低グレードである。核分裂および/または壊死で定義されており、2 mm^2 あたり 2 未満の核分裂数で、壊死を欠く。なお、診断基準には含まれないが、Ki-67 指数は、通常、5％以下である。

(2) 異型カルチノイド/神経内分泌腫瘍、グレード 2　Atypical carcinoid/NET grade 2（図 53）

【定義】　カルチノイドの形態を示す腫瘍で、核分裂像が 2〜10/2 mm^2、もしくは壊死をもつ。

【解説】　異型カルチノイド/NET, G2 は、腫瘍構造と細胞学的特徴のいずれでも高分化型 NET であるが、臨床的には中間グレードである。また、異型カルチノイド腫瘍/NET, G2 の腫瘍サイズは、定型カルチノイド腫瘍/NET, G1 の腫瘍サイズよりも一般的に大きい。核分裂および/または壊死で定義され、2 mm^2 あたり 2〜10 の核分裂を示し、および/または壊死を伴う。壊死は通常、限局性で点状である。なお、診断基準には含まれないが、Ki-67 指数は、一般に、5％より大きく、30％以下である。

【診断基準のまとめ】

【必須】　類器官様、索状、ロゼット構造、柵状構造を呈し、よく分化した構造をもつ神経内分泌腫瘍である。

【必須】　腫瘍細胞は好酸性の細胞質と細顆粒状の核クロマチンを伴い中程度から豊富な細胞質を有する。

【必須】　低グレードである定型カルチノイドは、核分裂像は<2/2 mm^2 で、壊死を欠き、中間グレードである異型カルチノイドは、核分裂像は 2〜10/2 mm^2 で、および/または巣状壊死を伴う

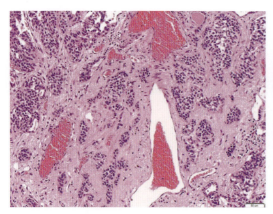

図 54. チューモレット
神経内分泌細胞が，小塊状に増殖している。

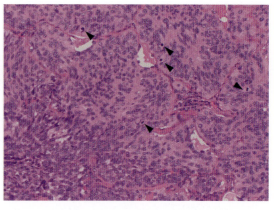

図 55. 核分裂像・Ki-67 指数の上昇を伴うカルチノイド形態を示す腫瘍(NET G3 相当)
矢頭は核分裂像を指している。

（核分裂像を数える場合の高倍率視野の数は，顕微鏡のメーカーとモデルによって視野が異なるため 2 mm² になるように調整する必要がある）。

【望まれる】 神経内分泌マーカーの免疫組織化学的発現。

【望まれる】 Ki-67 はカルチノイド腫瘍を高グレードの大細胞神経内分泌癌や小細胞癌から鑑別する際に有用である(特に挫滅した生検検体においては)。

【望まれる】 Ki-67 は肺カルチノイド腫瘍(NETs)の診断に必須ではないものの，有用とされ，これをレポートに記録することが望ましい。

【望まれる】 転移部分の生検検体を含む非切除標本では，定型カルチノイドまたは異型カルチノイドではなく「カルチノイド腫瘍 NOS」の診断が推奨され，2 mm² あたりの核分裂数，壊死の有無（範囲を含む——点状または広範囲），およびもし可能であれば Ki-67 指数を記載する。定型カルチノイド腫瘍と異型カルチノイド腫瘍の区別には切除標本が必要である。

附記：チューモレット　tumorlet(図 54)

　神経内分泌癌を除く神経内分泌細胞の増殖病変は，上皮内での過形成，チューモレットおよびカルチノイドまでを包含している。一連の病変の間を分けるために，便宜的にチューモレットは過形成に，カルチノイドは腫瘍に，それぞれ分類する。チューモレットは，径 5 mm 未満の微小結節状の増殖巣で，胞巣の径が 0.5 cm 以上の場合はカルチノイドに分類する。

附記：Carcinoid tumor/NET with elevated mitotic counts and/or Ki-67 proliferation index(図 55)

　NET，G3 に相当する，核分裂像の上昇(＞10/2 mm²)・Ki-67 指数の上昇(＞30％)を伴ったカルチノイド形態を示す腫瘍は，稀な疾患であり，WHO 第 5 版においては明確にはカルチノイド腫瘍の 1 亜型とはされていないが暫定的に紹介されている。核分裂像(＞10/2 mm²)に基づき，大細胞神経内分泌癌に分類されるが，この疾患がどのような意義があるか検討がなされている最中である。現段階では，カルチノイド腫瘍の形態を示すこと，核分裂像数(/2 mm²)，可能であれば，Ki-67 指数を，診断書に記載することが望ましい。

　なお，転移性カルチノイド腫瘍では，原発巣に比して，しばしば，核分裂像の上昇，Ki-67 指

数の上昇がみられることから，原則，転移巣において，この疾患を考慮する必要はない。

18. 神経内分泌癌　Neuroendocrine carcinomas

1）小細胞癌　Small cell carcinoma（図 56）

【定義】　小細胞癌は悪性上皮性腫瘍であり，細胞質は乏しく，微細顆粒状の核クロマチンを示し，核小体の目立たない小型細胞からなる。核分裂像は高度にみられ，しばしば壊死を伴う。ほとんどの小細胞癌は神経内分泌マーカーを発現する。

【解説】　以前は，組織像の違いに基づいて oat cell carcinoma と intermediate cell type を区別することも行われたが，臨床的有用性がないことが明らかとなり，現在では，亜型を用いないことになっている。小細胞癌は肺門部の気管支にも，末梢肺にも発生する。近年では，分子標的治療後に小細胞癌転化として耐性に関与することが知られている。組織学的には，癌細胞は小型で（一般に，リンパ球の3倍未満の大きさ）卵円形～短紡錘形を呈し，細胞質が乏しく，微細顆粒状のクロマチンを示し，核小体は目立たない。小細胞癌は，Nuclear molding（核の相互圧排像）を呈する。また，癌細胞は密に，主にシート状の増殖パターンを示す。壊死，アポトーシス像は頻繁にみられる。核分裂像は高度にみられ，定義上，核分裂像数は＞10/2 mm^{2}としているが，通常，60～80/2 mm^{2}程度みられ，200個以上のこともある。核分裂像の多寡は，特にカルチノイドとの鑑別に重要であるが，挫滅を伴う小さな気管支鏡生検材料では判断することが難しいので，注意が必要である。Ki-67指数は診断基準には採用されていないが，増殖能の目安になるため，生検診断時では有用なことがある。小細胞癌の診断において，必ずしも，免疫染色などによる神経内分泌分化の証明は必須ではない。しかし，ほとんどの SCLC は，神経内分泌マーカーに陽性であることから，実際には，chromogranin A，synaptophysin，CD56（NCAM）などの免疫染色は，一般によく行われており，小細胞癌の診断の確認や，あるいは，除外診断などに役立っている。小細胞癌症例の5～10％においては，上記3つの神経内分泌マーカーがどれも陰性の場合もあるが，この場合は POU2F3 が陽性となることで小細胞癌診断の支持が得られる。AE1/AE3 や CAM5.2 は陽性となるが，顆粒状の染色パターンを示すこともある。CK7 は50％未満の症例で陽性，CK20 は陰性である。p40，p63 は通常陰性であり，局所的に陽性を示す場合もあるが，びまん性の陽性像は認められない。

【診断基準のまとめ】

【必須】　細胞質は乏しく，卵円系～紡錘形を呈する小型の腫瘍細胞（通常，正常なリンパ球3個分未満）からなる。核分裂像は2 mm^{2}あたり10個を超え（通常，2 mm^{2}あたり60～80個程度），しばしば壊死を伴う。腫瘍細胞は微細顆粒状のクロマチンを示し，核小体は目立たない。

【望まれる】　免疫組織化学的に低分子ケラチン陽性である。

【望まれる】　神経内分泌マーカーは90％以上の症例で陽性である。

【望まれる】　混合型小細胞癌の扁平上皮癌成分でない限り，p40 は陰性である。

2）混合型小細胞癌　Combined small cell carcinoma（図 57）

【定義】　混合型小細胞癌は，非小細胞癌成分を伴った小細胞癌である。非小細胞癌成分には，大細胞神経内分泌癌，腺癌，扁平上皮癌，大細胞癌，紡錘細胞癌，巨細胞癌などがある。

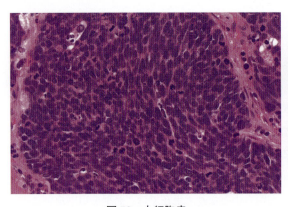

図 56. 小細胞癌
N/C 比の高い細胞が，molding を示して増殖している。核小体はあまり目立たず，クロマチンは繊細である。

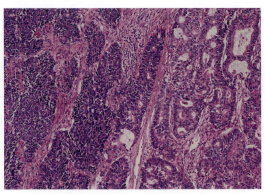

図 57. 混合型小細胞癌
左に小細胞癌，右に腺癌がみられる。

【解説】 混合型小細胞癌とは，非小細胞肺癌の成分を伴った小細胞癌であり，その非小細胞癌成分の中には大細胞神経内分泌癌も含まれる。大細胞癌，腺癌，扁平上皮癌などとの混合型小細胞癌がよくみられ，紡錘細胞癌や巨細胞癌との混合型小細胞癌も稀ではあるが認められる。注意しておきたいのは，単一の組織型からなる小細胞癌（pure SCLC）においても，大型の細胞が混じることがあり，その場合は，大型細胞の割合は 10% 以下である。そのため，大細胞神経内分泌癌や大細胞癌との混合型小細胞癌と診断する際には，必ず，大型の細胞が 10% を超えていることを確認しなければならない。一方，大細胞癌，大細胞神経内分泌癌以外の非小細胞肺癌成分（腺癌，扁平上皮癌など）に関しては，10% 以下でも混合型小細胞癌として構わない。

【診断基準のまとめ】

【必須】 小細胞癌に，非小細胞癌成分（大細胞癌，大細胞神経内分泌癌，腺癌，扁平上皮癌，また，稀に，紡錘細胞癌，巨細胞癌）を伴うもの。ただし，大細胞癌，あるいは，大細胞神経内分泌癌のみを伴う場合には，大型の細胞が 10% を超えているものに限り，混合型小細胞癌とする。

【望まれる】 免疫組織化学的に低分子ケラチン陽性である。

【望まれる】 神経内分泌マーカーは 90% 以上の症例で陽性である。

【望まれる】 混合型小細胞癌の扁平上皮癌成分でない限り，p40 は陰性である。

3) 大細胞神経内分泌癌　Large cell neuroendocrine carcinoma（LCNEC）（図 58）

【定義】 神経内分泌形態を有し，$11/2\ mm^2$ 以上の分裂像が存在し，神経内分泌マーカー（chromogranin A，synaptophysin，CD56（NCAM））のうち一つ以上を発現する高悪性度の非小細胞癌。

【解説】 切除肺癌のおよそ 3% を占める。高齢男性，重喫煙者に多い。末梢発生が 75% を超えるが，肺門部発生もある。画像所見では，辺縁不整な圧排性増殖を示す腫瘍として認識される。手術適応症例は小細胞癌より多い。発見時に遠隔転移のある症例は 40〜50% であり，転移部位は脳，肝，骨が多い。腫瘍随伴症候群の発症は稀である。主要な危険因子は喫煙であり，喫煙関連の遺伝子変異頻度が高い。EGFR 変異腺癌患者の EGFR inhibitor 治療後に小細胞癌/大細胞神経内分泌癌への形質転換が起こることが報告されている。

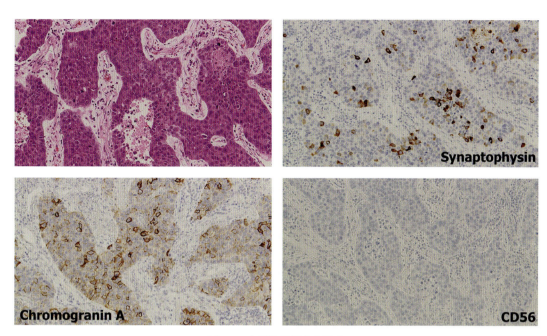

図 58. 大細胞神経内分泌癌
細胞はやや大型で，核小体が目立つ。胞巣辺縁の柵状配列，ロゼット様構造，molding などがみられる。Synaptophysin，chromogranin A に陽性であるが，CD56 は陰性を示した。

　組織学的には，神経内分泌形態として，類器官構造 organoid nesting，索状構造 trabecular growth pattern，ロゼット様構造 rosette-like structure，胞巣辺縁部の柵状配列 peripheral palisading がある。LCNEC の腫瘍細胞は一般に大きく，中等量から豊かな細胞質を有し，核は一般に空胞状で，各クロマチンは粗造から微細顆粒状である。核小体が目立つことが多く，一般に核小体のあることで小細胞癌と区別できる。しかし，核小体の目立たない核をもつ細胞でも，他の形態学的特徴が小細胞癌の基準を満たさない場合は，LCNEC と診断する。核分裂像が診断に重要であり，壊死を伴わない腫瘍部分の 2 mm^2 中（約 10 HPF）中 11 個以上存在することを基準とするが，多くの症例では 70 個以上みられ，30 個未満であることは稀である。Ki-67 指数は，30％を超え，通常は 40〜80％となる。一般に，広い範囲の壊死巣がみられるが，胞巣中心に限局することもある。免疫染色の際の神経内分泌マーカーとしては，chromogranin A，synaptophysin，CD56 が推奨されている。通常は 2 種以上で陽性となる。また，近年では，ASCL1，INSM1 などの新たな神経内分泌マーカーも見出されており，今後の検討課題である。TTF-1 は，陽性となることが多いが，一般に小細胞癌よりは陽性率が低い。組織学的に類似する類基底細胞癌との鑑別には，p40 が有用である。上記に類似する組織像でも，神経内分泌分化が確認できない場合は，large cell carcinoma with neuroendocrine morphology と診断する。臨床情報は限られているものの，このような症例は大細胞神経内分泌癌と同様に aggressive な臨床経過をとることが報告されている。

【診断基準のまとめ】

【必須】　神経内分泌形態には類器官構造 organoid nesting，索状構造 trabecular growth pattern，ロゼット様構造 rosette-like structure，胞巣辺縁部の柵状配列 peripheral palisading がある。

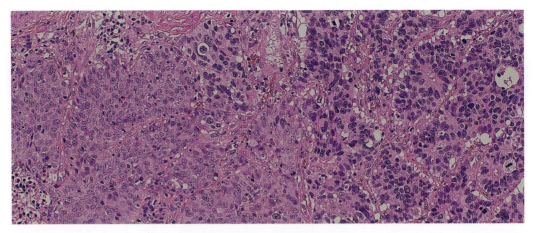

図 59. 混合型大細胞神経内分泌癌
右に大細胞神経内分泌癌，左に扁平上皮癌がみられる。

【必須】 腫瘍細胞の細胞質は豊富であり，非活性化リンパ球の 3 倍を超える。

【必須】 核小体は明瞭でクロマチンは粗造から顆粒状。

【必須】 分裂像は 11/2 mm² 以上みられ，多くの症例では 70/2 mm² 以上。

【必須】 神経内分泌マーカー(chromogranin A, synaptophysin, CD56)の免疫組織化学的検索は不可欠であり，通常は 2 種以上に陽性。

【望まれる】 壊死は著明なことが多いが，胞巣中心部に限局することもある。

【望まれる】 Ki-67 標識率は 30％を超え，通常は 40～80％程度。

【望まれる】 p40 陰性である。

4) 混合型大細胞神経内分泌癌　Combined large cell neuroendocrine carcinoma(図 59)

【定義】 腺癌，扁平上皮癌，あるいは多形癌(紡錘細胞癌，巨細胞癌)が混在する大細胞神経内分泌癌。

【解説】 腺癌との複合が最も多いが，いかなる非神経内分泌非小細胞癌との複合もありうる。紡錘細胞癌，巨細胞癌成分を有する腫瘍内に大細胞神経内分泌癌成分が存在している場合には，他成分を付記する形で大細胞神経内分泌癌に分類する。各成分の量に関する規定はなく，すぐに見出せる程度の量がある場合に本型とする。稀ではあるが癌肉腫内に大細胞神経内分泌癌成分が存在している場合においても，癌肉腫とせず混合型大細胞神経内分泌癌と診断すべきである。ただし，小細胞癌が合併している場合は，混合型小細胞癌(combined small cell carcinoma)とする。

【診断基準のまとめ】

【必須】 大細胞神経内分泌癌成分については上述の通り。

【望まれる】 第 5 版においては，非大細胞神経内分泌癌成分の診断名への付記について言及されていない。ただし，所見には付記することが推奨される。

【望まれる】 TTF-1 は大細胞神経内分泌癌のおよそ 50％に陽性であるが，Napsin A は通常陰性である。

19. 組織異所性腫瘍　Tumors of ectopic tissues

1）黒色腫　Melanoma

【定義】　肺に生じる悪性メラノサイト腫瘍。

【解説】　肺原発の黒色腫はきわめて稀である。肉眼的に気管・気管支内のポリープ状腫瘍あるいは肺実質の充実性腫瘍を形成する。大型で多形性を示す上皮様あるいは紡錘形の形態を示す腫瘍細胞が増殖し，しばしば壊死を伴う。浸潤部周囲の気管（支）粘膜内へ Pagetoid な進展を示すこともある。皮膚の黒色腫と同様に，*BRAF*, *NRAS*, *NF1*, *KIT*, *KRAS* の異常や紫外線に関連する変異シグナチャーを示すことから，原発巣が同定できない（あるいは消退した）皮膚病変からの転移の可能性が示唆されている。

【診断基準のまとめ】

【必須】　悪性の所見およびメラノサイトへの分化を示す。

【必須】　肺・気道粘膜との関連がある。

【必須】　肺外に黒色腫の既往や，同時性の病変がない。

2）髄膜腫　Meningioma（図60）

【定義】　中枢神経系の硬膜に生じる髄膜皮細胞（クモ膜細胞）性腫瘍と同様の腫瘍であり，中枢神経系病変を欠き，肺に発生したもの。

【解説】　発症年齢の中央値は56歳であり，女性にやや多い。境界明瞭な単発の腫瘤を形成し，割面は黄色〜褐色ないし灰色を呈する。渦状，胞巣状を呈する充実性の増殖と，線維性あるいは両者の移行的なパターンが混在する。中枢神経系に発生した髄膜腫と同様のグレード分類が適用される。免疫組織化学的に EMA, PgR, SSTR2A が陽性となる。サイトケラチンやメラノサイトマーカー，CD56 を除く神経内分泌マーカーは陰性である。微小髄膜細胞様結節では増殖パターン（肺胞壁に沿ったあるいは血管周囲を主体とした広がり）や大きさ（3 mm 以下のことが多い）が，鑑別点となる。境界例では大きさのみで区別されることもある。

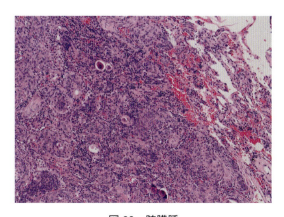

図60．髄膜腫
境界明瞭な結節を示し，組織学的には中枢神経系の髄膜腫と同等で，砂粒小体も散見される。

132   4. 病理診断

【診断基準のまとめ】

【必須】 境界明瞭な充実性増殖を示し，渦状，胞巣状パターンに加え，線維性あるいは両者の移行的なパターンが混在する。

【必須】 中枢神経系の髄膜腫と同様の組織像，免疫組織化学的特徴を示すが，中枢神経系の病変を欠く。

【必須】 肺胞間質や血管周囲を主体とした増殖や境界不明瞭な広がりを示さない。

【必須】 病変の大きさは通常 4 mm を越える。

20. 肺間葉系腫瘍　Mesenchymal tumors specific to the lung

1）肺過誤腫　Pulmonary hamartoma（図 61）

【定義】 気管支上皮の陥入を伴う良性の間葉系腫瘍であり，少なくとも 2 つの間葉系成分から構成される。

【解説】 最も頻度の高い肺良性腫瘍であり，X 線写真で発見されるコイン状病変の 8％を占める。末梢肺に多いが，10％は気管支腔内に発生する。やや男性に多く，発症年齢のピークは 60 歳代である。ポップコーン状の石灰化が有用な画像所見であるものの，存在しないことも多く，脂肪の存在が肺過誤腫の診断精度を高める。境界明瞭な円形ないし分葉状の白色調結節であり，周囲肺から容易に核出される。腫瘍の主体は軟骨成分であることが多く，脂肪や粘液腫様変化のみられる紡錘形細胞成分などが混在する。ときに，平滑筋，線維，骨成分がみられる。腫瘍内に取り込まれた細気管支上皮が陥入し，スリット状にみえるのが特徴である。複数の間葉系成分が存在することから，単相型の軟部腫瘍と鑑別される。肺軟骨腫と異なり，線維性偽被膜はみられない。脂肪腫や平滑筋腫といった良性の間葉系腫瘍と同様に，6p21 や 12q14-15 の転座による *HMGA* 融合遺伝子が高頻度に検出される。

【診断基準のまとめ】

【必須】 少なくとも 2 つの間葉系成分（一般的には，硝子軟骨，脂肪，粘液腫様変化のみられる紡錘形細胞成分）から構成される良性腫瘍であり，細気管支上皮の陥入がみられる。

2）肺軟骨腫　Pulmonary chondroma（図 62）

【定義】 硝子軟骨からなる良性腫瘍。

【解説】 肺軟骨腫は散発例もあるが，多くは Carney の三徴（消化管間質腫瘍，肺軟骨腫，副腎外傍神経節腫）として発症する。Carney の三徴例では多発することがあり若年女性に多いが，散発例は高齢男性に多い。大部分は末梢肺に発生するが，稀に気管支腔内にみられる。画像では，境界明瞭な結節であり，ポップコーン状の石灰化を伴うことが多い。組織学的には，硝子軟骨からなる境界明瞭な結節であり，しばしば粘液腫状変化を伴う。肺過誤腫と異なり，線維性偽被膜により被覆されるが，細気管支上皮の陥入はみられない。しばしば石灰化や骨化がみられる。脂肪成分を伴う骨化がみられることもあり，肺過誤腫との鑑別で注意を要する。Carney 三徴にみられる肺軟骨腫の一部は免疫染色で SDHB の発現が欠失するため，SDHB の発現消失は肺軟骨腫を支持する。軟骨肉腫も鑑別に挙がるが，肺原発はきわめて稀であり，転移の可能性を除外したい。

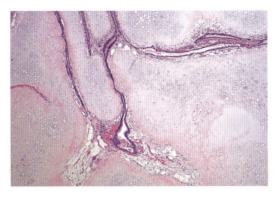 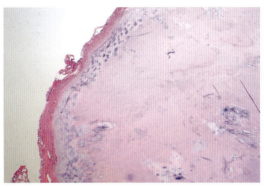

図 61. 肺過誤腫　　　　　　　　　　　　　　　　図 62. 肺軟骨腫
主として硝子軟骨で構成されるが，脂肪，粘液腫様変　　線維性被膜により被覆された硝子軟骨により構成され
化のみられる紡錘形細胞成分の介在や気管支上皮の陥　　る境界明瞭な結節。
入がみられる。

【診断基準のまとめ】

【必須】　異型に乏しい軟骨成分。

【必須】　陥入する上皮なし。

【必須】　他の間葉系成分なし。

【望まれる】　Carney の三徴。

3) びまん性肺リンパ管腫症　Diffuse pulmonary lymphangiomatosis

【定義】　肺，胸膜，縦隔のリンパ流路に沿って，リンパ管と平滑筋がびまん性に増生した病態。

【解説】　小児に好発の指定難病であり，肺野に広がり呼吸障害をおこす。胸膜，小葉間隔壁，気管支血管鞘といったリンパ流路に沿って，大小不同で吻合状の空隙が囊胞や結節を形成することなく，びまん性に増生する。空隙を裏打ちする扁平な細胞は D2-40，CD31，ERG が陽性のリンパ管内皮である。それぞれのリンパ管の間には膠原線維とともに紡錘形細胞が増生するが，ER や HMB45 を発現しないことから，リンパ管脈管平滑筋腫症と鑑別できる。鑑別に挙がるリンパ管拡張症では吻合状のリンパ管の増生はみられず，リンパ管の拡張が目立つ。

【診断基準のまとめ】

【必須】　異型の乏しいリンパ管がリンパ流路に沿って吻合状に増生。

【必須】　D2-40 などのリンパ管マーカーが陽性。

【必須】　構成細胞に悪性所見がみられない。

4) 胸膜肺芽腫　Pleuropulmonary blastoma（PPB）（図 63）

【定義】　**乳児および年少児に発症する胎児性腫瘍で，囊胞性病変（Ⅰ型），囊胞性充実性混合病変（Ⅱ型），充実性病変（Ⅲ型）に分類される。**

【解説】　小児の原発性肺腫瘍で最も頻度が高く，患者の 70％にマイクロ RNA のプロセッシングに関与する *DICER1* 遺伝子の胚細胞性変異がみられる。以下の通り，分類される。

　Ⅰ型：含気のある薄い隔壁をもつ多囊胞性病変であり，充実成分は含まない。組織学的には，囊胞は非腫瘍性の肺胞上皮ないし気管支上皮に覆われ，上皮下に未分化な間葉系腫瘍細胞の集簇

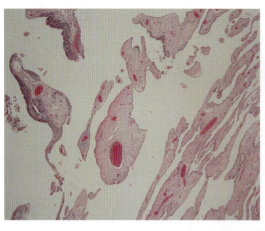 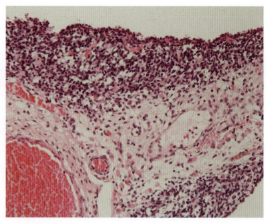

図63. 胸膜肺芽種
type I 囊胞性病変を形成し，囊胞壁には上皮下に未熟な間葉系腫瘍細胞をみる。

がみられる。しばしば横紋筋芽細胞，未熟な軟骨や成熟した線維芽細胞を認める。I型は悪性化せずに退縮することもあり，I r (regressed)型と称される。I r型ではI型の形態が保たれるが，未分化な腫瘍細胞はみられない。

　II型/III型：II型は囊胞に加えて，厚い隔壁や充実成分を含み，未分化な腫瘍細胞が上皮下にとどまらず，肥厚した隔壁や充実性結節を形成する。III型は充実成分のみからなる。II型の75%，III型の90%に退形成変化がみられる。

【診断基準のまとめ】
I型：
【必須】 若年発症。
【必須】 多囊胞性病変の十分なサンプリングされた検体で，囊胞上皮下の未分化な間葉系腫瘍細胞の集塊，もしくは未熟な軟骨塊の同定。
【必須】 未分化な腫瘍成分を欠くI r型では，ときに診断は困難。
II型/III型：
【必須】 若年発症。
【必須】 多彩な成分(横紋筋芽細胞，未熟な軟骨，芽腫様細胞，退形成変化を示す成分など)を含む未分化肉腫。
【望まれる】 生殖細胞系列の *DICER1* 変異。

5) 肺動脈内膜肉腫　Pulmonary artery intimal sarcoma(図64)
【定義】 肺循環系の大血管に発生する肉腫で，血管腔へ内向性に発育し，病変部の血管閉塞や末梢肺への播種をきたすことがある。
【解説】 肺動脈の中枢側，肺動脈弁から肺葉へ分岐するまでの区域に発生する。しばしば両側にみられるが，片側に優位である。中高年に発生し，やや女性に多い。血管壁からポリープ状に突出する腫瘤で，しばしば内腔を閉塞する。組織学的には，紡錘形の腫瘍細胞から構成されるが，細胞の異型や密度にはばらつきがみられ，上皮様にみえることもある。高異型度のものは核分裂

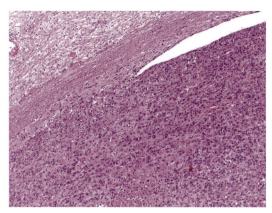

図 64. 肺動脈内膜肉腫
血管壁から内腔に向かい紡錘形の腫瘍細胞が増生している。

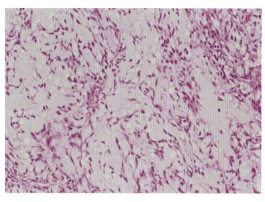

図 65. *EWSR1-CREB1* 融合肺粘液性肉腫
豊富な粘液間質に異型の乏しい紡錘形細胞が網目状に増生している。

像が目立ち，壊死や核の多形がみられる。低異型度のものは細胞密度が低く，しばしば粘液腫状である。骨肉腫や軟骨肉腫といった異所性成分を認めることもある。免疫染色では SMA や desmin がときに陽性となり，MDM2 が核陽性となることが多い。

【診断基準のまとめ】

【必須】 肺循環系の大血管内腔に発生。

【必須】 原発性の高悪性度肉腫であり，異所性成分を含むこともある。

【望まれる】 *MDM2* 遺伝子の増幅（必要な症例のみ）。

6）*EWSR1-CREB1* 融合肺粘液性肉腫　Pulmonary myxoid sarcoma with *EWSR1-CREB1* fusion（図 65）

【定義】 豊富な粘液性背景に，均一な紡錘形，星芒状，円形細胞が網目状に配列し多結節状に増生する肺の低悪性度腫瘍で，ほとんどの症例に *EWSR1-CREB1* 融合遺伝子がみられる。

【解説】 中年女性に好発し，しばしば気管支内成分を伴う。特異的な免疫染色マーカーはない。80％の症例で，*EWSR1-CREB1* 融合遺伝子が認められる。

【診断基準のまとめ】

【必須】 肺原発腫瘍。

【必須】 豊富な粘液性背景に紡錘形から円形の腫瘍細胞が網目状に配列。

【必須】 類似の組織像を呈する骨外性粘液型軟骨肉腫や筋上皮性腫瘍などを除外。

【望まれる】 気管支内成分の存在。

【望まれる】 *EWSR1-CREB1* 融合遺伝子の検出。

21. 血管周囲類上皮細胞系腫瘍　PEComatous tumors

1）リンパ管脈管平滑筋腫症　Lymphangioleiomyomatosis（図 66）

【定義】 平滑筋とメラノサイトの性質を併せもつ特有の血管周囲類上皮細胞（perivascular epithelioid cell）がリンパ流路に沿って増生，浸潤し，肺に囊胞性変化を引き起こすことで，呼吸

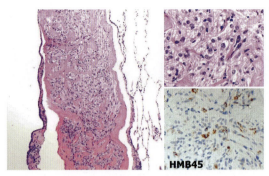

図66. リンパ管脈管平滑筋腫症
核異型の乏しい平滑筋様の紡錘形細胞が嚢胞壁に結節状に増生している. 免疫染色ではHMB45が陽性である.

不全をきたす局所破壊性の間葉系腫瘍。

【解説】 散発例が多いが, 1割強は結節性硬化症に関連し, 妊娠可能年齢の女性に好発する. 進行性の労作時呼吸困難や反復性の自然気胸がみられ, 腎血管筋脂肪腫を併発することも少なくない. 高解像度CTで両側肺にびまん性ないし散在性に薄壁性の円形嚢胞がみられる. 組織学的には, 顆粒状の好酸性細胞質をもつ核異型の乏しい紡錘形細胞がリンパ管の増生を伴って嚢胞壁に結節状ないし束状に増生する. 肺胞壁内, 細気管支周囲, 脈管周囲にも増生する. 間質ないし肺胞腔内には, ヘモジデリン貪食マクロファージの集簇が散見される. 免疫染色では, SMAとHBM45が陽性であるが, HMB45の染色強度は症例により強弱がみられる. ER, PgR, melan Aがしばしば陽性となるが, S100は陰性である.

【診断基準のまとめ】

【必須】 臨床的に, 結節性硬化症, 腎血管筋脂肪腫, 乳糜性の胸水貯留, 嚢胞性リンパ管脈管平滑筋腫のいずれかを認め, 高解像度CTで単調でびまん性の薄壁嚢胞がみられること.

【必須】 これらの臨床所見がみられないときは, 血清VEGF-D値が上昇していること.

【必須】 顆粒状の好酸性細胞質をもつ核異型の乏しい平滑筋様の紡錘形細胞が嚢胞壁に結節状ないし束状に存在すること.

【望まれる】 SMAとHMB45の発現.

2) 血管周囲類上皮細胞腫　PEComa (図67)

【定義】 血管周囲類上皮細胞 (perivascular epithelioid cell) への分化のみられる腫瘍であり, メラノサイト系マーカーと平滑筋系マーカーの発現がみられることが多い.

【解説】 中年成人に多く, 性差はない. 多くは散発例だが, 一部は結節性硬化症に関連する. 境界明瞭な円形ないし分葉状の孤在性結節で, 石灰化や空洞形成はみられない. 淡明ないし好酸性顆粒状の豊富な細胞質をもち, 細胞境界の明瞭な上皮様細胞が胞巣状, シート状に増生し, 一面単調にみえる. 薄壁の洞様血管のネットワークが特徴的であり, 腫瘍細胞は内皮直下まで分布する. 免疫染色では, 最も高感度であるHMB45を含むメラノサイト系マーカーが陽性となる. Actinなどの筋系マーカーも陽性となることが多いが, 筋系マーカーの発現がみられないことも

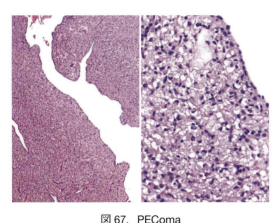

図 67. PEComa
上皮様細胞が洞様血管をともないシート状に増生している。細胞質は淡明〜弱好酸性で顆粒状である。

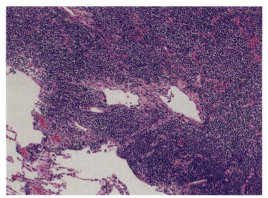

図 68. 節外性濾胞辺縁帯粘膜関連リンパ組織型リンパ腫（MALT リンパ腫）
小型〜中間型リンパ球が均一に，びまん性に線維性隔壁を伴って結節性病変を形成している。

ある。PEComa の 80％に *TSC2* 変異が，一部に *TFE3* 融合遺伝子がみられる。従来 clear cell tumor/sugar tumor と呼ばれた腫瘍であるが，由来が明らかになったことから PEComa に統一されている。

【診断基準のまとめ】

【必須】　淡明ないし顆粒状の細胞質を有し，筋系またはメラノサイト系マーカーを発現する上皮様細胞がシート状ないし胞巣状に増生する。

【望まれる】　筋系マーカーとメラノサイト系マーカーの共発現。

【望まれる】　*TSC2* 変異。

22. 血液リンパ球性腫瘍　Haematolymphoid tumors

1）節外性濾胞辺縁帯粘膜関連リンパ組織型リンパ腫（MALT リンパ腫）　MALT lymphoma（図 68）

【定義】　肺に生じる節外性濾胞辺縁帯粘膜関連リンパ組織型リンパ腫（MALT リンパ腫）は低悪性度の原発性節外性リンパ腫で，粘膜関連リンパ組織に形態的に類似する。

【解説】　肺原発性リンパ腫の 70〜90％を占め，50〜60 歳代を中心にやや女性優位に発症する。肉眼的に灰白色〜黄色の結節を形成する。組織学的には小型単核球，肺中心細胞様単核球，単球様 B 細胞，散在する大型細胞，形質細胞など多彩な細胞浸潤からなる。しばしば気管支粘膜上皮に浸潤し，リンパ上皮病変を形成する。

【診断基準のまとめ】

【必須】　破壊性の小型単核球，肺中心細胞様単核球，単球様 B 細胞，形質細胞浸潤。

【必須】　B 細胞形質を示す。

【必須】　他の小型 B 細胞性リンパ腫を除外。

【望まれる】　腫瘍性 B 細胞の胚中心周囲，胚中心内への浸潤（follicular colonaization）。

【望まれる】　リンパ上皮病変。

【望まれる】　モノクローナルな B 細胞集団の証明。

2）びまん性大細胞型 B 細胞リンパ腫 NOS　Diffuse large B-cell lymphoma, NOS

【定義】　肺原発びまん性大細胞型 B 細胞リンパ腫は中心芽球型，免疫芽球型の形態を示す大型 B 細胞のびまん性増殖よりなる非ホジキンリンパ腫である。初発時あるいは引き続く 3 カ月間，肺や肺門部リンパ節に病変が限局する病変である。

【解説】　他臓器のびまん性大細胞性リンパ腫と類似した病変であり，肺実質破壊性，置換するように大型異型細胞のびまん性，シート状の増殖を認める。腫瘍細胞は通常のリンパ球の 2～4 倍のサイズである。非特定型に加え，EBV 陽性びまん性大細胞性 B 細胞性リンパ腫，非特定型をサブタイプとして含む。

【診断基準のまとめ】

【必須】　中心芽球，免疫芽球に類似する大型リンパ球（通常のリンパ球の 2～4 倍のサイズ）。

【必須】　肺実質の破壊を伴うびまん性浸潤。

【必須】　免疫形質で B 細胞性（CD20，PAX5，CD79a など）。

【望まれる】　免疫形質や遺伝子発現プロファイルで胚中心 B 細胞性または活性化 B 細胞性サブタイプを検討。

【望まれる】　EBER *in situ* hybridization かつまたは LMP1 染色を施行。

3）リンパ腫様肉芽腫症　Lymphomatoid granulomatosis, NOS, grade 1, grade 2, grade 3（図 69）

【定義】　血管中心性ないし血管破壊性を示す多彩なリンパ球浸潤からなる。EBV 陽性 B 細胞に，多数の反応性 T 細胞が混在する。以下の grade 1～3 に分類される。grade 1：細胞異型の明らかでない多彩なリンパ球浸潤からなる。壊死はないかごく少量である。EBV 陽性大型リンパ球は稀である。grade 2：EBV 陽性大型リンパ球が散在する（40～400/mm^2；5～50/HPF of 0.12 mm^2）。壊死を認めることが多い。grade 3：EBV 陽性大型リンパ球が多く混在する（>400/mm^2；>50/HPF of 0.12 mm^2）。通常壊死を伴う。ただし，EBV 陽性大型リンパ球が単調・密に増殖する場合には，EBV 陽性 diffuse large B-cell lymphoma も考慮する。

【解説】　EBV 関連リンパ増殖性疾患である。壊死を伴う多発肺腫瘤を特徴とする。稀な疾患であるが，40～60 代に多く，男性優位，アジアより欧米に多いとされる。免疫不全に関連する例もある。EBV 陽性 B 細胞の割合や細胞異型によって 3 段階に組織学的グレードが決められ，これが予後と相関する。

【診断基準のまとめ】

【必須】　特徴的な血管中心性増殖を伴う多彩なリンパ球浸潤。

【必須】　小型 T 細胞による小～中型血管の貫壁性浸潤・種々の割合での EBER1 陽性大型。

【必須】　B 細胞の存在。

4）血管内大細胞型 B 細胞リンパ腫　Intravascular large B-cell lymphoma（IVLBCL）（図 70）

【定義】　毛細血管を主とする種々の大きさの脈管内に腫瘍細胞が選択的に増殖する進行性の節外性大細胞型 B 細胞性リンパ腫（非ホジキンリンパ腫）の一型である。

【解説】　IVLBCL（Intravascular large B-cell lymphoma）は全身性疾患であり，侵襲される臓器によって様々な症状を呈する。病型として，西洋に多い古典型，血球貪食症関連型（従来はアジア型と報告），皮膚のみに病変が限局する皮膚限局型が知られている。成人で発生し，性差はない。血

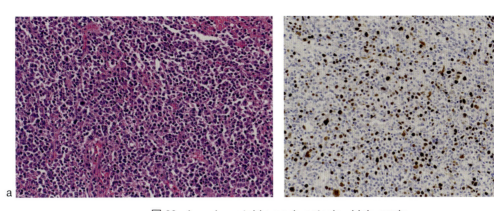

図 69. Lymphomatoid granulomatosis, high-grade
a, b. 多彩な組織像を示すが, EBV 陽性細胞(b)が多くみられ, high-grade と評価される。

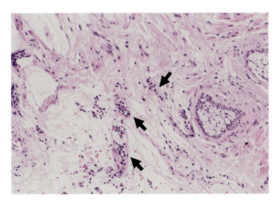

図 70. 血管内大細胞型 B 細胞リンパ腫
気管支壁内の血管内に増生する腫瘍細胞(矢印)。

管との親和性から肺高血圧症, 低酸素血症, 肺塞栓症を引き起こすことがある。ランダム皮膚生検や経気管支肺生検は, 診断に有用である。組織学的には, 大型異型リンパ球が, 小血管, 特に毛細血管内にとどまってみられ, ときに微少な血管外漏出を有する。成熟 B 細胞マーカーの発現がみられ, しばしば CD5 および PD-L1(CD274)の発現(20〜40％)がみられる。ほとんどの症例は非胚中心性 B 細胞の形質発現を示すが, 約 13％に CD10 陽性を示す。

【診断基準のまとめ】

【必須】 中心芽球または免疫芽球に類似する大型リンパ球が血管, 特に毛細血管内に腫瘍細胞が増殖する。

【必須】 成熟 B 細胞マーカー(CD20, CD79a, PAX5 など)は陽性である。

5) ランゲルハンス細胞組織球症　Langerhans cell histiocytosis(図 71)

【定義】 肺ランゲルハンス細胞組織球症(Pulmonary langerhans cell histiocytosis：PLCH)は, ランゲルハンス細胞のクローナルな増殖からなる病変で, 肺組織には, 種々の程度の細胞性, 嚢胞性や線維性の間質性変化を伴う。

【解説】 PLCH では, 呼吸器症状(咳, 呼吸困難)がみられる例が多く(約 2/3, 自然気胸など急性

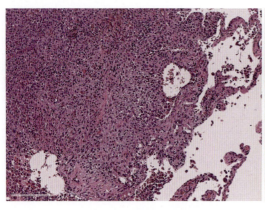
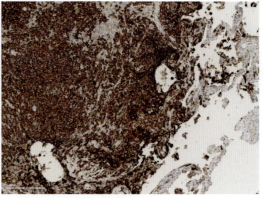

図71. ランゲルハンス細胞組織球症
好酸性胞体を有し，特徴的な核所見を有するランゲルハンス細胞がリンパ球，組織球に混じて結節を形成している．免疫染色ではこれらランゲルハンス細胞は CD1a 陽性を示す．

症状で発症する例(15〜20%)や，胸部X線などで偶発的に発見される例もある(5〜25%)．全身型の LCH(小児に多い)では，骨，肝，皮膚，脾，リンパ節などに病変を形成し，二次的に肺に侵襲する．限局型の多くは喫煙歴のある中年成人(20〜40歳)に生じ，性差はなく，禁煙によって消退する．

　高解像度 CT では，結節，径1〜10 mm 大の空洞化を伴う結節，壁の厚い囊胞や薄壁性の囊胞が混在する．組織学的には，時制の変化が特徴的で，初期には主に気管支および肺胞洞に沿って核溝のみられるくびれた核と淡い好酸球性細胞質を有するランゲルハンス細胞の集簇が，背景のリンパ球，単球/マクロファージ，好酸球と混在して認められる．病変が拡大するにつれて，類円星芒状の結節を形成し，気管支中心性の分布が不明瞭になる．晩期にはランゲルハンス細胞は減少消失し，線維性瘢痕巣や囊胞性変化が主たる所見となる．背景の肺組織では，通常，気腫，喫煙関連呼吸器気管支炎を有する間質性線維症，さらに場合によっては剝離性間質性肺炎などを含む喫煙関連の肺病変を示す．

【診断基準のまとめ】
【必須】　ランゲルハンス細胞が小葉中心性に分布して集簇．
【必須】　ランゲルハンス細胞の免疫組織化学的確認(CD1a, langerin など)．
【望まれる】　関連する囊胞および線維性変化．
【望まれる】　背景肺の喫煙関連の変化．
【望まれる】　*BRAF* 変異の評価(標的化学療法を検討している場合)．

6) エルドハイム・チェスター病　Erdheim-Chester disease
【定義】　全身性の組織球性腫瘍で，線維化を背景に成熟した組織球が多臓器に集積することが特徴である．
【解説】　稀な疾患で，全世界でも報告は 1,000 例に満たない．年齢は 15〜80 歳，男性に多い(〜70%)．小児ではきわめて稀で，小児例では通常ランゲルハンス細胞組織球症を伴う．喫煙との関連はない．肺や胸膜を含むどの臓器・組織にも浸潤し得る．95% 以上で骨格系病変を認める．肺

が侵されても呼吸器症状はない患者が多く，進行すると咳嗽や呼吸困難が出現する。胸膜や縦隔への浸潤を伴う。呼吸機能検査では拘束性換気障害を示すか，正常を示す。稀に，LCH（Langerhans cell histiocytosis），Rosai-Dorfman病，自己免疫疾患を伴う。組織学的に，腫瘍細胞は組織球様の泡沫状および/または好酸球状の細胞質を有するが，慢性炎症細胞浸潤を有する顕著な線維化により，疎らで変形した形状を示すこともある。好酸球は稀であるか，認めない。Touton型巨細胞がしばしばみられる。免疫染色では，腫瘍細胞は，組織球系マーカー（CD163，CD68，CD14，CD4，Factor XIIIa）陽性であり，CD1a，CD207（langerin）は陰性である。S100は，多くは陰性であるが一部の症例で陽性を示す。*BRAF* V600E変異（＞50％）と*NRAS*変異（4％未満）を認める。再発例ではPI3K経路に関わる遺伝子に変異を認める。

【診断基準のまとめ】

肺病変が初発であるECD（Erdheim-Chester disease）

【必須】　特徴的なリンパ管に沿った組織球浸潤。

【必須】　非ランゲルハンス細胞の表現型。

【必須】　特徴的な胸部CT所見。

【必須】　他の全身所見。

【望まれる】　裏付けを示す遺伝子異常がある。

他臓器にてECDと確定診断している場合

【必須】　特徴的な胸部CT所見。

【必須】　他の病因による間質性肺疾患の除外。

【望まれる】　特徴的なリンパ管に沿った組織球浸潤。

【望まれる】　非ランゲルハンス細胞の表現型。

【望まれる】　特徴的な胸部CT所見。

142 4. 病理診断

VI. 切除標本における病理記載

　WHO 組織分類および TNM 分類がそれぞれ第 5 版，第 9 版に改訂された。前版と比べて変更
点は少ないが，組織学的グレード分類などの変更がなされた。記載内容については ICCR での要
求事項を網羅し，AJCC および IASLC のマニュアルに従って残存病変についての記載などを改め
た。そのほかこの規約独自の記載内容もあるので注意されたい。なお，TNM 分類はカルチノイ
ド腫瘍を含む原発性肺癌に適応されるもので，真の肉腫やリンパ腫，稀な腫瘍には適応されない。

診断例：
Segmentectomy, left upper lobe of the lung
Multiple tumor nodules
1）Invasive non-mucinous adenocarcinoma
- Lt. S1 + 2a
- Total size 2.8×2.5×1.5 cm, Invasive size：1.1 cm
- Papillary adenocarcinoma, Grade 2
- Component：papillary 70%, acinar 15%, lepidic 10%, micropapillary 5%
- STAS-0, Pn0
- pm0, pl0, Ly1（D2-40）, V0（EVG）
- br（−）, rm：2.7 cm
- PLC（−）, E（not performed）
- Lymph nodes：#3（0/1）, #5（0/2）, #7（0/1）, #11（0/1）, #12 u（0/1）
- pT1b（2）N0M0, pStage ⅠA2
- R0
2）Adenocarcinoma *in situ*, non-mucinous
- Lt. S2a
- Total size 0.8×0.4 cm
- pm0, pl0, Ly0, V0
- R0
3）Other findings
　1）Atypical adenomatous hyperplasia, Lt. S2a, 4 mm in size
　2）Minute meningothelial nodule, Lt. S1 + 2a

---

1. 組織型や切除組織，切除方式，部位などを記載する
2. 腫瘍の大きさを記載する

・病変全体径 total size と浸潤径 invasive size の両方を記入する。

・全体径は通常肉眼的に測定し，新鮮標本またはホルマリン固定標本に割を入れ，定規を用いて
　3 方向を測定する。顕微鏡的観察後に炎症や線維化など，非腫瘍領域を含んでいた場合には再
　評価する。

・迅速診断や新鮮検体採取による欠損が生じている場合，画像所見との乖離がある場合，肉眼的
　計測ができない場合には高分解能 CT 画像などによる臨床での測定値を参考にしてもよい。

・腫瘍の計測は mm 単位で記録し，腫瘍の値としては cm を用いて記載する。

・浸潤径とは顕微鏡的に観察し，上皮内癌成分を除いた浸潤領域の最大径とする。これはすべて

の組織型において適用される。

- ・腺癌においては置換性増殖領域を除いた浸潤領域を測定する。その際，線維化巣は，辺縁の一部にのみ腫瘍が存在する場合を除き，浸潤径に含める。虚脱巣は上皮内腺癌の範囲であることから，浸潤径には含まない。
- ・置換性増殖領域内に複数の浸潤領域が存在する場合には，最大のものを浸潤径とし，総和としない。
- ・浸潤性粘液性腺癌における置換性増殖に見える領域やコロイド腺癌の粘液は浸潤径に含める。
- ・主腫瘍より外に存在する①リンパ管・脈管侵襲，②肺内転移(pm)，③STAS(p.96 参照)は腫瘍径に含まない。

3. 組織所見を記載する

- ・浸潤性腺癌では，置換型，腺房型，乳頭型，微小乳頭型，充実型の各増殖様式の占有率を少なくとも 10%単位で併記することを推奨するが，5%を含めることで，同程度の占有率の順位の決定や，ごく少数の成分の記載などに役立つ。
- ・扁平上皮癌では角化型，非角化型，類基底細胞型，カルチノイド腫瘍では定型か異型かを記載する。
- ・大細胞癌では，無分化形質 null phenotype，分化形質不明瞭 unclear phenotype を記載する。
- ・*EGFR* 変異や *ALK* 融合遺伝子の検索および *ALK* の免疫染色を行った場合には，可能なかぎりその結果を付記する。
- ・通常型の浸潤性腺癌の場合，組織学的グレードを記載する。WHO 第 5 版より新規のグレード分類が採用されており，それに従って G1～G3 に分類する。詳細は V．定義と解説(p.102)参照。なお，浸潤性粘液腺癌などの特殊型腺癌や扁平上皮癌など他の組織型に関しては確立したグレード分類はない。
- ・STAS については縮小術における再発の予測や予後因子とする報告があり，アーチファクトと区別して記載することが望ましい。STAS がある場合は STAS-1，ない場合は STAS-0，評価できない場合は STAS-X と記載する。詳細は V．定義と解説(p.96)参照。

4. 肺内転移について記載する

pm0　組織学的に肺内転移を認めない。

pm1　組織学的に原発巣と同一肺葉のみに肺内転移を認める。

pm2　組織学的に原発巣と同側の異なる肺葉に肺内転移を認める。

pm3　組織学的に原発巣の対側肺に肺内転移を認める。

- ・pm1～3 は肺内転移の個数によらない。

　なお，IASLC staging manual/AJCC では GGN/Lepidic タイプと肺炎様肺癌に分けて解説を行っている[1)～3)]。

144　4. 病理診断

5. 胸膜浸潤について記載する

pl0　癌組織が組織学的に臓側胸膜外弾性板を越えていない。

pl1　癌組織が組織学的に臓側胸膜外弾性板を越えて浸潤しているが，臓側胸膜表面に達していない。

pl2　癌組織が組織学的に臓側胸膜表面に露出している。

pl3　癌組織が組織学的に壁側胸膜を越えて胸壁，横隔膜，縦隔臓器，または葉間を越えて隣接肺葉に浸潤している。

・臓側胸膜には内弾性板と外弾性板が存在し，胸膜浸潤は外弾性板を超えた浸潤があるかどうかで評価する。

・腫瘍浸潤が臓側胸膜や壁側胸膜の弾性板を越えているか否かが不明瞭の場合には，弾性線維染色を行うことを推奨する。

・pl3 では浸潤臓器名を記載する。

・葉間 pl3 は，分葉の有無にかかわらず，葉間を越えて隣接肺葉に浸潤しているものを指す。不全分葉の領域において上皮内癌成分のみが葉間を越えて広がっている場合は葉間 pl3 としない。また，葉間の境界が不明瞭な場合は，肉眼所見や画像所見，術中所見などと合わせて総合的に判断する。

6. 切除マージンまでの距離(rm)を記載する(区域切除，部分切除)

　区域切除や部分切除などの縮小肺切除術が普及していることから肺癌取扱い規約第 9 版より，切除マージンについて記載することとする。切り出しの項目(p.81，図 2)を参照し，断端から腫瘍までの距離を，rm：2.5 cm のように記載する。実務的には，ステープルラインを外したのち，肉眼的な距離を計測するとともに，組織学的にも確認し，ステープルラインの幅(0.5 cm など)を加えた値とするとよい。なお，葉切除と区域切除を比較した JCOG0802 試験では区域切除で断端までの距離が 2 cm 以上あるいは最大腫瘍径以上を満たすことが求められた。また，葉切除と縮小術とを比較した CALGB 140503 では，部分切除検体を含む縮小術アームで 5 mm 以上保たれていること，また，ハイリスク区域切除と楔状切除の比較試験である JCOG1909 では切除面に腫瘍がないことを求めている。

7. pT について，その根拠とともに記載する

・pT は腫瘍の浸潤径で評価する。

・上皮内腺癌，上皮内扁平上皮癌は pTis とする。

・全体径が 3 cm 以下かつ浸潤径が 0.5 cm 以下，すなわち微少浸潤性腺癌は pT1mi とする。

・全体径が 3 cm を超えていれば，浸潤径が 0.5 cm 以下であっても pT1a とする。

・片肺の完全無気肺，肺炎は pT2 とする。

・pl1(臓側胸膜外弾性板を越えた場合)は胸膜浸潤とみなされる。腫瘍径が 3 cm 以下であっても pl1 もしくは pl2 の場合は pT2a に分類する。ただし，他の因子でより高い T 因子となる場合はその T 因子を採用する。

VI. 切除標本における病理記載　　145

・pl は最大評価を記載するが，pl3 と同時に pl2 が併存する場合は，その旨を記載する。
・気管分岐部に浸潤が及ばない主気管支浸潤肺癌は，気管分岐部からの距離にかかわらず pT2 とする。
・腫瘍の上皮内癌成分が主気管支より中枢側に及んでいても，浸潤癌成分が及んでいない場合はその他の T 因子に応じて pT を評価する。
・臓側胸膜と壁側胸膜が線維性に癒着した部分に癌が浸潤していることがある。この場合，どこまでが臓側胸膜あるいは壁側胸膜の領域かわからないことが多い。癒着部位周囲の組織との連続性や弾性線維染色などを加味しても pl の評価が困難な場合は，pl1/3 と記載し pT3(adh) とする。このルールは本規約独自のものであり，今後予後の検討を行うものとする。
・肺門部は臓側・壁側胸膜を欠くことから pl を評価できない。
・隣接する肺葉への浸潤が認められた場合，葉間胸膜の有無にかかわらず pl3 とするが，腫瘍浸潤径が 3 cm 以下で，他により高い T 因子がない場合は特例として pT2a とする。
・奇静脈，胸神経根(Th1，Th2 など)，星状神経節への浸潤は T3 とする。
・心膜(parietal pericardium)への直接浸潤は pT3 とし，心囊(visceral pericardium)は pT4 とする。
・縦隔浸潤は pT4 と規定されるが，肺門部気管支血管周囲の脂肪織，結合織のみ，もしくは縦隔胸膜のみの浸潤は縦隔浸潤にはならない。明らかに肺門の脂肪織に限局している場合は pT2 とする。なお，pT4 規定臓器*の評価は難しいので，執刀医と密な連絡が必要である。

　*大血管，心囊，心囊内肺血管，supra-aortic arteries，腕頭静脈，気管，気管分岐部，反回神経，迷走神経，食道，横隔膜，鎖骨下動静脈，椎体，椎間，脊柱管，頸部神経根，腕神経叢

8. 脈管侵襲と神経周囲浸潤について記載する

・Ly とはリンパ管侵襲を意味し，あれば Ly1，なければ Ly0，評価できない場合は LyX とする。
・リンパ管侵襲について，Podoplanin(D2-40)免疫染色標本での評価は(D2-40)を付記する。また血管侵襲について，弾性線維染色での評価は(染色方法)を付記する。
　例：Ly0(D2-40)，V1(EVG)
・V は本来，静脈 venous 浸潤を指すが，肺ではしばしば動脈も侵されるため，静脈・動脈への浸潤を指す。血管侵襲が確認できる場合は V1，なければ V0，評価できない場合は VX とする。
・癌性リンパ管症はあくまで臨床用語であり，病理組織学的に規定されたものではない。
・Ly と V は判別に苦慮する場合があり，その場合は LVI として示すこともある。
・神経周囲浸潤(Pn)について記載する。Pn がある場合は Pn1，ない場合は Pn0，評価できない場合は PnX と記載する。
　LyX：リンパ管侵襲が評価不能
　Ly0：リンパ管侵襲を認めない
　Ly1：リンパ管侵襲を，肉眼的もしくは顕微鏡的に認める
　VX：血管浸潤が評価不能
　V0：血管浸潤を認めない
　V1：血管浸潤を，肉眼的もしくは顕微鏡的に認める

146   4. 病理診断

PnX：神経周囲侵襲が評価不能

Pn0：神経周囲侵襲を認めない

Pn1：神経周囲侵襲を認める

9. 胸水細胞診，胸腔内洗浄細胞診について記載する

・胸水細胞診（施行した場合にのみ）

E（−）：細胞診 陰性（negative）

E（±）：細胞診 異型（atypical）

E（＋）：細胞診 悪性（malignant, pM1a に相当する）

E（不適正）：細胞検体不適正（insufficient）

E（未検）：細胞診未施行（not performed）

・胸腔内洗浄細胞診（施行した場合にのみ）

PLC（−）：陰性（negative）

PLC（±）：細胞診 異型（atypical）

PLC（＋）：細胞診 悪性（malignant, 残存病変ありに分類する＝R1（un））

PLC（不適正）：細胞診検体不適正（insufficient）

PLC（未検）：PLC-pre 非施行患者（not performed）

注）胸腔内洗浄細胞診 PLC が陽性であっても M1a とはしない。

また，細胞診 悪性疑いの場合は E（±），PLC（±）とする。術前と術後は接頭語 pre-PLC，post-PLC と分けて記載するが，どちらかのみという場合も多いので，適宜使い分ける。

10. 残存病変（R 因子）について記載する（表 9）

・記の R 因子の分類に従って，残存病変の有無について記載する。

・原発巣についての評価のみならず，転移巣の切除などについても当てはめてもよい。

・以下の断端について組織学的に検討した場合，それについて記号に陽性（＋）/陰性（−）を付けて記載する。

気管支断端 Bronchus（br），肺動脈断端 Pulmonary artery（pa），肺静脈断端 Pulmonary vein（pv），胸壁切除縁 Chest wal（cw），この他の項目については「3. 肺癌手術記載」の章（p.60）を参照し，その略号を小文字とする。

11. 偶発病変

・TNM 分類では肉眼的に確認できない場合には，記載に含まなくてもよいことになっているが，組織学的に異型腺腫様過形成などの病変を認めた場合は大きさとともに記載することが望ましい。また，チューモレット tumorlet, 微小髄膜細胞様結節 minute meningothelial-like nodule, 過誤腫 hamartoma などの副病変などがあった際にも同様である。

VI. 切除標本における病理記載　147

表 9. R 因子の分類

Symbol	Name	Descriptor
R0	残存無し	以下のすべてを満たす。 ・同定可能な腫瘍が残存していない。 ・切除断端が陰性。 ・適切なリンパ節評価が行われ[1]，評価された最も遠いリンパ節ステーションが陰性である。
R0(un)	残存不確定	十分にリンパ節評価がなされていない[1]。 最も遠いステーションが陽性である。
R1(un)		気管支断端に上皮内癌が存在する R1(is)は，R1(un)に分類する。 洗浄胸水陽性 R1(cy+)は，R1(un)に分類する。
R1	顕微鏡的残存	肉眼的に腫瘍の残存は認められなかったが，顕微鏡的に残存腫瘍を認める[2]。 肺門部もしくは縦郭リンパ節における節外浸潤[3]。 悪性胸水・心嚢水，微小播種結節[4]。
R2	肉眼的残存	肉眼的，触知可能な腫瘍の残存[2]。 転移リンパ節の非切除。
RX	不明	断端の評価が困難。

注 1)推奨される評価とは，6節以上のリンパ節(気管分岐下リンパ節と他の縦隔リンパ節2節を含む)。
　 2)切除部位(すなわち，原発腫瘍，転移リンパ節，切除胸膜播種，切除胸郭外転移)を問わず適用される。
　 3)郭清，断片化して，エンブロックなど，リンパ節がどのように切除されたかに関係なく顕微鏡的に同定された場合に適用される(ただし，肉眼的に残存がない場合に適応され，切除断端の腫瘍の進展・陽性にかかわらない)。
　 4)この分類(R1)は，R0 の基準を満たす切除が達成された場合に適用される悪性胸水(または心嚢液)貯留もしくは微小な播種の場合に適応する。

12. リンパ節転移について，pN

・局所リンパ節には，胸腔内，下頸部リンパ節，鎖骨上窩，胸骨切痕リンパ節が含まれる。これ以外は遠隔転移(pM1b または pM1c)とみなす。

・リンパ節への直接浸潤はリンパ節転移とみなす。

・>0.2 mm かつ≦2 mm のリンパ節転移は微小転移とし，pN1(mi)，pN2(mi)と記載する。

・リンパ流に沿ったリンパ節転移と確認できない腫瘍細胞からなる小結節は，非連続的な腫瘍の進展，血管外進展を示す静脈浸潤，腫瘍細胞によって完全置換された転移リンパ節の可能性がある。病理医によって"腫瘍細胞によって完全置換された転移リンパ節"と判断された場合には，リンパ節として扱い，最終的な pN の決定に寄与する。この場合，通常はスムースな辺縁を示すことが多い。

・気管支断端近傍の ＃13 あるいは ＃14 リンパ節が，癌本体と一塊になってどれがリンパ節か不明瞭なことがある(一塊 N1)。炭粉沈着やリンパ節らしき痕跡に注意する。

・外科医によって番号別に提出されたリンパ節以外にも，切除材料本体(特に葉切)の気管支断端近傍にリンパ節が残っていることが多い(特に＃13 あるいは＃14 リンパ節レベル)。これらへの転移や直接浸潤も見落とさぬよう切り出し時に標本を作製する。

・リンパ節転移が節外浸潤を示し，周囲の組織に浸潤していたとしてもそれは転移として扱わない。

・0.2 mm 以下の腫瘍細胞集簇巣がリンパ節内に認められた場合は isolated tumor cells(ITC)とし，それよりも大きな転移巣がない場合は pN0(i+)と記載する。これは単一のリンパ節もしくは複

数のリンパ節に ITC が見出された場合に適応し，他のリンパ節に 0.2 mm 以上の転移巣が確認
された場合はこれらの ITC は考慮しなくてもよい。したがって，＃ 12 リンパ節に転移巣が確
認され，＃ 7 に ITC が観察された場合には pN2(i＋)ではなく，pN1 と評価する。ただし，pN0
(i＋)の臨床病理学的意義については乳癌のように確立された内容とは言えず，増殖活性や間
質反応があるかなどの転移活動性がないか，血管やリンパ管壁を越えて存在しないかを考慮
し，将来的な解析や臨床医との議論が望ましい。

・TNM 分類第 9 版では N2 を，単一 N2 ステーションへの転移を N2a，複数 N2 ステーションへ
の転移を N2b と再分類した。この場合，複数の＃ 4 リンパ節にリンパ節転移が組織学的に確認
されたとしても単一 N2 ステーションへの転移となるので，pN2a となり，＃ 4 リンパ節と＃ 7
リンパ節に転移していた場合は pN2b となる。

13. 遠隔転移について

・転移巣が病理組織学的，細胞学的に評価された場合のみ pM を記載する。

・胸膜播種の状態を記載する。

　d(＋)：胸膜播種を認める

　d(－)：胸膜播種を認めない

・胸水・心嚢水の多くは腫瘍の進展によるものであるが，非出血性であったり滲出性でなかった
り積極的に悪性を疑わない場合は，M0 とする。なお，胸腔内洗浄細胞診が陽性であっても悪
性胸水とはみなさず pM1a とはしない。

・同側の壁側もしくは臓側胸膜に生じた非連続性の結節(播種)は pM1a とする。

・遠隔転移は 1 箇所の場合 pM1b，複数箇所の場合 pM1c とする。

・領域リンパ節以外の単発リンパ節転移は pM1b とする。

・壁側胸膜外や横隔膜内の独立した腫瘤は個数に応じて pM1b または pM1c とする。

・TNM 分類第 9 版では M1c を進展臓器の数によって，1 臓器の場合 M1c1，多臓器の場合，M1c2
とする。なお，骨への多発転移もしくは肝への多発転移は，臓器としては 1 つなので M1c1 と
する。

VI. 切除標本における病理記載　149

14. 評価項目対応表（チェックリスト）

・第9版では記載漏れがないように記載すべき項目とその解説を期したページとの対応表を作成した。

項目	表記	参照
手術法	肺全摘術，肺葉切除術，区域切除術，部分切除術など 合併切除臓器（壁側胸膜，胸壁，横隔膜など）がある場合は併記する。	p.54
占拠部位	RU，RM，RL，LU，LL 必要に応じて気管支（B）や区域（S）を記載する。また複数の葉にまたがる場合は手術記載に従う。	p.55
腫瘍の大きさ	腫瘍全体径（cm）と腫瘍浸潤径（cm）を分けて記載する。	p.142
組織型	腺癌，扁平上皮癌，大細胞癌，神経内分泌腫瘍など 組織型に応じて，組織亜型や各組織亜型の割合（%）を記載する。	p.85
組織学的グレード	G1，G2，G3	p.102
STAS の有無	STAS-0，STAS-1，STAS-X	p.96
マージンまでの距離 （縮小術の場合）	rm：（cm）	p.144
肺内転移	pm0，pm1，pm2，pm3	p.143
胸膜浸潤	pl0，pl1，pl2，pl3	p.144
リンパ管侵襲	Ly0，Ly1，LyX	p.145
血管侵潤	V0，V1，VX	p.145
神経周囲浸潤	Pn0，Pn1，PnX	p.145
胸水細胞診	E（−），E（±），E（＋），E（不適），E（未検）	p.146
胸腔内洗浄細胞診	PLC（−），PLC（±），PLC（＋），PLC（不適正），PLC（未検）	p.146
残存病変	R0，R0(un)，R1(un)，R1，R1，R2，RX	p.146
胸膜播種	d（＋），d（−）	p.148
断端評価	br（−）or br（＋），pa（−）or pa（＋），pv（−）or pv（＋），cw（−）or cw（＋），pp（−）or pp（＋） その他	p.146
T 分類	pTX，pT0，pT1a，pT1b，pT1c，pT2a，pT2b，pT3，pT4	p.144
N 分類	pNX，pN0，pN1，pN2a，pN2b	p.147
M 分類	pM0，pM1a，pM1b，pM1c1，pM1c2	p.148
病期分類	pStage 0，pStage ⅠA1，pStage ⅠA2，pStage ⅠA3，pStage ⅠB，pStage ⅡA，pStage ⅡB，pStage ⅢA，pStage ⅢB，pStage ⅢC，pStage ⅣA，pStage ⅣB	p.6
病理学的治療効果判定（術前治療施行例）	Ef. 0，Ef. 1a，Ef. 1b，Ef. 2，Ef. 3（%RVT を併記する） Ef. 2-MPR（RVT が 10%以下の場合） Ef. 3-pCR（RVT が 0%かつリンパ節などにも RVT が存在しない場合）	p.221

4
病理診断

15. 肺癌病理診断評価シート

Specimen Type
____ Wedge resection
____ Segmentectomy
____ Lobectomy
____ Pneumonectomy
____ Other(specify)：_____
Laterality
____ Right
____ Left
Tumor Site
____ Upper lobe
____ Middle lobe
____ Lower lobe
____ Other(specify)：_____
Multiple Tumor Nodules
____ Cannot be accessed
____ Absent
____ Present：Number of tumor：
    ____ Synchronous primary
    ____ Intrapulmonary metastasis
    ____ Indeterminate(reason：   )
Tumor Size
Dimension：____×____×____cm
Invasion：____cm
____ pTis
____ pT1mi
____ ≤1 cm(pT1a)
____ >1-2 cm(pT1b)
____ >2-3 cm(pT1c)
____ >3-4 cm(pT2a)
____ >4-5 cm(pT2b)
____ >5-7 cm(pT3)
____ >7 cm(pT4)
Histological subtype
Adenocarcinoma(non-mucinous, mucinous, mixed)
    ____ Lepidic(____%)
    ____ Papillary(____%)
    ____ Acinar(____%)
    ____ Micropapillary(____%)
    ____ Solid(____%)
Squamous cell carcinoma
    ____ Non-keratinizing type
    ____ Keratinizing type
    ____ Basaloid type
Large cell carcinoma
    ____ null immunohistochemical features
    ____ unclear immunohistochemical features
    ____ no stains available
____ Small cell carcinoma
____ Large cell neuroendocrine carcinoma
____ Adenosquamous carcinoma
____ Sarcomatoid carcinoma
____ Other(specify)：_____
Pleural invasion
____ pl0, no invasion to the visceral pleura
____ pl1, invasion beyond the external elastic fiber
____ pl2, invasion to the pleural surface
____ pl3, invasion into any component of the parietal pleura
____ pl1/pl3, invasion to fibrous adhesion between the visceral and parietal pleura(pl1 at least but unclear pl3)

Atelectasis or pneumonia
____ none
____ present
Histological grade(invasive non-mucinous adenocarcinoma)
____ Grade 1, lepidic-predominant with no or <20% high-grade pattern
____ Grade 2, acinar or papillary-predominant with no or <20% high-grade pattern
____ Grade 3, any tumor with ≥20% high-grade pattern
Spread thorough airspaces(STAS)
____ Not identified
____ Present
____ Can not be accessed
Main bronchus involvement
____ none
____ present
Distance from resection margin(rm)
____ mm
Vascular invasion
____ V0, no vascular invasion
____ V1, positive vascular invasion
____ Presence of extratumoral vascular invasion
____ Ly0, no lymphatic invasion
____ Ly1, positive lymphatic invasion
____ Presence of extratumoral lymphatic invasion
Perineural invasion
____ Pn0, no perineural invasion
____ Pn1, presence of perineural invasion
Pleural lavage cytology
    ____ PLC(−), negative
    ____ PLC(±), atypical
    ____ PLC(+), positive
    ____ PLC insufficient
    ____ PLC not performed
Pleural effusion
    ____ E(−), negative
    ____ E(±), atypical
    ____ E(+), positive
    ____ E insufficient
    ____ E not performed
Surgical margin
____ br(−), pp(−), pv(−), pa(−)
____ br(+), bronchus(R1)
____ pp(+), parietal pleura(R1)
____ others(pv, pa, cw, medp, medft, ver, dia, per, la, ra, svc, tr, ao, es, li, sca/scv)
Resection
____ R0, no residual tumor
____ R0,(un), uncertain resection
____ R1,(un), uncertain resection
____ R1, microscopic incomplete resection
____ R1(IS), positive *in situ* cancer
____ R1(cy+), PLC(+)
____ R2, macroscopic incomplete resection

Additional separate tumor(s)
Intrapulmonary metastasis(＿＿×＿＿cm in size)
＿＿　pm0, no intra-pulmonary metastasis
＿＿　pm1, in the same lobe(pT3)
＿＿　pm2, in the different lobe at same side(pT4)
＿＿　pm3, in the contralateral lung(pM1a)
＿＿　Additional independent tumor, pTx(m)
　　　Subtype, ADC, SQC, LA, SCLC, others
　　　＿＿×＿＿cm in size
　　　Confirmed with morphology, IHC, Molecular, others
＿＿　Atypical adenomatous hyperplasia
　　　(＿＿×＿＿cm in size)
＿＿　Minute meningiothelial-like nest

Lymph node metastasis
＿＿　pN0
＿＿　pN1(#10, #11, #12, #13, #14)
＿＿　pN2(#2, #3a, #3p, #4, #5, #6, #7, #8, #9)
＿＿　pN3(#1, Contralateral)

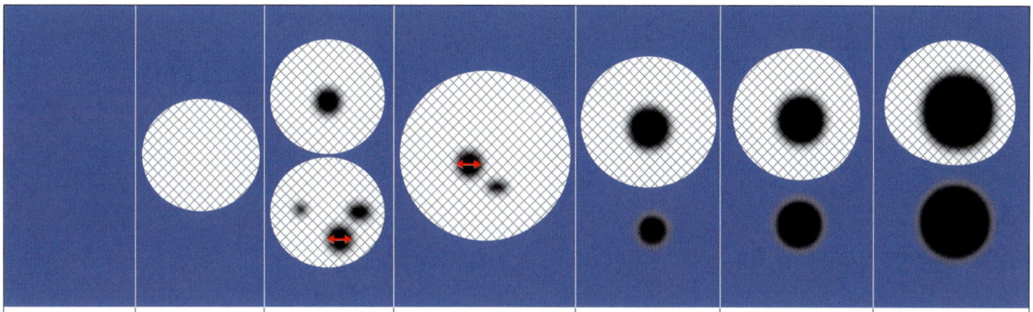

pT	pTis	pT1mi	pT1a	pT1a	pT1b	pT1c
浸潤径	0	>0cm ≦0.5cm	≦0.5cm	>0.5-≦1cm	>1-≦2cm	>2-≦3cm
全体径	≦3cm	≦3cm	>3cm	>0.5cm	>1cm	>2cm
組織診断	上皮内腺癌（AIS）	微少浸潤性腺癌(MIA)	置換型腺癌	置換型腺癌 乳頭型腺癌 腺房型腺癌 充実型腺癌 微小乳頭型腺癌		

微少浸潤性腺癌(pT1mi)には浸潤があるため「>0cm」を追記した(規約第8版補訂版にて)。

図75. 腺癌の pTis/pT1 評価方法
(Travis WD, et al. J Thorac Oncol. 2016；11(8)：1204-23. より引用改変)

参考文献

1) Detterbeck F, Franklin W, Nicholson A, et al. The IASLC Lung Cancer Staging Project：Background Data and Proposed Criteria to distinguish separate primary lung cancers from metastatic foci in patients with two lung tumors in the forthcoming Eight Edition of the TNM Classification for Lung Cancer. J Thorac Oncol 2016；11：651-665.
2) Detterbeck F, Bolejack V, Arenberg D, et al. The IASLC Lung Cancer Staging Project：Background Data and Proposals for the Classification of Lung Cancer with Separate Tumor Nodules in the Forthcoming Eighth Edition of the TNM Classification for Lung Cancer. J Thorac Oncol 2016；11：681-692.
3) Detterbeck F, Marom E, Arenberg D, et al. The IASLC Lung Cancer Staging Project：Background Data and Proposals for the Application of TNM Staging rules to Lung Cancer presenting as Multiple Nodules with Ground Glass or Lepidic Features or a Pneumonic-Type of Involvement in the forthcoming Eight Edition of the TNM classification. J Thorac Oncol 2016；11：666-680.

【第 9 版】

病理委員会（2023 年 3 月 29 日～2024 年 11 月 2 日）

委員長　　谷田部　恭

副委員長　吉澤　明彦

委　員　　石井源一郎，稲村健太郎，門田　球一，櫛谷　　桂，後藤　明輝，小山（齊藤）涼子，
櫻井　裕幸，潮見　隆之，鈴木　理樹，田口　健一，武田麻衣子，谷野美智枝，
蔦　幸治，濵﨑　慎，林　大久生，堀尾　芳嗣，松原　大祐，湊　　宏，
南　　優子，山田　洋介

定義と解説：**WHO 第 5 版に基づく胸部腫瘍組織分類**

病理委員会

委員長　　谷田部　恭

副委員長　野口　雅之

アドホック胸部腫瘍改定作業小委員会（44 名）

委員長　　鍋島　一樹

副委員長　松野　吉宏

委　員　　有廣　光司，石井源一郎，稲村健太郎，牛久　　綾，大林　千穂，岡崎ななせ，
笠井　孝彦，門田　球一，河原　邦光，櫛谷　桂，後藤　明輝，近藤　和也，
齊藤　涼子，酒井　康裕，潮見　隆之，清水　重喜，鈴木　理樹，田口　健一，
武島　幸男，武田麻衣子，田中　水緒，谷野美智枝，辻村　亨，蔦　幸治，
外丸　詩野，二宮　浩範，羽場　礼次，濵﨑　慎，林　大久生，比島　恒和，
前島亜希子，松林　純，松原　大祐，湊　宏，南　優子，元井　紀子，
矢澤　卓也，山田　洋介，横瀬　智之，吉澤　明彦，吉田　朗彦

（五十音順）

臨床・病理 肺癌取扱い規約 第9版

第5章

細 胞 診

緒　言

　日本肺癌学会では，肺癌の基本的な組織型について肺癌細胞型分類表を作成し，肺癌細胞診断に活用されてきた。そして，WHO 病理組織分類（2015 年）では生検，細胞診検体の取扱いについて多くの項目が規定されたため，これに基づいて第 8 版が改訂された。さらに，WHO 呼吸器細胞診報告様式（2022 年）[1]発刊に伴い，従来の肺癌細胞診判定区分を大幅に見直し，全面的な改訂を行った。主たる改訂点は，判定区分を従来の 3 カテゴリーから 5 カテゴリー（不適正，陰性，異型，悪性疑い，悪性）に変更したことと，判定区分ごとに悪性の危険性 risk of malignancy（ROM）と推奨対処法について言及したことである。

　肺癌の診断を目的として行われる細胞診断の重要性については，十分認識されているが，特に下記 1 から 6 のような特殊性に留意しなければならない。

1.　最終診断となる例がある

　病理組織診断のための生検や試験切除が容易に行える他の臓器と異なり，肺における病理組織検査は，限られた範囲内での生検として，あるいは胸腔鏡下や開胸下という条件のもとに行われるが，この点，侵襲の少ない細胞診（擦過，洗浄，穿刺吸引，胸水）は，臨床検査の中で，肺癌の形態学的な最終診断となる場合がある。したがって，可能であれば細胞診追加標本やセルブロックを作製し，特殊染色や免疫細胞化学的染色を行い診断することが望ましい。

2.　組織型の推定が要求される

　肺癌の治療方法や予後は組織型により差異があるため，細胞形態から，できるかぎり組織型の推定を行う必要がある。特に小細胞癌と非小細胞癌の鑑別診断は治療方針の決定に重要である。また，化学療法の薬剤選択にあたり，非小細胞癌の中で，腺癌か扁平上皮癌かの判断も求められる。ただし，細胞診検体は，腫瘍のごく一部しか採取されないため，全体像を反映しているとは限らない。したがって，改訂された WHO 病理組織分類（2021 年）[2]と WHO 呼吸器細胞診報告様式（2022 年）[1]では，細胞診において下記のような点が推奨されている。

- 非小細胞癌 non-small cell carcinoma（NSCC）は分化が明確であれば，腺癌，扁平上皮癌と推定組織型を記載する。

- 非小細胞癌，特定不能 non-small cell carcinoma, not otherwise specified（NSCC-NOS）という推定組織型は必要最小限の使用とする。

- 診断が光顕のみによるものか，特殊染色や免疫細胞化学的染色の併用に基づくものかを区別して記載する。

- 非扁平上皮癌 non-squamous cell carcinoma（non-SQCC）という推定組織型は使用するべきではない。

- 上皮内腺癌 adenocarcinoma *in situ*（AIS）と微少浸潤性腺癌 minimally invasive adenocarcinoma（MIA）という推定組織型は使用しない。なお，細胞診で AIS と MIA を疑う所見がみられる場合

は，推定組織型として腺癌，付記として置換型成分を有する可能性があることを記載する。

- 大細胞癌，腺扁平上皮癌，肉腫様癌という推定組織型は使用しない。
- 肉腫様成分がみられた場合，非小細胞癌（NSCC）と記載し，付記として紡錘細胞や巨細胞が混在すること，また腺癌や扁平上皮癌の細胞が混在する場合はその旨を記載する。

3. 悪性の危険性と推奨対処法

呼吸器細胞診は悪性腫瘍に加え，良性腫瘍，感染なども対象として，これらの疾患の治療方針決定に重要な役割を担っている。したがって，可能であれば判定区分や採取法ごとにROM（悪性の危険性）を示すことが推奨され，臨床的な推奨対処法（マネジメント）につながることが期待される。とくに，ROMは各施設で算出し精度管理と診療に役立てることを推奨する。

4. ICCRとの関連

がんにおける標準的なレポートの作成のために，米国ではCAPによるCancer Protocolが知られているが，国際標準を目指して作成されているのがInternational Collaboration on Cancer Reporting（ICCR）のデーターセットであり，肺癌の切除組織に加え，生検・細胞診のレポートについて2023年に第4版が発表された[3]。そこではバイオマーカーも含めた標準報告様式が示されているので参照されたい。

5. 遺伝子検査の検体となることがある

細胞診断用の検体が，肺癌の遺伝子検査に利用できることは，肺癌診療ガイドライン，肺癌バイオマーカー検査の手引きをはじめ，国際的なガイドラインにおいても組織診断に遜色ない結果を示すことが示されている[1)2)4]。ただし，使用にあたっては，検体中の腫瘍細胞含有率を把握することなど細胞診検体ならではの注意点がある。コンパニオン診断テストにおいても，日本臨床細胞学会が作成したがんゲノム診療における細胞検体の取扱い指針第1.0版を参照されたい[5]。

6. 細胞診の精度管理

細胞診検査の標準化，質の維持・向上，ならびに精度管理のための指針として，「細胞診ガイドライン4 呼吸器・胸腺・体腔液・リンパ節」が作成されている[6]。

参考文献

1) IAC-IARC-WHO Joint Editorial Board. WHO reporting system for lung cytopathology, 1st ed. WHO Press, Switzerland, 2022.

2) WHO 第 5 版に基づく胸部腫瘍組織分類 v1.3. 病理委員会・アドホック胸部腫瘍改定作業小委員会. 日本肺癌学会. 2021.
https://www.haigan.gr.jp/uploads/files/WHO%20%E7%AC%AC5%E7%89%88%E3%81%AB%E5%9F%BA%E3%81%A5%E3%81%8F%E8%83%B8%E9%83%A8%E8%85%AB%E7%98%8D%E7%B5%84%E7%B9%94%E5%88%86%E9%A1%9E-v1.3.pdf

3) Tumours of the Lung-Small Diagnostic and Cytopathological Specimens
https://www.iccr-cancer.org/datasets/published-datasets/thorax/tumours-of-the-lung-small-diagnostic-and-cytopathological-specimens/

4) Lindeman NI, Cagle PT, Aisner DL, et al. Updated Molecular Testing Guideline for the Selection of Lung Cancer Patients for Treatment With Targeted Tyrosine Kinase Inhibitors : Guideline From the College of American Pathologists, the International Association for the Study of Lung Cancer, and the Association for Molecular Pathology. J Thorac Oncol 2018 ; 13 : 323-358.

5) がんゲノム診療における細胞検体の取扱い指針　第 1.0 版(2021.06.15). 日本臨床細胞学会.
https://cdn.jscc.or.jp/wp-content/themes/jscc/guidelines/2021/genome_guidelines_0604.pdf

6) 細胞診ガイドライン 4 呼吸器・胸腺・体腔液・リンパ節. 日本臨床細胞学会. 金原出版, 2015.

I. 検査方法

1. 喀痰検査法

1) 喀痰の採取

　早朝起床時，口腔内洗浄後に深呼吸とともに大きな咳をさせる，あるいは前かがみになって大きな咳をさせる，背中を自らタッピングさせるなどして，痰を出させる。唾液や鼻汁ではなく，本当の痰，すなわち気管支および肺胞から分泌された粘液を出させる。

　喀痰が検査に耐え得る時間は室温で12時間以内，冷蔵庫に保管した場合は24時間以内である。遠方から通院する外来患者では，保存液の入った容器に痰を出させて，郵送あるいは次回受診日に持参させる。外来や入院患者の喀痰検査回数は最低3回を必要とする。

　肺がん検診では3日間の蓄痰法で行う。保存液の入った容器に，先に述べた要領によって喀痰を出させ，その都度よく振盪させる。保存液として，2%カーボワックス1540・50%エタノール液（サコマノ法），30〜50%エタノールに粘液融解剤を加えた保存液（喀痰溶解法），0.5%チモール・2%カーボワックス・50%エタノール液（ポストチューブ法）などを用いる。

2) 標本の作製

(1) 直接塗抹法

　癌細胞が存在しやすいと思われる血痰部，不透明白濁部，淡黄半透明粘液部など何箇所か選び，そこからピンセットなどで，少しずつ摘んでスライドガラスにのせて小豆大の塊とし，もう1枚のスライドガラスで挟んで，押し伸ばしながら2方向に引く。また，喀痰全体をピンセットなどで摘み，スライドガラス上を転がすように引き伸ばして塗抹してもよい。塗抹後は直ちに95%エタノールで固定する。喀痰の塗抹標本は2枚以上作製し，パパニコロウ染色を施して検鏡に供する。

(2) 喀痰溶解法

　サコマノ液や粘液融解剤を含む保存液に喀痰を採取し，ミキサーや振盪器などを用いて均質液とし，遠沈して，沈渣に細胞成分を回収する（集細胞）。その沈渣をピペットで吸引してスライドガラスに滴下する。もう1枚のスライドガラスを用いてすり合わせ方式にて塗抹し乾燥固定させる。95%エタノールで再固定したのち，パパニコロウ染色を施して検鏡に供する。

2. 病巣から採取した材料の検査法

1) 検体処理

(1) 経気管支的に採取した材料

　気管支鏡下でブラシ，鋭匙，穿刺針を用いて病巣から材料を採取後，直ちに塗抹，95%エタノールで固定を行う。標本の乾燥を避けることが大切である。

　気管支洗浄法では，回収した洗浄液を1,500〜2,000回転，5〜6分間遠沈し，その沈渣を塗抹固定する。

（2）超音波内視鏡ガイド下針生検 endobronchial ultrasound-guided transbronchial needle aspiration（EBUS-TBNA）による材料

しばしば血液などの穿刺物を多く含むため，検体処理に工夫が必要となる。用意した濾紙などで血液を取り除いたり，生理食塩水を入れたシャーレに浮かべたり，組織と細胞材料を取り分ける作業が必要となる。なお，穿刺物の検体処理は後述の経皮的肺穿刺の際と同様である。

（3）組織生検の捺印材料

気管支鏡下（直視下生検，EBUS-TBNA，ガイドシース法，またクライオ生検など）やCTあるいはエコーガイド下で生検した組織片を，スライドガラスにのせ捺印標本を作製する。検体が小さいので取り扱いに注意し，厚くなりすぎないように塗抹する。残りの組織片は病理組織標本用にホルマリンで固定する。

（4）肺穿刺などによる材料

CTあるいはエコーガイド下の肺穿刺では，検体を乾燥させないように，すばやく塗抹固定することが重要である。塗抹にはスライドガラスのすり合わせ法，あるいは少量の検体の場合にはスライドガラスに吹き出した検体を穿刺針，または注射針などで転がすようにして引き伸ばすとよい。また，生理食塩水，50％エタノールあるいは後述の液状化検体用の試薬などで，ブラシや穿刺針および注射筒を十分に洗浄し，残っている細胞を遠沈管の中へ洗い出し，遠沈後沈渣を塗抹する。あるいはオートスメアを用いて標本を作製する場合もある。

（5）胸水材料

胸水が貯留した患者に対して，胸腔穿刺により検体を採取する。細胞診断の標本作製のためには，可能なかぎり多量の胸水を提出する。免疫細胞化学的染色のためにセルブロックを作製する場合や遺伝子検査用の検体にも用いることができる。なお，手術の際に胸腔内を生理食塩水で洗浄し提出する術中胸腔内洗浄細胞診もある。

（6）セルブロック

遠心分離細胞収集法や細胞凝固・固化法など，様々な作製法が存在する。細胞の固定にはホルマリンの使用が一般的だが，液状化検体細胞診（liquid-based cytology，LBC）保存液で固定する方法も報告されている。必要に応じて，未染スライドを準備することで，免疫細胞化学的染色や遺伝子検査が可能となる。

（7）LBC 材料

採取された細胞を専用の細胞保存液に浮遊させ固定する。細胞回収率が高いうえに，保存液中の細胞は免疫細胞化学的染色や遺伝子検査などに応用できる。

2）固定と染色

いずれの材料も，塗抹後直ちに固定する。固定液は患者毎に用意する。染色は原則としてパパニコロウ染色を行う。パパニコロウ染色の固定液には，95％エタノールを用いる。スプレーまたはコーティング固定をした標本では，なるべく早く染色しなければならない。染色前に95％エタノールで再固定をする必要がある。また必要に応じて，PAS染色，アルシアンブルー染色，グロコット染色，ギムザ染色，あるいは免疫細胞化学的染色などを行う。この場合それぞれの染色に最適な固定法を選択する。

3. 迅速細胞診　Rapid on-site evaluation（ROSE）

　病理組織・細胞診断に用いる検体採取の現場，もしくはその近くにおいて短時間に標本を作製して，細胞診断学的な情報を検査施行医に提供するものである。不適正検体の減少による診断精度の向上，穿刺や生検回数の減少，遺伝子検査の成功率向上などに寄与する。

4. 遺伝子パネル検査

　バイオマーカーの検索のために気管支洗浄液，気管支擦過材料，穿刺吸引材料，体腔液などの細胞診検体が用いられる。塗抹標本，セルブロック標本，LBC 検体，また核酸分解阻害剤が入った容器での提出が考慮される。

160 5. 細胞診

II. 成績の報告と細胞判定基準

1. 報告様式

　　細胞診成績の報告様式は，適正評価を含む悪性細胞の有無に関する判定区分，および病変ある
いは異常細胞に関する細胞診断と記述部分からなる。悪性，あるいは悪性疑いの場合は推定組織
型の記載を行う。

1）判定区分

　　次の5つの区分によって判定する。パパニコロウのclass分類は使用しない。

（1）不適正 inadequate：標本作製不良（乾燥，固定不良，細胞挫滅・破壊，末梢血混入，厚い標
本），壊死，または病変を推定するに足る細胞が採取されていないため診断が著しく困難な標本。

（2）陰　性 negative　　：悪性腫瘍細胞や良性・悪性の判断が困難な異型細胞を認めない。

（3）異　型 atypical　　：悪性腫瘍細胞の可能性を示唆する最小限の特徴を示すが，良性病変か
　　　　悪性病変か診断するには量的にも質的にも不十分である。

（4）悪性疑い suspicious for malignancy：悪性腫瘍細胞を示唆する特徴を示すが，悪性病変と診
　　　　断するには量的にも質的にも不十分である。

（5）悪　性 malignant　：悪性腫瘍細胞を認める。

　　異型あるいは悪性疑いの場合は，セルブロックを作製し，免疫細胞化学的染色を行い，その結
果によりカテゴリーを変更することが可能である。5つの区分によりROMが層別化される。

　　細胞診を判定するうえで，臨床所見，画像所見は重要な情報である。細胞所見がこれらと矛盾
する場合は，その旨を付記し，再検査あるいは別の検査による診断，処置を促す。例えば，細胞
所見が陰性あるいは異型であっても，気道を閉塞するような新生物に起因する症状があれば，迅
速な処置を促す。次に行う精密検査や治療方針を決定する前に，関連する多くの診療科や職種で
臨床像やすべての画像所見等を再検討し，議論を行うことが必要である。

2）細胞診断と推定組織型

　　悪性あるいは悪性疑いと判定された場合，肺癌細胞型分類表（表1）に基づき，その細胞型を把
握し，細胞の特徴が明らかな場合は腺癌，扁平上皮癌，小細胞癌などの推定組織型を記載する。
明らかでない場合は，非小細胞癌にとどめる。表1に記載された以外の細胞型についても，カル
チノイド腫瘍，腺様嚢胞癌，粘表皮癌，肉腫，転移性肺腫瘍など，可能なものは推定する。付記
として細胞所見を記載する。なお，特殊染色や免疫細胞化学的染色に基づく場合や，病理所見と
比較検討した場合はその旨を記載する。

　　陰性と判定された場合でも，真菌症，ウイルス感染症，結核症など，悪性疾患以外の病変が推
定し得るときには，当該診断名を記述する。

3）判定区分の解説

（1）不適正 inadequate

　　現在のところ，普遍的な不適正の数値基準はない。少数の異型細胞を認める場合は，不適正で
あっても異型あるいは悪性疑いに分類する。不適正とした標本はその理由を明記し，提出された

表 1. 肺癌細胞型分類（2024 改訂）

組織型＼項目	細胞					細胞質		N/C比増大	核					核小体			特徴所見
	配列	大小不同	多形性	結合性	形	染色性	性状		位置	形	大小不同	核縁	クロマチン	形	大きさ	数	
腺癌細胞	立体的・平面的	+	+	密	円・楕円	青緑	淡明・泡沫状 時に重厚	+	偏在性・中心性	円	+	極めて薄い 切れ込み	細網・細顆粒状 顆粒状・密	円	大	1個・明瞭	核の飛び出し 印環細胞 粘液空胞 腺様配列
扁平上皮癌細胞	平面的・孤立性	+	+	疎	類円～多辺	青緑・淡褐	やや重厚～淡明	+	中心性・偏在性	類円	+	やや厚い・粗剛	粗顆粒（細顆粒）	円・不整	中～大	少数	細胞相互封入 壊死背景 角化
小細胞癌細胞	平面的・孤立性	+	+	極めて疎	円・多辺	不明瞭	不明瞭	#	中心性	円・類円・多辺 核線	+	極めて薄い	細顆粒 密	不整	小	数個	細胞相互封入 壊死背景 裸核様

注 1）少数とは 2～3 個，数個とは 4～6 個を意味する。
2）核小体の「不整形」とは主として丸味を失っているという意味である。
3）腺癌細胞の細胞形態には細胞亜型により若干の特徴がある。

標本は標的病変を表していない可能性があり，再検あるいは生検が推奨されることを付記する。なお，喀痰では，標本上に肺胞マクロファージが認められない場合は，唾液や鼻汁であると考えられ，不適正とする。

WHO 呼吸器細胞診報告様式では，この区分は不十分/不適正/診断不能 insufficient/inadequate/non-diagnostic となっているが，各医療機関はこの中から一つの用語を選択して使用すると記載されている。本規約ではこれまでの歴史的な背景も踏まえ，量的な不足（insufficient）も含めて不適正（inadequate）として記載することにする。WHO 呼吸器細胞診報告様式での "non-diagnostic" は，放射線画像で認められる結節について，気管支ブラシで気管支上皮のみを示す場合など，画像で見た病変を代表していない（含まれていない）場合に用いると記載されている。今回初めて導入された用語であり，さらなる検討も必要であることから今回は記載のみにとどめた。

（2）陰　性　negative

WHO の報告様式では良性（benign）であるが，必ずしも良性とは限らないので，誤解を招かぬように本邦では陰性とする。このカテゴリーには急性炎症や慢性肉芽腫様炎症，過誤腫のような特徴的な良性腫瘍のみならず，気管支上皮，肺胞マクロファージ，Ⅱ型肺胞上皮などの肺組織も含まれ，診断には可能な限り画像診断と関連付ける必要がある。細胞診断が陰性で，臨床所見・画像所見が悪性疾患を疑っている場合は，細胞所見を記載して陰性判定とし，細胞材料は画像で

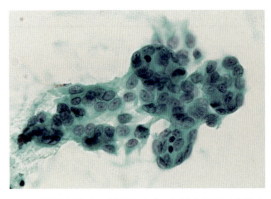 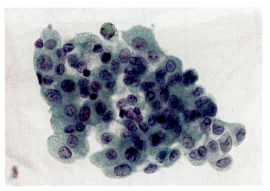

図1. 異型を示すⅡ型肺胞上皮，気管支擦過，強拡大
異型細胞集塊の細胞間に裂隙がみられる。N/Cが高く，核クロマチンは粗で増量，核縁は不整，核小体は一部の細胞で明瞭。

図2. 異型を示す肺胞マクロファージ，喀痰，強拡大
平面的および軽度の重積性を示す細胞集塊として出現。N/C比が低く，核は偏在し，核膜は平滑で，小型の核小体が認められる。細胞質内には一部褐色を示す炭粉などの異物の取り込みがみられる。

認められる病変を代表していない可能性があると付記する。

　細胞診報告が臨床所見・画像所見と一致しており，炎症過程が確認できれば，炎症治療後3～6カ月後に患者の定期観察を推奨する。

(3) 異　型　atypical

　異型は，炎症や喫煙などによる急性および慢性刺激，放射線照射ならびに化学療法，ウイルス感染などにより，下咽頭の重層扁平上皮細胞，気管支上皮細胞，細気管支上皮細胞，肺胞上皮細胞，肺胞マクロファージを含む呼吸器のすべての細胞に出現する。

　Ⅱ型肺胞上皮細胞(図1)，肺胞マクロファージ(図2)，気管支上皮細胞(図3)，重層扁平上皮細胞(図4)で，悪性に類似した細胞所見がみられた場合は，癌細胞との鑑別がしばしば問題となる。

　異型と報告する際には，付記として細胞所見について記載し，鑑別診断を挙げ，最も考えられる診断を記載しなければならない。また，異型と分類する前に臨床所見の確認が必要である。

　異型細胞の診断では，腫瘍性変化なのか，正常細胞から異型細胞への連続性の反応性変化なのかを鑑別することが重要である。炎症性，再生性，治療関連性など反応性変化であることが明らかな場合には，「炎症性異型 inflammatory atypia」ではなく，「炎症性変化 inflammatory change」と記載し，陰性とする。

(4) 悪性疑い　suspicious for malignancy

　以下に具体例を示す。

・悪性腫瘍を疑う細胞が非常に少数のため悪性と確定できない(図5)
・悪性腫瘍を疑うが，細胞異型が弱いため悪性と確定できない(図6)
・悪性腫瘍を疑うが，化学療法の影響などで変性が強く悪性と確定できない(図7)

などの場合があげられる。この場合，組織診断での確認が必要である。また，今後の治療方針に関して，臨床医などと議論が必要になる。

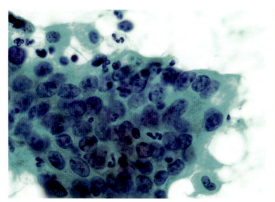
図3. 異型を示す気管支上皮細胞，擦過，強拡大
平面的な異型細胞集塊として出現。N/C比が高く，核膜は平滑で，核クロマチンは粗顆粒状。明瞭な核小体がみられる。

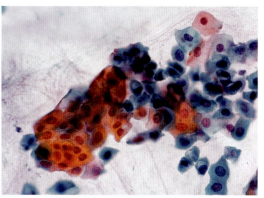
図4. 異型を示す扁平上皮化生，喀痰，強拡大
平面的な異型細胞集塊あるいは孤立細胞として出現。多稜形で好酸性の厚い細胞質を有する。N/C比が高く，核膜は不整で，核クロマチンの軽度の増量がみられる。

(5) 悪　性 malignant

　原発性肺癌の他に様々な悪性腫瘍細胞が含まれる。以下に推定される細胞型につき解説する。また，肺癌細胞型分類表（表1）では，代表的な腺癌，扁平上皮癌，小細胞癌などの細胞像についてまとめた。なお，細胞診材料のみでは腺扁平上皮癌や肉腫様癌，大細胞癌の最終診断はできない。

4）細胞型の解説

(1) 腺　癌（図8〜16）

　擦過，穿刺，捺印などの新鮮な材料では，構造に関して立体的で不規則な重積性が認められる。この細胞集塊内では配列の乱れや集塊辺縁から核の突出がみられる。また，細胞では類円形核，核の偏在，核の腫大や大小不同，核形不整，細顆粒状のクロマチン，明瞭な大型核小体が認められる。細胞質はレース状や泡沫状で，核内細胞質封入体，核の切れ込みが認められる。しかし，核小体が不明瞭で，厚い細胞質，細胞質の空隙を有し，扁平上皮癌と鑑別が必要な場合がある。標本上の一部にみられるシート状集塊，乳頭状集塊，腺腔様構造，微小乳頭状構造，円柱状細胞の柵状配列，印環細胞様形態は，腺癌を推定する重要な構造あるいは細胞所見である（表2）。シート状集塊は置換型腺癌，乳頭状構造は乳頭型腺癌，腺腔様構造は腺房型腺癌が推定される（表2）。また，粘液様背景や粘液を有する細胞集塊は，浸潤性粘液性腺癌やコロイド腺癌などが推定される。

　置換型増殖を主体とした腺癌では一般的に細胞異型が軽度で，平面的やシート状ないし軽度に重積した乳頭状の集塊を形成し，細胞質内に粘液を認めない。核は類円形で独特の切れ込みないし「しわ」を有することが多い。クロマチンは軽度に増量し，細顆粒状でやや不均等に分布するが，核異型に乏しい。ときに核内封入体がみられる。

　微小乳頭型腺癌では，小型で単調な細胞集塊がみられ，構成細胞数が3〜20個程度で，立体的で結合性の強い，花冠状ないし球状〜桑実状の小型集塊という特徴を示す。通常は，小型単調な細胞がシート状集塊ないし敷石状に出現する腺癌像の中に認められる。細胞の多くは圧縮された

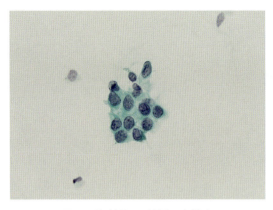

図5. 腺癌疑い，擦過，中拡大
標本上に1カ所みられる腺癌を疑う小型異型細胞集塊。

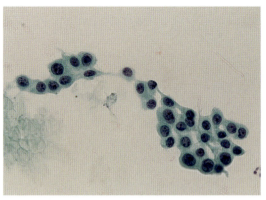

図6. 腺癌疑い，穿刺，中拡大
細顆粒状クロマチン，核の切れ込みを有する異型細胞のシート状配列。

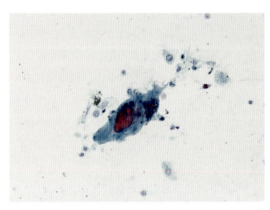

図7. 非小細胞癌疑い，擦過，強拡大
クロマチンの濃染，多形性を有する変性した大型異型細胞。

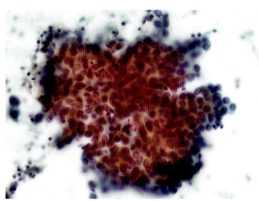

図8. 腺癌，擦過，中拡大
類円形核を有する細胞の不規則重積性細胞集塊。

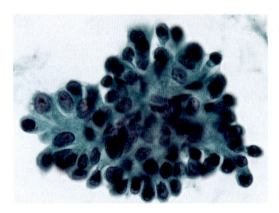

図9. 腺癌，EBUS穿刺，中拡大
細胞集塊辺縁から核の突出がみられる不規則重積性集塊。

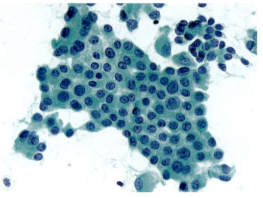

図10. 腺癌，擦過，中拡大
類円形核を有する細胞のシート状集塊。

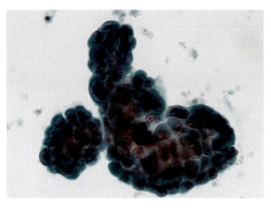

図11. 腺癌，EBUS穿刺，中拡大
立方状細胞が密な結合を示す乳頭状構造。

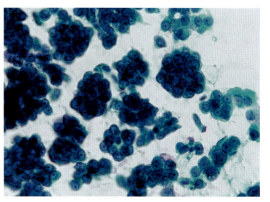

図12. 腺癌，擦過，中拡大
小型細胞が球状，桑実状に配列。微小乳頭状の小型集塊を形成。

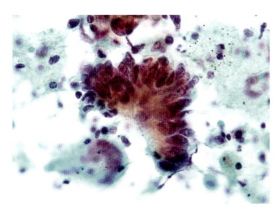

図13. 腺癌，擦過，強拡大
円柱状細胞の柵状配列を示す重積性細胞集塊。

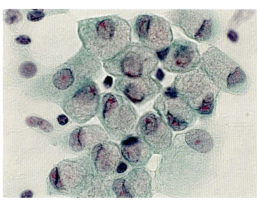

図14. 腺癌，擦過，強拡大
細胞質内に粘液を有し核が圧排された印環細胞様細胞。

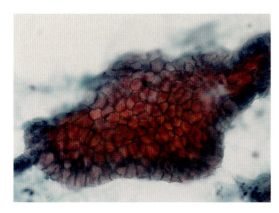

図15. 腺癌，擦過，中拡大
浸潤性粘液性腺癌では粘液を有する蜂巣状の大型細胞集塊を形成。

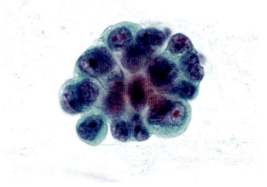

図16. 腺癌，喀痰，強拡大
泡沫状細胞質，細顆粒状クロマチン，明瞭な核小体を有する細胞の腺腔様配列。

表2. 腺癌と扁平上皮癌を鑑別に有用な構造所見

腺癌	扁平上皮癌
孤立性	流れ様配列
シート状	層状配列
不規則重積性	細胞集塊辺縁の扁平化
乳頭状	細胞集塊辺縁の細胞質の突出
微小乳頭状	細胞相互封入
腺腔様	細胞間の空隙
柵状配列	
細胞集塊辺縁の核の突出	
蜂巣状/亀甲状	

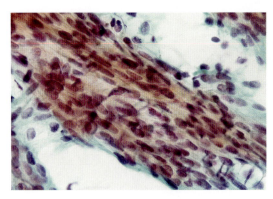

図17. 扁平上皮癌，擦過，中拡大
紡錘形核を有する細胞の流れ様配列を示す大型細胞集塊。

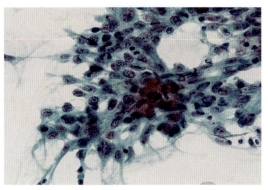

図18. 扁平上皮癌，擦過，中拡大
辺縁部で細胞質の突出を示す大型細胞集塊。

感があり，周囲の細胞よりもさらに小型である。

　浸潤性粘液性腺癌では，大型の平面的集塊で出現し，配列は規則的で極性がある。亀甲状や蜂巣状構造を示す。高円柱状の細胞，明瞭な細胞境界，細胞質内の粘液，核の切れ込みないし「しわ」を認める。クロマチンの増量は軽度である。粘液様背景を認める。喀痰標本では比較的小型の細胞が小集塊として多数出現するため，誤陰性に注意する必要がある。

　喀痰などの剥離細胞では，立体的重積性集塊あるいは腺腔様配列を呈し，核間距離は不均等である。類円形細胞が多く，細胞質は淡明で泡沫状を呈して，淡青緑色に染まり，ときに細胞質内粘液や大型不染空胞がみられる。核の位置は偏在性が多く，核縁は円滑明瞭で肥厚を示す。クロマチンは細網状ないし細顆粒状で，不均等に，やや疎に分布する。核小体は大型円形で1ないし2個のものが多く，しばしばエオシン好性を呈する。

(2) 扁平上皮癌(図17～21)

　擦過，穿刺，捺印などの新鮮な材料では，構造に関して平面的な細胞集塊，あるいは立体的な重積性集塊を呈する。細胞では中心性の大型核，細～粗大顆粒状のクロマチン(一部濃縮状)，壊死性背景がみられるが，核小体は不明瞭な場合が多い。豊富な細胞質はライトグリーンに好染し，

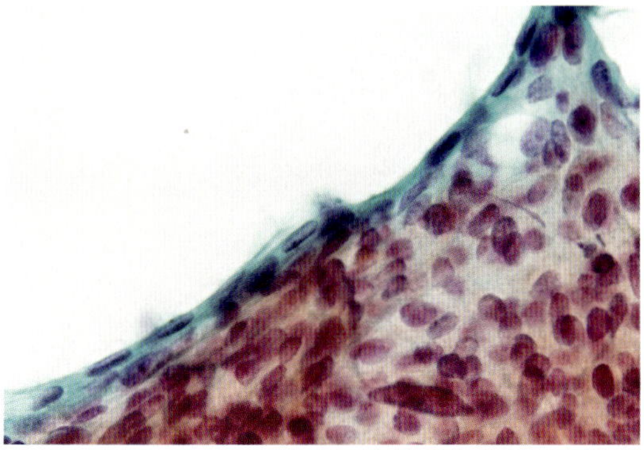

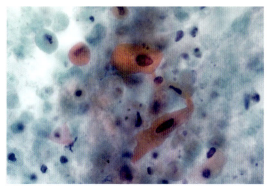

図19. 扁平上皮癌，擦過，中拡大
辺縁部で扁平化した細胞がつらなって並ぶ大型細胞集塊。

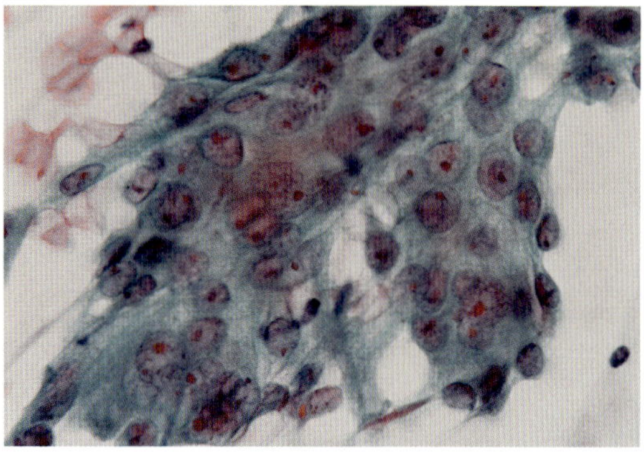

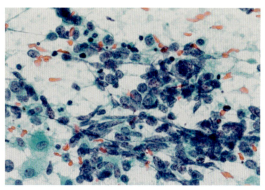

図20. 扁平上皮癌，擦過，強拡大
角化型に比べて淡い細胞質，類円形核，細顆粒状クロマチン，明瞭な核小体を有した非角化細胞からなる細胞境界不明瞭な集塊。

図21. 扁平上皮癌，喀痰，強拡大
オレンジGに好染する細胞質，濃染核を有した多形性に富む細胞。

図22. 小細胞癌，擦過，中拡大
細顆粒状のクロマチンパターンを示す細胞が散在性または集団で出現。核線が存在。

　重厚感を認める。光輝性橙黄色などの角化がみられることもある。また，楕円形核や紡錘形核が長軸方向に沿って一定方向に流れるような集塊（流れ様配列，層状配列），細胞相互封入が認められる。細胞集塊の辺縁は不整（細胞質の突出）で，扁平化した細胞がみられる。扁平上皮癌であっても腺癌でみられるような円形核，細顆粒状のクロマチン，明瞭な核小体，薄い細胞質，不明瞭な細胞境界，偏在核，核の切れ込みがみられる場合もあるので，腺癌との鑑別は慎重に行う必要がある。なお，亜型の類基底細胞型は小細胞癌との鑑別が難しい。
　喀痰標本では，壊死細胞が目立ち，細胞間結合が緩く，孤立散在性に出現する癌細胞が多い。角化型の細胞では，多形性に富み，奇妙な形のものが混じり，大小不同が著しい。細胞質は豊富で重厚感があり深青緑色，黄褐色，桃赤色，光輝性橙黄色など，多彩な染色性を呈し，ときに同心円状層状構造を伴う。N/C比は他の組織型に比して低く，核の位置は中心性である。核縁が粗剛で，クロマチンは豊富で粗い顆粒が混じり，核小体は小さく目立たないものが多い。非角化型では異常角化細胞はみられず，ライトグリーン好性の類円形細胞が主体をなす。

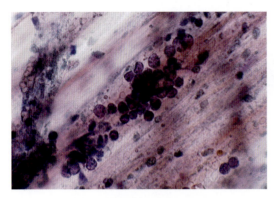

図 23. 小細胞癌, 喀痰, 中拡大
変性した濃縮状の小型細胞が粘液に沿って並ぶように配列。

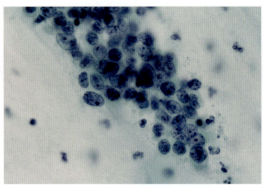

図 24. 小細胞癌, 喀痰, 強拡大
細胞質が乏しく裸核状。クロマチンが粗顆粒状, 濃縮状の細胞が集簇して出現。

(3) 小細胞癌（図 22～24）

　擦過や穿刺, 捺印などの新鮮な材料では, 変性の乏しい多数の癌細胞が散在性または集塊をなして出現するが, 集塊の細胞間結合は緩く, 集塊の辺縁部はほつれを示すことが多い。細胞質は淡染性できわめて乏しい。しばしば核線を呈する。核は類円形ないし多辺形を呈し, 大小不同がみられる。核縁がごく薄く, クロマチンは細顆粒状で密に分布しており, 核小体は小型不整形で不明瞭なものが多い。

　喀痰中では, 壊死物質とともに変性の著しい癌細胞が不規則な集塊を形成し, 粘液に沿って並ぶような配列（一列縦隊）がみられる。孤立性や鋳型状の対細胞を形成し, 様々な出現様相を呈する。細胞の大小不同, 核形の不整が著明で, 細胞は小型で裸核状にみえる。クロマチンは粗顆粒状, 濃縮状のものが多い。

(4) 大細胞神経内分泌癌（図 25, 26）

　肺の神経内分泌腫瘍のうち, 小細胞癌よりも大型で細胞質の広い腫瘍細胞が形態的, 形質的に神経内分泌分化を示す組織型である。

　平面的あるいは立体的細胞集塊で, ロゼット構造もみられるが, 孤立性細胞もしばしばみられる。背景は壊死性で, 核線を認める。細胞は中から大型の大きさで, 類円形あるいは多辺形を示し, 多形性を認める。明瞭な細胞質を有する細胞もみられるが, 裸核状細胞もしばしば認められる。核形は円形, 類円形, 多角形であり, 核縁は薄く均一である。クロマチンは細あるいは粗顆粒状である。1～数個の核小体を認めるが, 不明瞭なこともある。核分裂像を認める。細胞診で上記のような所見がみられ, 免疫細胞化学的染色で神経内分泌分化を確認した場合は, 本組織型が疑われる。

(5) カルチノイド腫瘍（図 27～29）

　喀痰中にカルチノイド腫瘍の細胞を認めることはほとんどない。直接腫瘍を擦過するか, 穿刺する必要がある。

　定型カルチノイドでは, 大きさがほぼ均一な細胞が平面的な配列で出現し, ときにはロゼット様配列もみられる。細胞質は広く泡沫状であるが, 細胞質の辺縁は不明瞭である。核は円形かつ

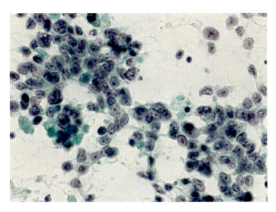

図25. 大細胞神経内分泌癌, 擦過, 中拡大
細胞は大型で多形性に富む。核は類円形ないし多角形で, 核縁は薄く, クロマチンは細あるいは粗顆粒状。1～数個の核小体が存在。

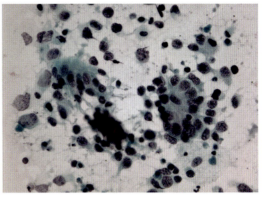

図26. 大細胞神経内分泌癌, 擦過, 中拡大
平面的あるいは立体的細胞集塊。ロゼット構造, 孤立性細胞, 裸核状細胞が存在。

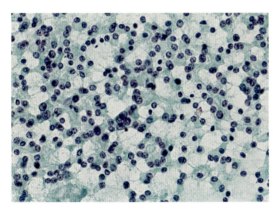

図27. 定型カルチノイド, 穿刺, 中拡大
小型でほぼ均一な細胞が平面的に配列。ロゼット様配列も散見。

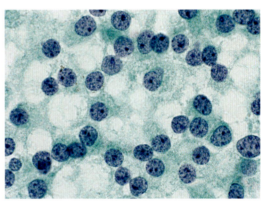

図28. 定型カルチノイド, 穿刺, 強拡大
細胞質は広く泡沫状, 辺縁は不明瞭, 核は円形かつ小型で単調, クロマチンは粗顆粒状で特徴的。

小型で, ほぼ同じ大きさである。クロマチンは軽度に増量し顆粒状で, パターンは単調である。核小体は比較的明瞭で複数個認められる。また, 核の偏在傾向があり, 形質細胞様細胞にみえることがある。

　異型カルチノイドでは, 細胞異型が増し, 核形の不整や核の大小不同がみられ, クロマチンが増量し, 核分裂像や壊死像も認められることがある。細胞診で定型カルチノイドと異型カルチノイドを鑑別することは困難であり, 摘出した病理組織標本で診断するべきである。

(6) 非小細胞癌, NOS

　細胞所見だけでなく, 粘液染色やTTF-1, p40などの免疫細胞化学的染色の結果も腺癌あるいは扁平上皮癌を示唆しない低分化な癌腫で, 転移性肺腫瘍は除外する。追加染色を行う標本がない場合は, 非小細胞癌, NOSと診断することは可能だが, 追加染色を行う標本がないことを付記する。

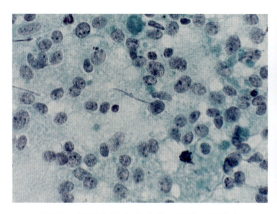

図29. 異型カルチノイド，捺印，強拡大
背景の壊死と核分裂像の存在。

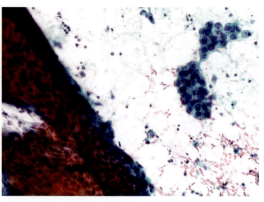

図30. 非小細胞癌，腺扁平上皮癌疑い，擦過，中拡大
標本内に扁平上皮癌を示す大型細胞集塊と腺癌を示す小型細胞集塊が存在。

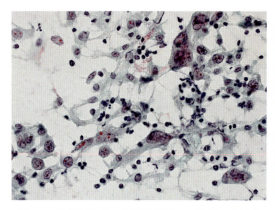

図31. 非小細胞癌，肉腫様癌疑い，擦過，中拡大
平面的に緩く結合した細胞集塊，束状配列の存在。細胞は多形性に富み，紡錘形ないし多辺形で大小不同が著明。

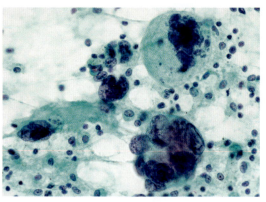

図32. 非小細胞癌，肉腫様癌疑い，擦過，中拡大
多形性を示す大型細胞。巨大で奇怪な核や多核が存在。

(7) 腺扁平上皮癌（図30）

　扁平上皮癌細胞と腺癌細胞の両者が混在して出現するもので，いずれかの細胞が優位を占める。出現した癌細胞は，扁平上皮癌および腺癌の判定基準を満たしており，粘表皮癌とは発生学的にも性格を異にする。多くの場合，優位に出現した細胞に目をとられるので正しく診断されないことも多い。一方，変性した細胞（変性空胞をもつ扁平上皮癌細胞や好酸性に染まる腺癌細胞など）をみて安易に腺扁平上皮癌と診断しないことも必要である。

(8) 肉腫様癌（図31, 32）

　肉腫あるいは肉腫様成分を含む低分化な非小細胞癌で，多形癌，紡錘細胞癌，巨細胞癌，癌肉腫，肺芽腫がある。

　多形癌では，背景に多数のリンパ球，好中球を認め，結合性のある上皮性成分からなる非小細

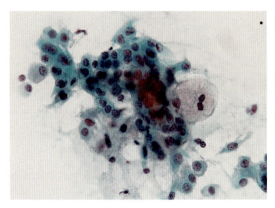 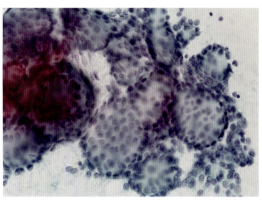

図33. 粘表皮癌，擦過，中拡大　　　　　　　　図34. 腺様嚢胞癌，穿刺，強拡大
泡沫状細胞質を有する粘液細胞と敷石状配列を示す中　　小型で均一な細胞からなる多数の粘液球を有する大型
間細胞。　　　　　　　　　　　　　　　　　　　　細胞集塊。

胞癌細胞と肉腫様癌細胞がみられる。肉腫様部分では，平面的に緩く結合した細胞集塊として出現するが，束状配列もみられる。細胞は多形性に富み，紡錘形ないし多辺形で大小不同を認め，大きい細胞は小さい細胞の5倍以上に及ぶ場合もある。細胞質は豊富で，細胞境界が明瞭である。核は中心性で，類円形あるいは不整形を呈する。核はきわめて大きくかつ大小不同を認め，大きい核は小さい核の5倍以上の大きさである。核縁は薄く，クロマチンは粗顆粒状である。核小体は1～数個で，円形である。多核巨細胞を高頻度に認める。

巨細胞癌は，ほとんどが巨細胞のみで構成され，特に巨大な核や多核の大型細胞が多数出現し，細胞質内に好中球がみられることもある。

(9) 粘表皮癌(図33)

粘膜下腫瘍の発育形態をとるので，喀痰中に出現することは少ない。

扁平上皮細胞類似の細胞，粘液産生の細胞およびその中間型がみられる。扁平上皮細胞類似の細胞は敷石状に配列し，細胞質は比較的豊富で，細胞の辺縁は明瞭である。非角化型扁平上皮癌の細胞に似るが，異型に乏しい。粘液産生細胞の細胞質は豊富で，泡沫状を呈し，腺様嚢胞癌にみられるような粘液物質を取り囲む細胞配列もみられる。核は異型に乏しく，円ないし類円形，核縁は薄く円滑なものが多い。クロマチンは細網状ないし細顆粒状である。

(10) 腺様嚢胞癌(図34)

粘膜下腫瘍の発育形態をとるので，喀痰中に出現することはまずない。

大小不同に乏しい均一な細胞が，粘液物質を中心に，その周囲を取り囲む特徴的な配列を示す。クロマチンは微細顆粒状で，軽度増量が認められるが，核と細胞質の所見は特徴に乏しい。

(11) 転移性肺腫瘍

肺腫瘍が肺原発か転移性かを鑑別することは非常に重要である。したがって，転移性を疑う場合は可能なかぎり原発臓器を推定する。その際の免疫細胞化学的マーカーとしては，「肺癌診療ガイドライン」(日本肺癌学会編)を参照する。

172　5. 細胞診

2. 肺がん検診

　　肺がん検診における判定は，表3の判定基準に基づきＡＢＣＤＥの5区分を用いて分類し，それぞれの指導区分に従って，適切な指示をする。細胞診断名の記述については，日常検査と同様である。なお，判定にあたり以下の点に留意する（陽性例の精密検査方法や局在同定に関しては「9. 肺がん検診の手引き」の章を参照のこと）。

1）総合的判定であること

　　原則として異型の程度が最も強いところによってＢ，Ｃ，ＤあるいはＥに区分される。しかし，個々の細胞の異型度のみならず，全標本に出現した異型細胞のバリエーションや数も含め総合判定が重要である。

2）ＢかＣかの判定をめぐって

　　判定の困難な場合はＣと判定する。Ｃと判定された場合で，再塗抹や6カ月以内の再検査が困難なときには，次回定期検査の受診を勧める。

3）ＣかＤかの判定をめぐって

　　出現した異型細胞がごく少数であるためＣかＤか判定に苦慮することがある。Ｃと判定すれば再塗抹または6カ月以内の再検査となり，Ｄと判定すれば直ちに気管支鏡検査をはじめ精密検査が実施されねばならないことになる。この場合，癌の見落としを防ぐ観点から，Ｄと判定して精密検査の機会を与えるほうがよい。

4）ＤかＥかの判定をめぐって

　　ＤにしてもＥにしても，いずれも指導区分は「直ちに気管支鏡検査をはじめ精密検査をせねばならない」である。したがって，単に肺癌の精密検査ができる施設ではなく，集学的治療法も含めて，総合的に肺癌診療の可能な施設を受診するよう指導するのが望ましい。

　　Ｅと判定された場合は徹底した検査が行われる。癌細胞が出現し，早期癌の可能性が高い場合

表3. 肺がん検診における喀痰細胞診の判定基準と指導区分（2016 改訂）

判定区分	細胞所見	指導区分
A	喀痰中に組織球を認めない	材料不適，再検査
B	正常上皮細胞のみ 基底細胞増生 軽度異型扁平上皮細胞 線毛円柱上皮細胞	現在異常を認めない 次回定期検査
C	中等度異型扁平上皮細胞 核の増大や濃染を伴う円柱上皮細胞	再塗抹または6カ月以内の再検査
D	高度（境界）異型扁平上皮細胞または 悪性腫瘍が疑われる細胞を認める	直ちに精密検査
E	悪性腫瘍細胞を認める	

　　注1）喀痰1検体の全標本に関する総合判定であるが，異型細胞少数例では再検査を考慮する。
　　　2）全標本上の細胞異型の最も高度な部分によって判定する。
　　　3）扁平上皮細胞の異型度の判定は異型扁平上皮細胞の判定基準（表4），および細胞図譜を参照して行う。
　　　4）再検査が困難なときには，次回定期検査の受診を勧める。
　　　5）Ｄ・Ｅ判定で精密検査の結果，癌が発見されない場合には常に厳重な追跡を行う。

でも E と判定すべきである。また，D と判定され，精密検査の結果，癌が発見されない場合でも，経過を追うことにより病巣が明らかになることもある。したがって，精密検査で異常がない場合でも厳重な追跡が必要である。

3. 異型扁平上皮細胞の判定基準（表 4）

　　肺がん検診における喀痰細胞診の最大のねらいは肺門部早期肺癌の検出であるが，上皮内癌および早期浸潤癌由来の扁平上皮癌細胞と異形成などに由来する異型細胞との鑑別は，しばしば困難なことがある。また，臨床例の喀痰細胞診においては，異型細胞の出現部位の同定ができないことが多く，細胞所見に対する組織所見の裏付けが得がたいのが現状である。したがって，現時点では，喀痰細胞診においてこれらの境界的な異型細胞が出現した場合は，細胞診断として，特定の組織所見を断定的に推定することは困難である。そこで，癌とは断定できないが，異型を有する扁平上皮細胞を異型扁平上皮細胞として一括した。異型扁平上皮細胞は異型の程度により軽度異型（判定区分 B），中等度異型（判定区分 C），高度（境界）異型（判定区分 D）と区分し，表 4 の判定基準によって分類する。その要点を以下に記述する。

1) 軽度異型扁平上皮細胞（判定区分 B）（図 35）

　　扁平上皮癌を疑う所見はなく，臨床的にも病的意義はないと考えられる異型扁平上皮細胞（群）である。多くは孤立性で，結合性のやや緩くなった多辺形（多角形）細胞と類円形細胞が混在して認められ，軽度の大小不同性を呈している。細胞質はエオシンまたはオレンジ G に淡染する。多核細胞はほとんど認められないが，2 核細胞が稀にみられる。

2) 中等度異型扁平上皮細胞（判定区分 C）（図 36，37）

　　扁平上皮癌を疑う所見はなく，細胞判定は陰性である。癌細胞を誤判定する可能性を少なくするために，追加検査，あるいは保存検体の再塗抹などの方策が勧められるような異型扁平上皮細胞（群）である。類円形細胞が主体をなし，その中に不整形の細胞が混じって大小不同性がやや目立つ。細胞質はエオシン・オレンジ G 好性のものが多く，ときに多染性を示し，ときに重厚感を伴うようになる。N/C 比はエオシン・オレンジ G 好性細胞で 1/3 程度の径比にとどまる。多核細胞は時々出現する。

3) 高度（境界）異型扁平上皮細胞（判定区分 D）（図 38〜40）

　　扁平上皮癌を疑うが，非癌性の病変である可能性も考えられ，必ずしも断定し得ない所見を呈する異型扁平上皮細胞（群）である。気管支鏡を含めた精密検査は，必ず行われるべきである。このような所見から癌が発見される場合は，早期癌であることが多い。異型細胞の多くは孤立性であるが不規則に異型細胞が配列する集塊もしばしばみられ，大小不同性と多形性を呈するようになる。細胞質は重厚感のある染色性で，ときに橙黄色（レモンイエローなど）の光輝性を呈する。細胞相互封入像がときにみられ，多核細胞の出現する頻度が高い。核形不整やクロマチンの中等度増量がみられる。

174　5. 細胞診

表 4. 喀痰細胞診における異型扁平上皮細胞および扁平上皮癌細胞の判定基準 (2016 改訂)

判定区分	出現様相	細胞質 染色性	細胞質 光輝性	細胞質 厚み・構造	細胞形	細胞の大小不同	N/C比[1]	核 形	核の大小不同	核縁[2]	核 数	クロマチン量[3]	クロマチン分布・パターン	核小体
B 軽度異型扁平上皮細胞	多くは孤立性	ほとんどOG好性、淡染		均質	小リンパ球程度まで、類円形ないし多辺形	目立たない	小～中	小リンパ球まで、類円形	目立たない	円滑		軽度増量	ほぼ均等	不明
C 中等度異型扁平上皮細胞	多くは孤立性	ほとんどOG好性、ときに重厚感のある染色性		ときにやや厚みあり、ときに不整な構造	小リンパ球の2倍程度まで、類円形ないし多辺形、ときに奇妙な形	目立たない	小～中	小リンパ球まで、軽度不整まで	目立たない	やや不整	ときに多核	軽度増量	ほぼ均等	ときに認める
D 高度(境界)異型扁平上皮細胞	孤立性、不規則配列の細胞集団、ときに細胞相互封入像	ほとんどOG好性、一部LG好性、重厚感のある染色性	ときに橙黄色(レモンイエローなど)の光輝性	厚みあり、不整な構造、ときに層状な構造	小リンパ球の4倍程度まで、類円形、多辺形、奇妙な形など多様	目立つ	小～大	ときに小リンパ球を越える、不整やくびれ	目立つ	不整	しばしば多核	中等度増量	不均等分布、凝集	しばしば認める
E 扁平上皮癌細胞	孤立性、不規則配列の細胞集団、しばしば細胞相互封入像	多様、OG好性、LG好性、重厚感のある染色性	しばしば橙黄色(レモンイエローなど)の光輝性	不整な構造、顕著な層状構造	小リンパ球の5倍以上のもの、不整形、奇妙な形など多彩	著明、しばしば大型細胞	小～大	しばしば小リンパ球の2,3倍、しばしば不整、やくびれ	著明	粗剛	しばしば多核、多彩な核数、核の大小不同も著明	高度な増量	不均等分布、凝集、濃縮核	しばしば認める

OG：オレンジG、LG：ライトグリーン

注1) N/C比"中"とは、OG好性細胞では1/3、LG好性細胞では1/2とする。

2) 核縁"円滑"とは、「核縁の厚みが均一であること」、"不整"とは、「核縁の厚みが不均一で凸凹していること」、"粗剛"とは、「核縁に不均等に著明なクロマチンの凝集を認め、核縁の厚みが不均一であること」とする。

3) クロマチン量"中等度増量"とは、「好中球の核濃度と同程度の核濃度であること」。

4) 大字による記載は重視すべき細胞所見である。

5) 高度(境界)異型には一部癌が含まれている。

II. 成績の報告と細胞判定基準　175

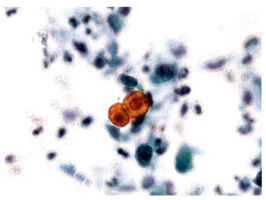

図35. B判定
小型円形細胞。N/C比は小〜中、クロマチンの増量を認めない。

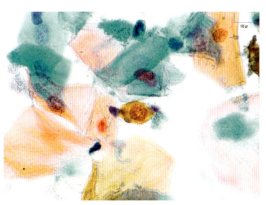

図36. C判定
小型多辺形細胞。N/C比はやや大型で、クロマチンは不均等に分布し、細胞質の厚みに乏しい。

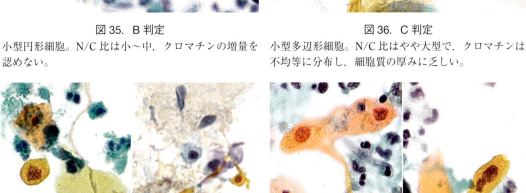

図37. C判定
左：小型類円形細胞。核形不整とクロマチンの増量を示すが、細胞質の厚みに乏しい。右：中型不整形細胞。細胞質に厚みを有するがクロマチンは軽度増量まで。

図38. D判定
左：奇妙な形の細胞。クロマチンは中等度に増量するが、癌とするには細胞質の厚みに乏しい。右：中型多辺形の多核細胞。クロマチンは中等度に増量するが、癌とするには細胞質の厚みに乏しい。

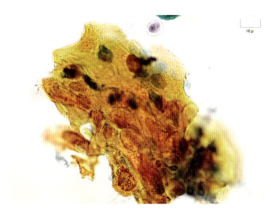

図39. D判定
表層系の細胞集塊。N/C比大で、光輝性細胞質、核の大小不同を認める。クロマチン増量は中等度にとどまる。

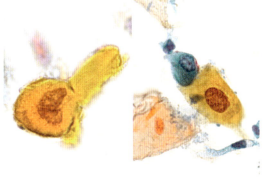

図40. D判定
左：中型不整形細胞。光輝性細胞質で、核形不整だがクロマチン増量は中等度まで。右：中型多辺形細胞。クロマチンは中等度以上に増量するが、ほぼ均等に分布し、癌とするには細胞質の厚みに乏しい。

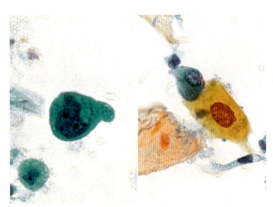
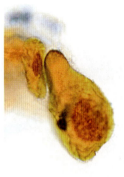
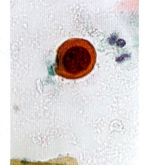

図41. E判定

早期癌。左：中型不整形細胞。細胞質重厚，N/C比大で核形不整，クロマチンは中等度の増量まで。右：細胞相互封入像。N/C比大でクロマチンは高度に増量し，均等に分布。

図42. E判定

早期癌。左：大型多辺形細胞。細胞質は厚く光輝性だが，N/C比中でクロマチンは中等度の増量まで。右：小型類円形細胞。細胞質重厚，N/C比大でクロマチンは高度に増量するが，核形不整に乏しい。

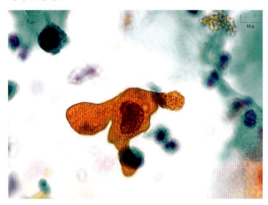
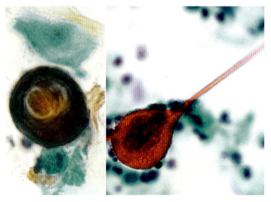

図43. E判定

早期癌。奇妙な形の大型細胞。細胞質は重厚。N/C比小で核形不整に乏しく，クロマチンは中等度に増量。

図44. E判定

進行癌。左：中型類円形の多染性細胞。細胞質は重厚。細胞相互封入像を認める。右：大型オタマジャクシ型細胞。細胞質は重厚，多核，N/C比大，核形は不整で，クロマチンは高度に増量。

4）扁平上皮癌細胞（判定区分E）（図41〜44）

　細胞の多形性や染色の多彩性が著しく，奇妙な形態を示す細胞もしばしばみられる。細胞質の著明な厚みや層状構造がみられ，しばしば橙黄色（レモンイエローなど）の光輝性がみられる。クロマチンは高度に増量し凝集がみられ，核形不整や大小不同も著しい。細胞相互封入像もしばしばみられる。

　上皮内癌および浸潤が軽微な癌（ここでは併せていわゆる「早期癌」とする）においては，癌細胞としての判定基準は進行扁平上皮癌と大きく異なるものではないが，得られる異型細胞数が少なく，背景はきれいで，著しく重厚な細胞質を有したり大型核にクロマチンが著明に増量・凝集することは稀である。核は類円形で小型のものが多く，クロマチンの増量も著明ではなく比較的均一に分布することが多いため，癌とは断定できないことも少なくない。しかし，光輝性橙黄色（レモンイエローなど）の細胞質や2核細胞が多くみられたり，全体像として染色性，細胞の形，クロ

II. 成績の報告と細胞判定基準　　177

マチンパターンなどに多様性がみられることなどにより，いわゆる早期癌と推定し得る場合もある。

4. 胸膜中皮腫（表5，図45〜50）

胸水貯留は胸膜中皮腫の最初の徴候であることが多いが，経過中に消失することもある。したがって，初回の胸水貯留時に体腔液細胞診を行うことにより，早い時期に中皮腫の診断が可能となる。胸水中に出現する中皮腫細胞の多くは上皮様成分であり，肉腫様成分が出現することは稀である。

表5に細胞診断で胸膜中皮腫を示唆する細胞所見を挙げる。中皮腫では，背景に様々な炎症細胞が出現し，ヒアルロン酸が豊富な検体では，ヘマトキシリンで淡染する粘液様物質を認める場合がある。これらを背景に，多数の中皮由来の細胞を，孤立性あるいは大小の球状，乳頭状や平面的集塊として認める（図45）。

これらの腫瘍細胞は反応性中皮よりも大きく，細胞質はライトグリーン好染性で，核周囲は明るく，その周囲は重厚感を示す（図46）。発達した微絨毛および微絨毛周囲へのヒアルロン酸の付着により細胞質辺縁は不明瞭である。Giemsa染色では細胞質は好塩基性を呈し，ときに細胞質辺縁が異染性を示す。核は類円形のものが多いが，核形不整を示すものもある。強い核異型を認めることは稀である。好酸性で明瞭な核小体が1ないし2個みられる。また，多核細胞の出現頻度は高い（図47）。相互封入像に伴い，一方の細胞質が瘤状に突出する「hump様細胞質突起を有する鋳型細胞」がみられる（図48）。間質を伴った細胞集塊（collagenous stroma）が高頻度に出現し（図49），オレンジG好性細胞（図50），印環細胞型の腫瘍細胞を認める。

腫瘍細胞はグリコーゲンに富むため，PAS反応で顆粒状の強陽性を示し，ジアスターゼ消化で陰性化する。また，アルシアンブルー染色では背景や細胞質辺縁あるいは印環細胞形態を呈する細胞内粘液様物質が陽性所見を示し，ヒアルロニダーゼ消化試験で陰性化する。

これらの所見が見られた場合は，癌腫の胸膜転移や反応性中皮を鑑別するために，細胞転写法，セルブロックなどにより免疫細胞化学的染色を行う必要がある。癌腫との鑑別は，多くの場合，免疫細胞化学的染色により可能である。中皮のマーカーと癌腫のマーカーを，それぞれ少なくとも2種類の抗体を用いて確認することを原則とする。染色性が中皮腫として矛盾する場合は，さらに別の抗体を追加し検討する。なお，癌腫の体腔液細胞診標本には背景に反応性中皮も出現するため，小型の中皮が中皮のマーカーに陽性であっても中皮腫と誤診しないよう注意が必要である。

表5. 中皮腫診断に役立つ細胞所見

1) 背景の粘液様物質（ヒアルロン酸）	7) 細胞質辺縁の不明瞭化
2) 多数の中皮腫細胞の出現（孤立散在性，球状・乳頭状細胞集塊）	8) 細胞質の重厚感
3) Collagenous stroma を有する細胞集塊	9) オレンジG好性細胞
4) 相互封入像（cell-in-cell）および hump 様細胞質突起を有する鋳型細胞	10) 細胞の大型化（リンパ球の6倍以上）
5) 窓形成および細胞相接所見	11) 核の腫大（リンパ球の4倍以上）
6) 2核以上の多核細胞の出現率増加	

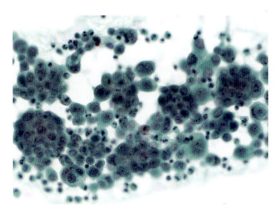

図45. Pap. 染色 中皮腫, 胸水, 弱拡大
多数の細胞が散在性に, あるいは集塊を形成して出現している.

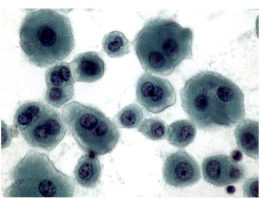

図46. Pap. 染色 中皮腫, 胸水, 強拡大
細胞質はライトグリーン好染性で重厚感を呈し, 細胞質辺縁は不明瞭である.

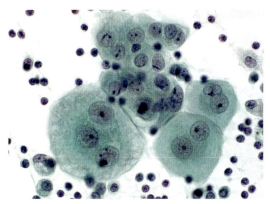

図47. Pap. 染色 中皮腫, 胸水, 強拡大
2核以上の多核細胞を認める.

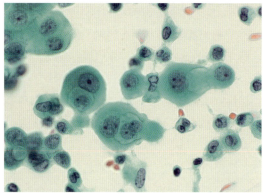

図48. Pap. 染色 中皮腫, 胸水, 強拡大
相互封入像およびhump様細胞質突起を有する鋳型細胞を認める.

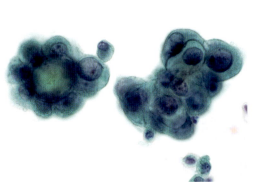

図49. Pap. 染色 中皮腫, 胸水, 強拡大
集塊の中央にⅡ型 collagenous stroma を認める.

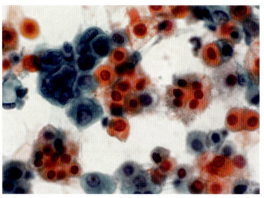

図50. Pap. 染色 中皮腫, 胸水, 強拡大
オレンジG好性細胞を認める.

胸水中に出現する反応性中皮は，通常は出現する細胞数が少なく，孤立散在性あるいは平面的な小集塊として認められる。また窓形成と細胞相接所見が認められる。核は軽度の大小不同性を示し，ときに多核細胞も出現するが，出現頻度は低く5核以上の細胞はほとんどみられない。反応性中皮でも稀に中型から大型の集塊形成や相互封入像，collagenous stroma，オレンジG好性細胞がみられることもあるが，その頻度は中皮腫よりも低い。反応性中皮でも，高い細胞密度，多形性，核分裂像など，悪性腫瘍に類似した所見を示すことがある。

細胞診で中皮腫と反応性中皮を鑑別することは困難な場合がある。このような場合には，蛍光 in situ ハイブリダイゼーションによる *CDKN2A* のホモ接合性欠失の検索，免疫細胞化学的染色による MTAP や BAP1 の消失の検討が，中皮腫と反応性中皮の鑑別にきわめて有用である。

細胞診判定基準改訂委員会（2023年3月29日〜2024年11月2日）

委員長　　　佐藤　之俊

副委員長　　羽場　礼次

委　員　　　薄田　勝男，河原　邦光，桜田　　晃，田中　良太，松林　　純，三浦　弘之，
　　　　　　谷田部　恭，吉澤　明彦

オブザーバー　廣島　健三

協力委員　　柿沼　廣邦，渋木　康雄，三宅　真司

中皮腫瘍取扱い規約　細胞診（2022年10月3日〜）

委員長　　　河原　邦光

委　員　　　岡　輝明，佐藤　之俊，鶴岡　慎悟，畠　　榮，羽原　利幸，濱川　真治，
　　　　　　濱﨑　慎，廣島　健三，松本　慎二

（五十音順）

臨床・病理 肺癌取扱い規約 第9版

第6章

気管支鏡診断

I. 気管支分岐と分岐次数について

気管支分岐と分岐次数および気管より亜区域支までの命名を図1に示した。

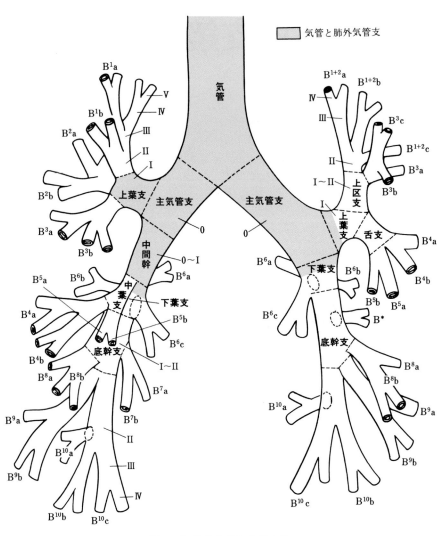

図1. 気管支分岐と分岐字数

主気管支	0次
中間気管支幹(中間幹)	0-I次
上葉気管支(上葉支), 中葉気管支(中葉支), 下葉気管支(下葉支)	I次
上区気管支(上区支), 舌区気管支(舌支), 底幹気管支(底幹支)	I次-II次
区域支	II次……………………B^1
亜区域支	III次……………………$B^1a\ B^1b$
亜々区域支	IV次……………………$B^1ai\ B^1aii$
	V次……………………$B^1ai\alpha\ B^1ai\beta$
	VI次………$B^1ai\alpha x\ B^1ai\alpha y$
	VII次………$B^1ai\alpha xx\ B^1ai\alpha xy$

IV次, V次気管支の命名に関しては, すでに命名されている亜区域支a. bの分岐に準じてi, ii, および, α, βと命名する。したがって, その気管支の分岐方向と分布領域からみて上方, 後方または外側方のものをiあるいはαとし, 下方, 前方または内側方のものをiiあるいはβとする。VI次以降の分枝はxとyの2分岐で表し, V次気管支までの方法に準じて, 上方, 後方, 外側方をx, 下方, 前方, 内側方をyとしてV次気管支に連続して表記する。

II. 正常気管支鏡所見

正常気管支鏡所見を表1に気管および気管支の分岐形態を表2に示した．気管支壁の層構造（図2）は上皮層，上皮下層，筋層，筋外層，軟骨層，軟骨周囲層（外膜）の6層と気管支外組織に大別され，表1の所見分類の基本となる．ラジアル走査式気管支腔内超音波では，肺外気管支の軟骨部と区域気管支までの肺内気管支の気管支壁は5層構造を示す（図3）．

表1. 内視鏡的層別用語（病型分類）と含まれる構造物および正常気管支鏡所見

内視鏡的層別用語（病型分類）		含まれる解剖学的構造物	正常気管支鏡所見
上皮層（上皮型）		上皮	透明，滑沢
上皮下層（上皮下型）		基底膜	
		血管（気管支静脈系）	上皮下血管
		疎性結合組織など	
		弾力線維	縦走襞
壁内層（壁内型）	筋層	平滑筋	輪状襞
	筋外層	腺組織	（観察されない）
	軟骨層	軟骨	軟骨・軟骨輪
壁外層（壁外型）	軟骨周囲層（外膜）	疎性結合組織など	（観察されない）
	気管支外組織	リンパ組織など	（観察されない）

表1は肺内気管支について整理したものである．肺外気管支とは弾力線維の分布，軟骨の形態など組織学的相違点が存在するため，正常所見に若干の相違点がみられることに留意していただきたい．

（清嶋護之，他．気管支学．2018；40：401-413 より転載）

表2. 気管および気管支の分岐形態

A. 鈍型分岐，鋭型分岐のいずれかがみられる部位：
気管分岐部，各葉支分岐部，左肺上区支と舌支分岐部，右肺上葉の区域支分岐部，左肺上区の区域支分岐部，左 $B^{1+2}c$，左右 B^6 亜区域支分岐部

B. 常に鋭型分岐を示す部位：
中葉支の区域支分岐部，舌区支の区域支分岐部，左右肺底区の区域支分岐部，A 以外のすべての亜区域支およびそれより末梢の分岐部

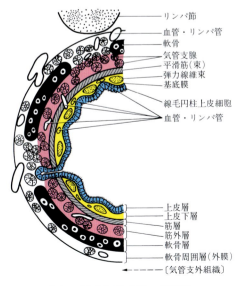

図2. 肺内気管支壁の層構造

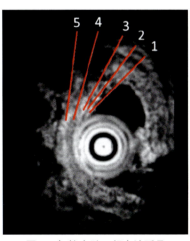

図3. 気管支壁の超音波所見
1. 境界エコー
2. 上皮下組織
3. 気管支軟骨内側縁の境界エコー
4. 気管支軟骨
5. 気管支軟骨外側縁の境界エコー

III. 気管支鏡による病変の観察項目と所見

　表3に示した形態分類，内視鏡的層別分類，観察項目および所見用語を用いて，正常から病変に至る気管支鏡所見を記載する。

表3. 形態分類，内視鏡的層別分類，観察項目および所見用語

観察項目	観察小項目	所見
1. 形態分類		
①病変の広がり	限局性，非限局性	
②表面の性状	色調	正常，発赤，白色調＊＊，黒褐色調
③気道内腔の変化	狭窄性変化	（　）％狭窄，閉塞などの表現で程度を記載する。層別解析の後に外圧性(壁外性)狭窄，腔内性秩序，混合性狭窄，瘢痕性狭窄，機能性狭窄を記載する。
	拡張性変化	拡張＊＊
	隆起性変化＊	結節，ポリープなど
	平坦性変化＊	浮腫・膨張，肥厚，顆粒状・凹凸不整，小結節など
	陥凹性変化	びらん，潰瘍
	その他の変化	白苔・壊死，瘢痕，瘻孔，憩室，萎縮など
④気管・気管支分岐角		開大
2. 内視鏡的層別分類		
①上皮		透明，潤沢(正常)
		透見性の消失
②上皮下血管所見	可視性	明瞭(正常)
		不明瞭化，消失
	密度，太さ	正常
		拡張(怒張)・増生，口径不同
		減少＊＊
	その他の血管初見	赤色点，らせん状
③縦走襞(上皮下層の弾力線維束を反映)		正常
		強調・明瞭化
		断裂，消失，不明瞭化
		肥厚，圧縮強調
		Bridging folds
④輪状襞(平滑筋を反映)		正常
		強調・明瞭化
		消失・不明瞭化
⑤軟骨輪(気管・肺外気管支) 軟骨(肺内気管支)		正常
		強調・明瞭化
		増生性変化
		変形

　＊隆起性変化と平坦性変化は病変の高さで区別する。前者は高さ2mm以上の病変であり，これは生検鉗子の幅とおおよそ一致する。

　＊＊加齢による萎縮性変化がおこると上皮下組織量が減少する。この結果，気管支内腔は拡張し，上皮下血管は減少し，血流量減少により白色調の色調変化が生じるので病的変化との鑑別を要する。

(清嶋護之，他．気管支学．2018；40：401-413より転載)

IV. 内視鏡的早期肺癌の診断基準および内視鏡所見

　これまでの日本肺癌学会気管支鏡所見分類委員会での検討により，以下に示す基準Aと基準Bを満たすものを内視鏡的早期肺癌の診断基準と定義し，この定義に従った内視鏡所見を示す。ただし thin slice CT などの機器発展により，X線画像で描出される内視鏡的早期肺癌も散見され，今後も診断基準の見直しは必要である。

1．内視鏡的早期肺癌の診断基準

基準A：臨床的基準

(1) 胸部X線写真（CT像を含む）が正常像であること。
(2) 病期診断に用いられる画像検査（CT，FDG-PET，脳MRI，骨シンチグラフィ，腹部超音波など）によりリンパ節および遠隔転移がないこと。

基準B：内視鏡的基準

(1) 気管から亜区域支までに限局する。
(2) 病巣の末梢辺縁が，内視鏡的に可視できること。
(3) 病巣の長径が2cm以下であること。
(4) 組織学的に扁平上皮癌であること。

2．内視鏡的早期癌の基本型

　3つの基本型に分類する（図4）。

(1) 平坦型：気管支上皮が軽度肥厚した病変で，気管支の分岐部で最もよく観察される。
(2) 結節型：癌病巣が，周囲と明瞭に境され，広い基部をもつ（広基性），隆起した腫瘍である。腫瘍の高さが鉗子径の短径（2mm）以上の病巣とする。
(3) 早期ポリープ型：有茎性の腫瘍として内視鏡的に捉えられる病巣である。結節型病変との鑑別が難しく，呼吸性移動の確認が決め手になることがある。

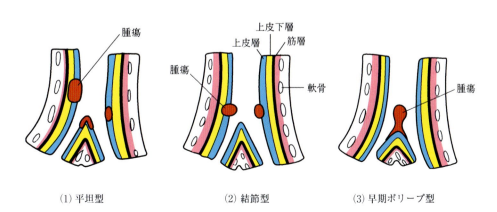

図4．腫瘍増殖形態からみた内視鏡的早期肺癌の所見分類

186   6. 気管支鏡診断

以上が，基本型である。少数であるが，1型から3型の間で相互に混合型が存在する。

3. 内視鏡的早期癌の気管支鏡所見（図5〜12）

左に白色光観察画像，右に自家蛍光気管支鏡画像を示す。

4. 画像強調内視鏡

内視鏡的早期肺癌は，亜区域気管支より中枢側に発生した肺癌で，癌の浸潤が組織学的に気管支壁を越えないで，リンパ節転移，遠隔転移がないものと定義されている。内視鏡的早期肺癌の診断上，病巣を発見するだけでなく，病巣の進展範囲を正確に把握することが治療するうえで重要である。そのためには病変の広がりと深達度を正確に評価する必要がある。早期癌の発見，進展範囲の診断に自家蛍光気管支鏡 Auto-fluorescence bronchoscopy（AFB），病巣の上皮および上皮下所見を質的に診断する装置として Narrow band imaging（NBI）が用いられる。

1）自家蛍光気管支鏡　Auto-fluorescence bronchoscopy（AFB）

正常気管支は380〜460 nm 程度の波長光（紫〜青色領域）で励起すると，480〜520 nm 程度の波長（緑色領域）を有する自家蛍光を発する性質をもつ。一方，癌病巣および異形成病変では，病変部の上皮の肥厚や血管新生による相対的ヘモグロビン量の増加によって，自家蛍光は正常部位と比べて有意に減弱する。この自家蛍光の差を利用して病変部位を明確に観察することを可能としたのが自家蛍光気管支鏡である。正常部位と病変部位の蛍光差を観察することにより，癌病巣の進展範囲を明瞭に診断することができる（図5〜12）。

2）Narrow band imaging（NBI）

NBI は，RGB の光学フィルターの帯域を制限することにより，上皮および上皮下層の微細な構造をコントラスト良く画像化するシステムである。ヘモグロビンが，青色の光に加え緑色の光に対して強い吸収特性があることを利用し，青色とともに緑色の狭帯域の光を照射することにより，上皮および上皮下層の微細構造，特に毛細血管を明瞭に描出することが可能になる。NBI を組み合わせた気管支ビデオスコープの観察では，気管支 squamous dysplasia における蛇行した血管網の増生，錯綜，点状血管の描出を観察，扁平上皮癌においては，腫瘍表層へ立ち上がってくる様々な太さの螺旋型あるいはスクリュー型の新生腫瘍血管の観察が可能である（図13）。

IV. 内視鏡的早期肺癌の診断基準および内視鏡所見　　187

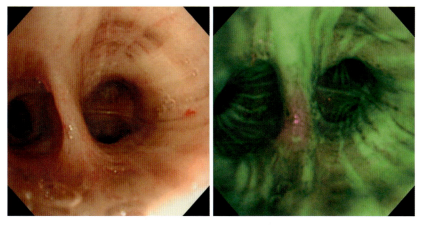

図 5. 内視鏡的早期肺癌：平坦型
右 B^7 と底幹の分岐部に軽度の肥厚を認め，自家蛍光の減弱（マゼンダ色）を認める。

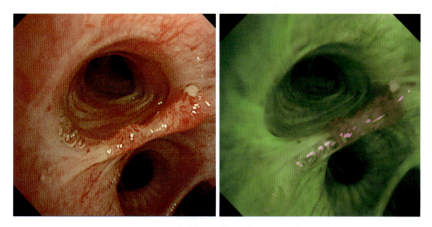

図 6. 内視鏡的早期肺癌：平坦型
中葉気管支と右下葉気管支との分岐部に平坦性変化・肥厚を認める。病変は拡張増生した血管を伴っている。分岐部中央に生検による陥凹を認める。

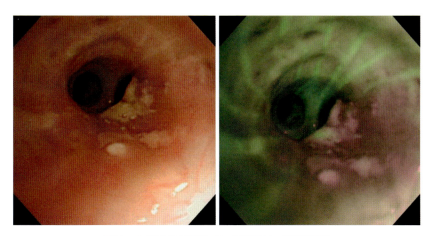

図 7. 内視鏡的早期肺癌：結節型（一部平坦型）
左 B^{1+2}_{a+b} 入口部に周囲の気管支壁の肥厚を伴う多発する小結節を認める。同部では上皮の透見性は失われており，縦走襞も観察できない。

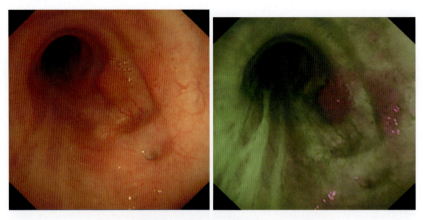

図8. 内視鏡的早期肺癌：平坦型および結節型

左主気管支軟骨部に平坦性病変(手前)，その1軟骨輪末梢に結節型隆起性病変を認める。病変は発赤調であり，病変の周囲にはやや拡張した上皮下血管が観察される。手前の病変には赤色点がわずかに観察される。

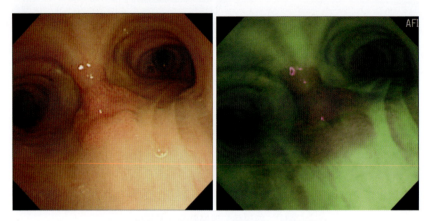

図9. 内視鏡的早期肺癌：結節型(一部平坦型)

気管下部膜様部から気管分岐部にかけて平坦性変化と結節状の隆起性変化が波打ち状に連続した所見を認める。同部では縦走襞は消失しており，病変内に赤色点も認められる。

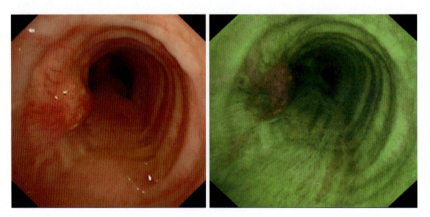

図10. 内視鏡的早期肺癌：結節型

気管中部左側壁に結節型の隆起性病変を認める。病変周囲には拡張した上皮下血管が観察される。

IV. 内視鏡的早期肺癌の診断基準および内視鏡所見　　189

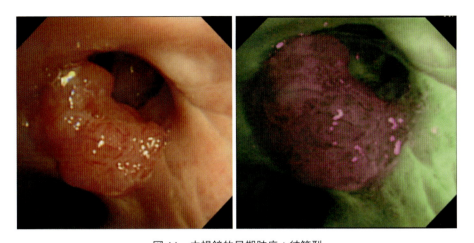

図11. 内視鏡的早期肺癌：結節型
右上葉気管支入口部に結節型の不整形の隆起性病変を認める。腫瘍内に拡張増生した血管を認める。

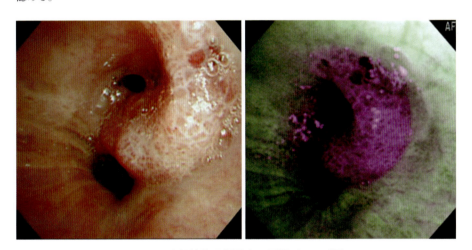

図12. 内視鏡的早期肺癌：早期ポリープ型
左上下葉気管支分岐部より左主気管支に向かって増生するポリープ状の隆起性病変を認める。腫瘍はやや白色調を呈するが，明らかな壊死は認めない。

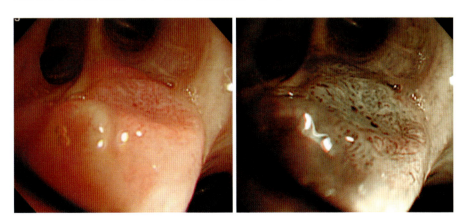

図13. 内視鏡的早期肺癌：平坦型（扁平上皮癌）
左：上皮の発赤を認める。右：NBI観察では，上皮および上皮下内にコークスクリュー状および点状に増生する血管を認め，同部位より生検を施行した結果，扁平上皮癌と診断した。

V. 非早期肺癌の内視鏡所見分類

　腫瘍の増殖形態を総合的に，図14のごとく，A. 上皮型（上皮層および上皮下層を破壊して増殖する）と，B. 上皮下型（上皮下に浸潤増殖する）およびC. 壁内型，D. 壁外型に分類した。さらに，上皮型を(1)表層浸潤型，(2)結節隆起型，および(3)ポリープ型とした。
　腫瘍の増殖により形成される気管支鏡所見を表3に示した。
　上皮型は中心型（肺門型）扁平上皮癌に，上皮下型は小細胞癌，壁内型や壁外型は末梢発生の腺癌に観察されることが多い。図15〜27に非早期肺癌，その他の悪性腫瘍，および図28〜31に鑑別を要する良性腫瘍の内視鏡所見を示す。

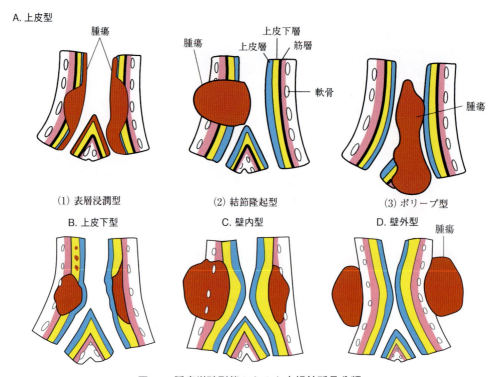

図14．腫瘍増殖形態からみた内視鏡所見分類

＜非早期肺癌＞

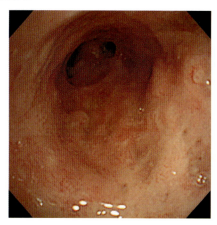
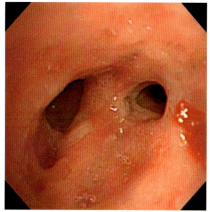

図15．非早期肺癌：表層浸潤型（扁平上皮癌）
左（遠景写真）：右上葉支入口部に肥厚，凹凸不整を認める。上皮下血管や縦走襞は観察できない。右（近景写真）：右上葉区域支分岐部には発赤と肥厚，凹凸不整を認める。表層浸潤型の進展を示す腫瘍と考えられる。

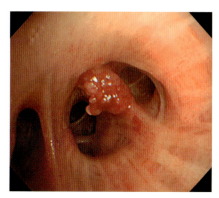
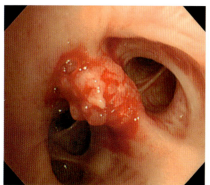

図16．非早期肺癌：結節隆起型（扁平上皮癌）
右B^{6}と右底幹気管支の分岐部に結節状の隆起性病変を認める。腫瘍は不整形であり，出血を伴う。

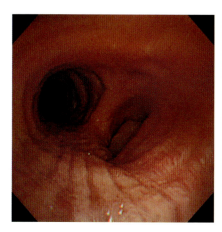
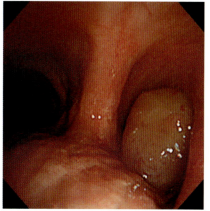

図17．非早期肺癌：ポリープ型（腺癌）
右主気管支の内腔にポリープ状の隆起性病変を認める。病変は白黄色調で右主気管支を90％程度狭窄している。壊死や白苔は認めない。

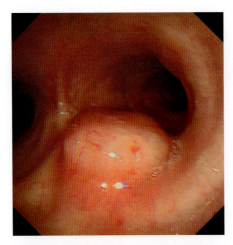

図18. 非早期肺癌：上皮下型（腺癌）
気管〜右主気管支入口部の膜様部に，白色調を呈する結節状の隆起性病変を認める。上皮の透明性，光沢は保たれている。縦走襞は腫瘍で持ち上げられており，いわゆる bridging folds の所見を呈している。

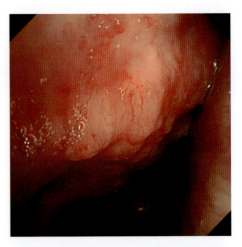

図19. 非早期肺癌：上皮下型（小細胞癌）
気管下部前面から右主気管支前面に連続する凹凸不整，白色調の隆起性病変を認める。上皮の透見性は保たれており，上皮下血管は口径不同や蛇行を呈している。

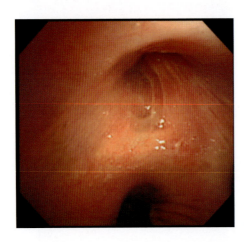

図20. 非早期肺癌：壁外型および壁内型（腺癌）
右上葉・中間気管支幹の分岐部は鈍化しており，リンパ節腫大による外圧性の狭窄と考えられる。上葉支の縦走襞は bridging fold の所見を呈しており，同部では壁内への進展が疑われる。

＜その他の悪性腫瘍＞

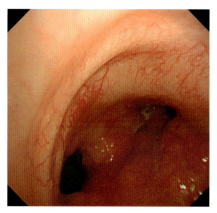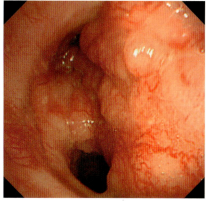

図21. 腺様嚢胞癌

気管下部〜右主気管支に凹凸不整な結節状の隆起性病変を認める。上皮下血管の拡張・増生を伴っており，縦走襞は観察されない。上皮下主体の病変と思われる。

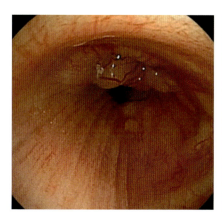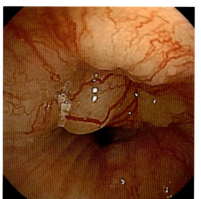

図22. 腺様嚢胞癌

気管下部軟骨部に凹凸不整な結節状の隆起性病変を認める。上皮は滑沢であり，上皮下血管の増生・怒張を伴う。上皮下主体の病変と思われる。

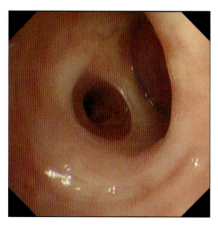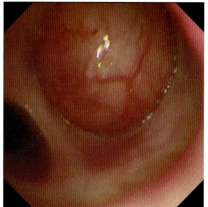

図23. 粘表皮癌

左B^3_{b+c}入口部にポリープ状の隆起性病変を認める。病変表面は滑沢であり，拡張した上皮下血管を認める。

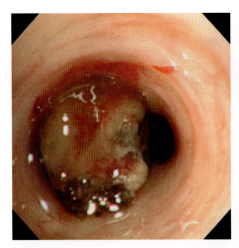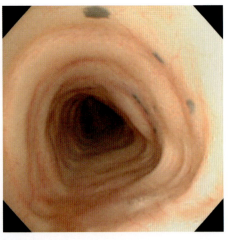

図24. 悪性黒色腫

右 B^3_b を狭窄する壊死・出血を伴う結節状の隆起性病変を認める。病変は暗褐色，黒色を呈しており，気管に認められた小結節も黒色を呈する。

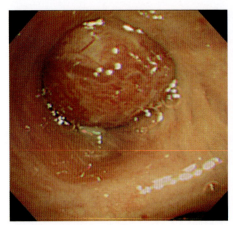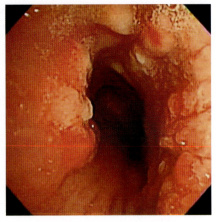

図25. カルチノイド

右上葉気管支をほぼ閉塞するポリープ状の隆起性病変を認める。病変表面は滑沢であり，拡張・増生した上皮下血管が認められる。

図26. ホジキンリンパ腫

気管軟骨部を中心に凹凸不整な隆起性変化を認める。上皮下血管は観察されず，びらん，浮腫状変化をきたしている。

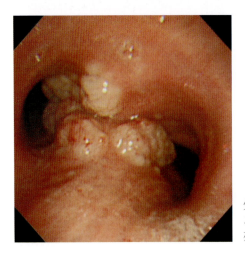

図27. MALT リンパ腫

気管分岐部から両主気管支入口部にかけて，多発する白色調の結節状の隆起性病変を認める。白苔や壊死は認めない。

＜鑑別を要する良性腫瘍＞

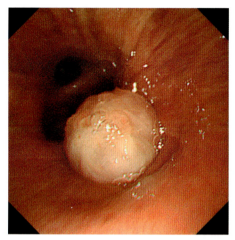

図 28. 過誤腫
右 B^6 を閉塞するポリープ状の隆起性病変を認める。病変は白色〜黄色調を呈し，凹凸不整である。上皮下の血管は観察できないが，白苔や壊死は認めない。

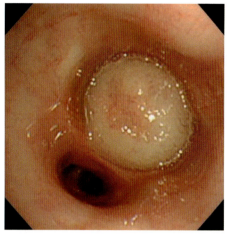

図 29. 平滑筋腫
左底幹気管支を閉塞するポリープ状の隆起性病変を認める。病変は白色調を呈し，上皮下血管も乏しい。白苔や壊死は認めない。

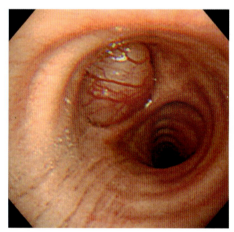

図 30. 神経鞘腫
左主気管支を閉塞する隆起性病変を認める。表面は滑沢で上皮下血管の増生・拡張を伴う。

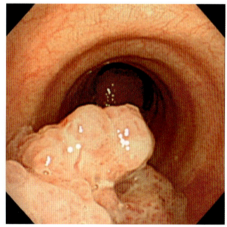

図 31. 乳頭腫
気管内腔に複数の結節状の隆起性病変を認める。病変は不整形であり，内部に赤色点を認める。

VI. 気管支腔内超音波断層法
（Endobronchial Ultrasonography：EBUS）

1. ラジアル走査式

　EBUSには，気管支鏡の生検チャンネルに細径超音波プローブを挿入して観察するラジアル走査式気管支腔内超音波断層法と，気管支鏡と超音波プローブが一体となったコンベックス走査式の2種類が使用されている。気管支壁深達度診断には，ラジアル式が用いられ，肺外気管支の軟骨部と区域気管支までの肺内気管支では，気管支壁は5層構造を示す（図3）。また肺野病変の診断にもラジアル式は有益である（図32～38）。

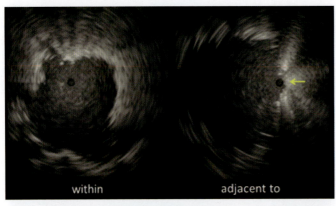

図32. 超音波プローブと病変の位置関係
within：超音波プローブの全周に病巣が存在する状態。
adjacent to：超音波プローブの全周には病巣が存在せず接している（矢印）状態。

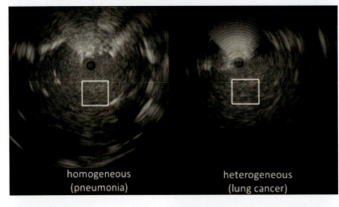

図33. 病変の内部エコー
homogeneous：病変内部から生じる内部エコーが一様で均一（代表例：肺炎）。
heterogeneous：病変内部から生じる内部エコーが一様でなく不均一（代表例：肺癌）。

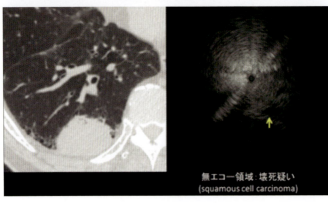

図34. 連続性のない無エコー領域
プローブを進退させながら走査したEBUS画像で，連続性のない限局性の無エコー領域（矢印）は，液体成分の貯留が考えられる。壊死，粘液の貯留などが推測される。

VI. 気管支腔内超音波断層法（Endobronchial ultrasonography：EBUS） 197

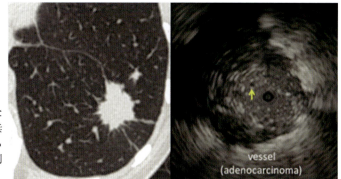

図35. 円形の無エコー領域
プローブを進退させながら走査したEBUS画像で，連続性のある管腔状の無エコー領域（矢印）は，血管が最も考えられるが，気管支内の喀痰貯留なども鑑別に挙がる。

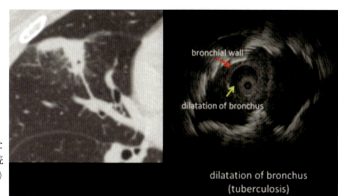

図36. 円形の無エコー領域
プローブを進退させながら走査したEBUS画像で，気管支壁に囲まれた連続性のある管腔状の無エコー領域（矢印）は，気管支内の液体貯留が考えられる。

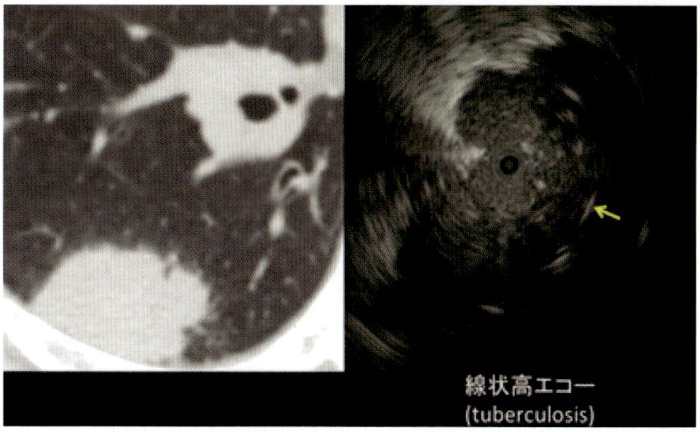

図37. 線状高エコー
病変内の線状の高エコー（矢印）は，病変の気管支内に残存した空気，気管支壁による反射などが考えられる。

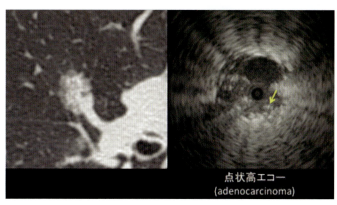

図38. 点状高エコー
病変内の点状の高エコー（矢印）は，病変の肺胞内に残存した空気による超音波の反射が最も考えられる。石灰化などが鑑別に挙がる。

2. コンベックス走査式

挿入方向に対して長軸方向のスキャンを行うコンベックス走査式プローブを気管支鏡先端に備えたコンベックス走査式超音波気管支鏡 convex probe endobronchial ultrasound（CP-EBUS）を用いて経気管支針生検を行うコンベックス走査式超音波気管支鏡ガイド下針生検 endobronchial ultrasound-guided transbronchial needle aspiration（EBUS-TBNA）では，CP-EBUS を挿入することができる気管・気管支範囲内での針生検検体を行うことが可能である。EBUS-TBNA の適応として，肺癌症例における縦隔・肺門リンパ節転移診断がある。縦隔・肺門リンパ節転移診断においては，気道内腔から超音波プローブを使用して正確なリンパ節位置を把握することが必要であり，気管・気管支周囲解剖をよく理解して検査を行うことが必要である。EBUS-TBNA 施行時には，超音波画像上におけるリンパ節と大血管との位置関係を参考に，各リンパ節の規定に沿ってリンパ節部位を同定し，針生検を行う（図39）。リンパ節の部位および命名に関しては，本取扱い規約「3. 肺癌手術記載」を参照されたい。

CP-EBUS で得られる B モード超音波画像所見の特徴を分類することで，肺癌症例におけるリンパ節転移の有無を推測し，生検に役立てることができる（図40）。しかし画像所見のみによって転移の有無を判断できるものではなく，生検検体の採取は必要である。

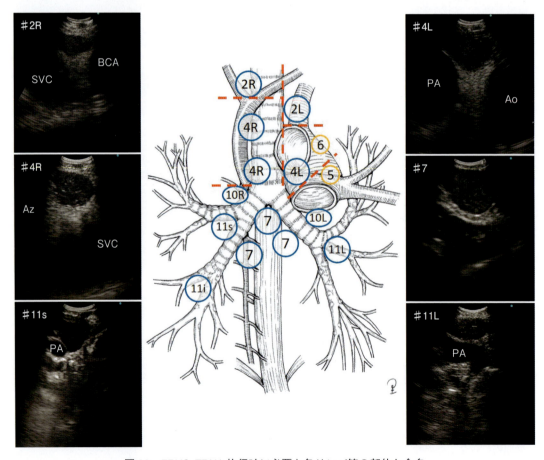

図39．EBUS-TBNA 施行時に必要な各リンパ節の部位と命名
SVC：superior vena cava，BCA：brachiocephalic artery，PA：pulmonary artery，Ao：aorta，Az：azygous vein

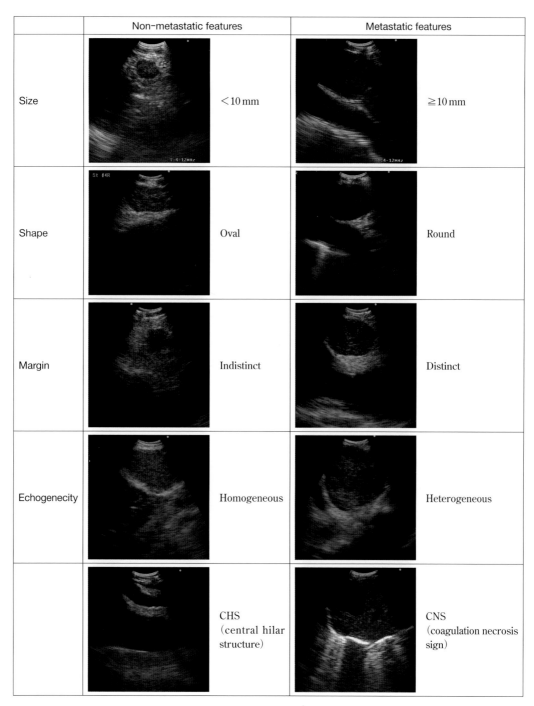

図 40. CP-EBUS, B モード画像の所見分類

3. ドプラ法によるリンパ節の血流所見

　コンベックス走査式超音波気管支鏡では，超音波ドプラ法モードが搭載されており，ドプラ画像を得ることが可能である。ドプラ画像を確認することで，リンパ節内部の血流やリンパ節周辺の血流の状況を知ることができる。カラードプラ法では，超音波プローブに対して向かってくる流れは赤系，遠ざかる方向の流れは青系で表示される。

リンパ節内部の血流について，異なる2機種での代表的画像を図41に示す。

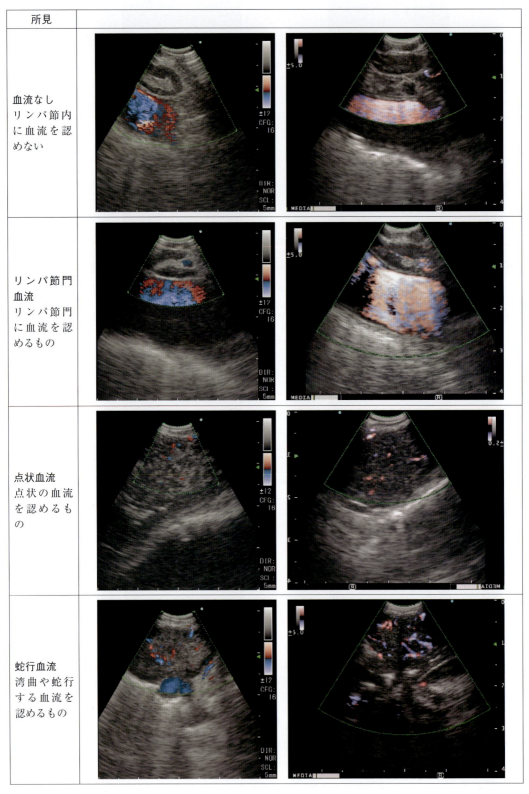

図41．超音波ドプラ法によるリンパ節内血流画像

4. エラストグラフィ

　コンベックス走査式超音波気管支鏡では，相対的な弾性（硬さ）を表示できる超音波エラストグラフィ機能を有するものもある。ここでのエラストグラフィは拍動を利用したエラストグラフィであり，関心領域における相対的な弾性（硬さ）をカラーで表示し，固い部分は青色，軟らかい部分は赤色で表示され，緑色は青と赤の中間的な硬さであることを示している（図42）。

　気管支超音波で用いられる基本的な用語を表4にまとめた。

　医用超音波用語集のものは，それに従う。

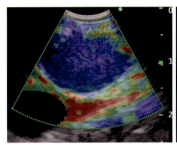 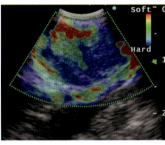 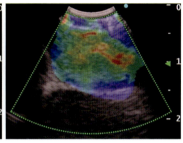

青色が主体のリンパ節　　青色と青以外の領域を示すリンパ節　　赤色から緑色が主体のリンパ節

図42．超音波エラストグラフィ

6. 気管支鏡診断

表 4. 気管支超音波基本用語

日本語	英語
超音波断層法	ultrasonography
超音波診断	ultrasonic diagnosis
超音波画像	ultrasonogram
超音波ガイド	ultrasonographic guidance
不均質な，不均一な	heterogeneous
均質な，均一な	homogeneous
無エコー域	echo-free space，anechoic area
低エコーの	hypoechoic
等エコーの	isoechoic
高エコーの	hyperechoic
点状高エコー	hyperechoic dot
高血流領域	hypervascular area
低血流領域	hypovascular area
境界エコー	interface echo，marginal echo
層構造	layer structure
ラジアル走査式プローブ	radial probe
気管支腔内超音波断層法	endobronchial ultrasonography（EBUS）
ガイドシース	guide sheath（GS）
ガイドシース併用気管支腔内超音波断層法	endobronchial ultrasonography with a guide sheath（EBUS-GS）
誘導子	guiding device
可視できない	invisible
隣接する	adjacent to
内部にある	within
前方斜視	oblique forward viewing
コンベックス走査式超音波気管支鏡検査	convex probe-endobronchial ultrasound（CP-EBUS）
超音波気管支鏡ガイド下針生検	endobronchial ultrasound-guided transbronchial needle aspiration（EBUS-TBNA）
経食道的超音波気管支鏡ガイド下針生検	endoscopic ultrasound with bronchoscope-guided fine needle aspiration（EUS-B-FNA）
経食道的超音波内視鏡ガイド下針生検	endoscopic ultrasound-guided fine-needle aspiration（EUS-FNA）
リンパ節内血管	intranodal vessel
血流パターン	vascular pattern
中心リンパ節門構造	central hilar structure（CHS）
凝固壊死サイン	coagulation necrotic sign（CNS）
卵円形	oval
円形	round
明瞭な	distinct
不明瞭な	indistinct
ドプラ法	Doppler method
エラストグラフィ	elastography

VI. 気管支腔内超音波断層法（Endobronchial ultrasonography：EBUS）　203

日本肺癌学会　気管支鏡委員会（2023 年 3 月 29 日〜2024 年 11 月 2 日）

　委員長　　坪井　正博

　副委員長　中島　崇裕

　委　員　　出雲　雄大，沖　昌英，齊藤　元，桜田　晃，品川　尚文，澁谷　潔，
　　　　　　立原　素子，田中　陽子，田宮　暢代，西野　和美，姫路　大輔，山本　真一

日本呼吸器内視鏡学会　気管支鏡所見分類小委員会（2023 年 6 月 28 日〜2025 年 6 月 11 日）

　委員長　　古川　欣也

　副委員長　清嶋　護之

　委　員　　垣花　昌俊，栗本　典昭，渋谷　潔，立原　素子，中島　崇裕，姫路　大輔，
　　　　　　山本　真一

（五十音順）

臨床・病理 肺癌取扱い規約 第9版

第7章

RECIST ガイドラインを用いた
治療効果判定の手引き

はじめに

　本章は，胸部悪性腫瘍に対する臨床試験において，RECIST ガイドライン（Response Evaluation Criteria in Solid Tumours）[1]に基づき，抗癌剤を含む治療の客観的な腫瘍縮小効果を判定する際の手引きとして作成された。2024 年に"附．Modified RECIST criteria を用いた悪性胸膜中皮腫の治療効果判定の手引き"を中皮腫瘍取扱い規約に移管し，第 9 版へと改訂するに至った。

　・プロトコールや論文に，この手引きを直接引用しない。

　・原則として JCOG（Japan Clinical Oncology Group）の"固形がんの治療効果判定のための新ガイドライン（RECIST ガイドライン）改訂版 version 1.1-日本語訳 JCOG 版-[2]"と用語の統一を図った。

I. 目的と対象

　この手引きは，胸部悪性腫瘍の臨床試験において使用する。客観的な腫瘍縮小効果が primary endpoint であるすべての試験と，安定 stable disease や増悪，無増悪期間の評価が行われる試験において，本手引きは有用であると考えられる。

　腫瘍専門医の多くは，日常診療で悪性腫瘍患者の経過観察のための画像検査による客観的な規準と，症状に基づく規準の双方に基づいて，治療継続の是非についての意思決定を行っているが，本手引きは，治療を担当する腫瘍医が適切であると判断する場合を除いて，このような個々の患者における治療継続の是非についての意思決定に用いられることを意図していない。

208   7. RECISTガイドラインを用いた治療効果判定の手引き

II. 治療効果判定規準

1. ベースラインにおける腫瘍の測定可能性(measurability)
1) 定　義
   (1) 測定可能　measurable
   a. 腫瘍病変　tumour lesions
　　少なくとも1方向で正確な測定が可能であり(最長径を記録する)，かつ以下のいずれかのサイズ以上のもの。
・CTで1cm(CTのスライス厚は5mm以下)
・臨床的評価としての測径器による測定で1cm(測径器により正確に測定できない病変は測定不能として記録する)
・胸部X線写真で2cm
   b. リンパ節病変　malignant lymph nodes
　　病的な腫大と判断され，かつ測定可能なリンパ節は，CTで評価した短径が1.5cm以上(CTのスライス厚は5mm以下を推奨)。ベースラインおよび経過中は，短径のみを測定して評価する。
   (2) 測定不能　non-measurable
　　小病変(長径が1cm未満の腫瘍病変または短径が1cm以上1.5cm未満であるリンパ節病変)，および真の測定不能病変を含む，測定可能病変以外のすべての病変。
　　真の測定不能病変とみなされる病変には次のものがある。軟膜髄膜病変，腹水，胸水または心嚢水，癌性リンパ管症。
   (3) 病変の測定可能性に関して特に考慮すべき点
   a. 骨病変　bone lesions
・同定可能な軟部組織成分を含み，CTやMRIなどの横断画像により評価できる溶骨性骨病変や溶骨性造骨性混合骨病変は，軟部組織成分が上述した測定可能の定義を満たす場合には，測定可能病変とすることができる。
・造骨性骨病変は測定不能である。
   b. 嚢胞性病変　cystic lesions
・嚢胞性転移によると思われる「嚢胞性病変」が，上述の測定可能の定義を満たす場合には，測定可能病変とすることができる。しかし，同一患者で他に非嚢胞性病変が認められる場合は，非嚢胞性病変を標的病変に選択することが望ましい。
   c. 局所療法の治療歴のある病変
・過去の放射線治療の照射野内や，その他の局所療法が影響する範囲に存在する腫瘍病変は，病変が増悪を示さないかぎり，通常，測定可能とはしない。こうした病変を測定可能とする場合にはその条件をプロトコールに詳細に記載する。

2）測定法

（1）病変の測定

すべての測定値はメートル法で記録する。臨床的評価（視触診）の場合は測径器を用いて測定する。すべてのベースライン評価は，治療開始前で，可能なかぎり治療開始に近い時期に行う。早くとも治療開始前4週以内に実施されなければならない。

（2）評価の方法

標的病変や非標的病変として報告される各病変を記録するにあたっては，ベースラインおよび観察期間を通じて，同一の評価法かつ同一の技術を用いなければならない。追跡する病変が，画像評価はできないが臨床的評価はできるという場合を除いて，常に，臨床的評価ではなく画像診断に基づく評価を行わなければならない。

ａ．臨床的病変　clinical lesions

臨床的病変（皮膚の小結節など）は，表在性で，かつ測径器により測定した長径が1cm以上の場合にのみ測定可能とする。皮膚病変の場合，病変のサイズの測定ができるように，定規を写し込んだカラー写真により記録することが推奨される。上述の通り，画像評価はより客観的で試験終了時に再検討もできるため，臨床的評価と画像評価の両方で病変の評価が可能な場合は画像評価を優先する。

ｂ．胸部X線写真

特に新病変を発見するという点において，CTは単純X線よりも感度が高いため，増悪が重要なエンドポイントである場合は胸部CTが胸部X線写真より望ましい。

ｃ．CT，MRI

効果判定のために選択された病変を測定する方法として，現時点ではCTが最も広く利用可能で，最も再現性に優れた方法である。本手引きでは，CTスライス厚が5mm以下であるとの仮定に基づいて，CTで描出された病変の測定可能性を定義した。CTのスライス厚が5mmを超える場合，測定可能病変のサイズの最小値はスライス厚の2倍とする。ある特定の状況（例：体幹部撮影など）においてはMRIも許容される。

ｄ．超音波検査

超音波検査は，病変の測定においては客観性に乏しく，客観的な腫瘍縮小効果判定のための測定法として使用すべきではない。

ｅ．内視鏡，腹腔鏡

客観的な腫瘍縮小効果判定におけるこれらの検査の使用は推奨されない。ただし，生検組織の採取が可能な状況において，病理学的完全奏効を確認する目的や，または完全奏効後の再発や外科的切除後の再発がエンドポイントである試験において再発を確認する目的において，これらの検査は使用してもよい。

ｆ．腫瘍マーカー

腫瘍マーカーは，客観的な腫瘍縮小効果の評価に単独では使用しない。しかし，ベースラインの腫瘍マーカーの値が基準値上限を上回っていた場合，完全奏効と判定するためには腫瘍マーカーの値が基準値上限を下回っている必要がある。

210   7. RECIST ガイドラインを用いた治療効果判定の手引き

g．細胞診，組織診

　プロトコールで規定した場合には，部分奏効 partial response（PR）と完全奏効 complete response（CR）を区別するために使用することができる。体腔液の貯留が治療による有害事象であり得ることが知られている場合で，測定可能な腫瘍が PR または SD の規準を満たした場合，PR（または SD）と PD を区別するために，治療中に出現または増悪した体腔液が癌性であるかどうかを細胞診によって確認することは許容される。

2．腫瘍縮小効果の判定

1）全体的な腫瘍量 overall tumour burden および測定可能病変の評価

　客観的な効果または将来の増悪を評価するためには，ベースライン評価における全体的な腫瘍量を評価し，それを経過中の測定値の対照として使用することが必要である。

　客観的な腫瘍縮小効果が primary endpoint である試験では，ベースラインにおいて測定可能病変を有する患者のみを対象とすべきである。

　腫瘍の増悪（無増悪期間または特定の時期における増悪割合）が primary endpoint である試験では，対象を測定可能病変を有する患者のみに限定するのか，測定不能病変しか有さない患者も含めるのかをプロトコールに明記しなければならない。

2）「標的病変」および「非標的病変」のベースライン評価での記録

　ベースライン評価において 2 個以上の測定可能病変を認める場合，すべての浸潤臓器を代表する，合計が最大 5 個（各臓器につき最大 2 病変）までの病変を標的病変として選択し，これらについてベースライン評価での測定値を記録する。

　標的病変は，病変のサイズ（最大径が測定可能な病変）に基づいて選択され，すべての浸潤臓器を代表するものであるべきである。これに加えて，再現性をもった繰り返し測定が可能な病変でなければならない。

　測定可能と定義され，標的病変に選択され得る病的なリンパ節腫大とは，CT での短径が 1.5 cm 以上であるものでなければならない。これらのリンパ節は短径のみをベースライン評価の径の和に加える。他の病的リンパ節腫大（短径が 1 cm 以上 1.5 cm 未満）はすべて，非標的病変とされる。ベースライン評価にて短径が 1 cm 未満のリンパ節は病変ではないとみなされるため，記録または追跡すべきではない。

　ベースライン評価時の全標的病変の径の和（以下，径和。腫瘍病変では長径，リンパ節病変では短径）を，ベースライン径和として算出し報告する。上述の通り，リンパ節の径を径和に含める場合は短径のみを加える。ベースライン径和は，その後の客観的な腫瘍縮小効果における比較対照（規準）として用いられる（図 1，2）。

　標的病変以外の，リンパ節病変を含む他のすべての病変（または病変部位）は非標的病変とし，これもベースライン評価時に記録する。

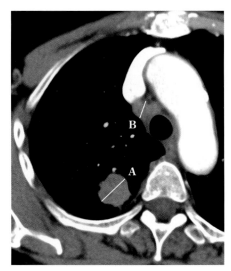
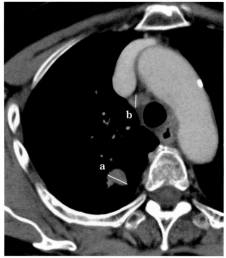

図1. 治療前 CT　　　　　　図2. 評価時 CT

A, a：腫瘍病変の長径
B, b：リンパ節病変の短径

$$縮小割合 = \frac{治療前の径和(A+B+\cdots) - 評価時の径和(a+b+\cdots)}{治療前の径和(A+B+\cdots)} \times 100\%$$

$$増大割合 = \frac{評価時の径和 - 最小の径和}{最小の径和} \times 100\%$$

3）効果判定規準

(1) 標的病変の評価

a．完全奏効　complete response(CR)

すべての標的病変の消失。

標的病変として選択したすべてのリンパ節病変は，短径で 1 cm 未満に縮小しなくてはならない。

b．部分奏効　partial response(PR)

ベースライン径和に比して，標的病変の径和が 30％以上減少。

c．進　行　progressive disease(PD)

経過中の最小の径和(ベースライン径和が経過中の最小値である場合，これを最小の径和とする)に比して，標的病変の径和が 20％以上増加，かつ，径和が絶対値でも 0.5 cm 以上増加。

d．安　定　stable disease(SD)

PR に相当する縮小がなく PD に相当する増大がない。

(2) 標的病変の評価に関する注意点

a．リンパ節

ベースライン評価時に，標的病変として選択したリンパ節病変は，経過中に 1 cm 未満に縮小した場合でも，短径の実測値を常に記録する。PR，SD，PD の場合は，各リンパ節の短径の実測値を標的病変の径和に加える。

b．「小さすぎて測定不能 too small to measure」となった標的病変

　おそらく病変は消失したであろうと画像診断医が判断する場合には，測定値は 0 cm として記録する。かすかに視認でき，病変が残存していると判断される場合には 0.5 cm のデフォルト値を割り当てる。

c．治療中に分裂または融合した病変

　腫瘍病変が分裂して「断片」になった場合，標的病変の径和の算出に際しては，断片化した部分の長径を合わせて加算する。同様に，病変が融合しているが，病変間の境界面が同定可能な場合には，個々の病変の長径の和を径和に加える。一方，病変が真に融合して境界面の同定が不可能となった場合には，「融合病変」としての最大径となる径を長径として径和に加える。

(3) 非標的病変の評価

a．完全奏効　complete response（CR）

　すべての非標的病変の消失かつ腫瘍マーカー値が基準値上限以下。すべてのリンパ節は病的腫大とみなされないサイズ（短径が 1 cm 未満）とならなければならない。

b．非 CR/非 PD（non‐CR/non‐PD）

　1つ以上の非標的病変の残存かつ/または腫瘍マーカー値が基準値上限を超える。

c．進　行　progressive disease（PD）

　既存の非標的病変の明らかな増悪。

(4) 非標的病変の増悪の評価に関する特別の注意点

a．測定可能病変を有する場合

　標的病変の効果が SD や PR であっても，非標的病変の変化に基づいて「明らかな増悪」と判定されるためには，全体の腫瘍量の増加として治療を中止するに十分値する程度の，非標的病変の著しい増悪が観察されなければならない。

b．測定不能病変のみを有する場合

　測定可能病変を1つ以上有することが適格条件ではない第Ⅲ相試験では，このような状況が起こり得る。プロトコールに「治療の変更を要するに十分な増悪」として表現しておくこともできる。「明らかな増悪」が認められた場合，その時点で総合効果は PD とされるべきである。

(5) 新病変　new lesions

　ベースライン評価では撮影されなかった臓器や部位において，経過の検査で病変が同定された場合，それは新病変とみなされ，増悪と判定される。

　新病変が明確ではない場合（例：サイズが小さい），治療を続けて再評価を行うことで真に新病変であることが明らかになることがある。撮影を反復した後に新病変と判定された場合，いずれの撮影の日付をもって増悪とすべきか，プロトコールに定義を明記する。

　FDG-PET 画像に基づく新病変の評価は，以下の手順が可能である。

a．ベースライン評価での FDG-PET 陰性かつ経過時の FDG-PET が陽性となった場合

　新病変として総合効果 PD とする。

b．ベースライン評価では FDG-PET 不施行で，経過時に FDG-PET が陽性となった場合

　経過時の FDG-PET 陽性が，CT で確認された新病変に対応する場合は PD とする。経過時の

II. 治療効果判定規準　213

表1. 各時点での効果：標的病変（非標的病変の有無にかかわらず）を
有する場合

標的病変	非標的病変	新病変	総合効果
CR	CR	なし	CR
CR	non-CR/non-PD	なし	PR
CR	評価なし	なし	PR
PR	non-PD or 評価の欠損あり	なし	PR
SD	non-PD or 評価の欠損あり	なし	SD
評価の欠損あり	non-PD	なし	NE
PD	問わない	あり or なし	PD
問わない	PD	あり or なし	PD
問わない	問わない	あり	PD

CR：完全奏効，PR：部分奏効，SD：安定，PD：進行，NE：評価不能

表2. 各時点での効果：非標的病変のみを有する場合

非標的病変	新病変	総合効果
CR	なし	CR
non-CR/non-PD	なし	non-CR/non-PD
評価なしがある	なし	NE
明らかな増悪	あり or なし	PD
問わない	あり	PD

CR：完全奏効，PD：進行，NE：評価不能

FDG-PET 陽性が，CT で新病変と確認されない場合は，当該部位で真の増悪か否かを判定するために，さらに経過観察後の CT の再検を要する（真に増悪だった場合，PD 判定日は FDG-PET が最初に陽性を示した日とする）。CT の形態画像上は増悪と判断されなかった病変で，FDG-PET が陽性であってもそれは PD としない。

4) 最良総合効果 best overall response の評価

　最良総合効果とは，確定のための要件をすべて考慮に入れたうえで，試験治療開始から治療終了までの間に記録された最良の客観的腫瘍縮小効果を指す。最良総合効果の判定は，標的病変および非標的病変双方の所見に基づくものであり，また新病変出現の有無も考慮される。効果が primary endpoint である非ランダム化試験において「最良総合効果」を PR または CR とするためには，それらの確定 confirmation が必要である。

(1) 各時点での効果

　効果の判定は各プロトコールで定められた時点毎に行われる（表1, 2）。

(2) 評価の欠損および評価不能の規定

　ある時点において画像検査/測定がまったく行われなかった場合，その時点の効果は「評価不能（NE：Not Evaluable）」となる。評価において一部の病変の評価しか行われなかった場合にも，その時点の効果は通常 NE とする。

(3) すべての評価時点を通じての最良総合効果　best overall response

　患者の全データが得られた時点で，最良総合効果が決定される。

214　7. RECIST ガイドラインを用いた治療効果判定の手引き

表3. CR と PR の確定が必要とされる場合の最良総合効果

最初の総合評価	その次の総合評価	最良総合効果
CR	CR	CR
CR	PR	SD，PD or PR
CR	SD	SD の最短規準を満たせば SD，それ以外は PD
CR	PD	SD の最短規準を満たせば SD，それ以外は PD
CR	NE	SD の最短規準を満たせば SD，それ以外は NE
PR	CR	PR
PR	PR	PR
PR	SD	SD
PR	PD	SD の最短規準を満たせば SD，それ以外は PD
PR	NE	SD の最短規準を満たせば SD，それ以外は NE
NE	NE	NE

CR：完全奏効，PR：部分奏効，SD：安定，PD：進行，NE：評価不能

ａ．完全奏効や部分奏効の確定が必要ではない試験における最良総合効果の判定

　全時点を通しての最良の効果と定義される。最良総合効果を SD とする場合には，プロトコールで定められたベースラインからの最短期間の規準をも満たさなければならない。

ｂ．完全奏効や部分奏効の確定が必要とされる試験における最良総合効果の判定

　完全奏効や部分奏効は，プロトコールで定められた，次の評価時点（通常は 4 週後）においても，それぞれの規準が満たされた場合にのみ判定することができる（表 3）。

5）腫瘍の再評価の頻度

　治療中の効果判定の頻度は，治療の種類やスケジュールに応じてプロトコール毎に決められるべきものである。プロトコールには，ベースライン評価で測定すべき臓器部位（対象によって高頻度に転移が起こるとされている部位），効果判定の反復頻度（検査間隔）を明記すべきである。

6）確定のための測定/奏効期間　confirmatory measurement/duration of response

（1）確　定　confirmation

　腫瘍縮小効果が primary endpoint である非ランダム化試験においては，判定された効果が測定誤差による結果ではないことを保証するために，PR および CR の確定が必要である。

　ランダム化試験（第Ⅱ相，第Ⅲ相）や，安定（SD）もしくは増悪が primary endpoint である試験においては，効果の確定は試験結果の解釈に対して価値を追加するものとはならないため，効果の確定は不要である。ただし，盲検化されていない試験においては特に，効果の確定が必要とされなくなったことにより，バイアスを回避するための中央判定 central review の重要性が増すと考えられる。

　SD の場合，試験登録後，試験プロトコールで定義される最短の間隔（通常は 6～8 週間以上）を経た時点までに測定値が 1 回以上 SD の規準を満たさなければならない。

（2）奏効期間　duration of overall response

　奏効期間は，CR または PR（最初に記録されたほう）の測定規準が最初に満たされた時点から，再発または増悪が客観的に確認された最初の日までの期間である（試験中に記録された最小測定値を増悪の比較対照とする）。

完全奏効期間は，CRの測定規準が最初に満たされた時点から，再発が客観的に確認された日までの期間である。

(3) 安定期間　duration of stable disease

　安定(SD)は，経過中の径和の最小値を比較対照として(ベースラインの径和が最小の場合はこれを比較対照とする)，治療開始(ランダム化試験の場合，ランダム割付日)から増悪の規準が満たされた時点までの期間とする。

　安定期間の臨床的な重要性は試験や疾患により異なる。一定期間の安定(SD)が得られた患者の割合が重要なendpointであるような試験では，プロトコールに，SDを判定する2回の測定間の最短の間隔を明記する必要がある。

7) 無増悪生存期間/無増悪生存割合　progression-free survival(PFS)/proportion progression-free

(1) 第Ⅱ相試験

　本手引きの主たる目的は，第Ⅱ相試験のendpointとしての，客観的な腫瘍縮小効果の使用について解説することである。状況によっては，「奏効率」が新規薬剤や新規レジメンの抗腫瘍効果を評価する方法として最適ではない場合がある。奏効率が最適ではない場合，「無増悪生存期間PFS」や，ある特定の時点での「無増悪生存割合proportion progression-free」が新規薬剤の生物学的効果に関する最初の結果を示すのに適切な代替指標となる可能性がある。

(2) 第Ⅲ相試験

　進行癌を対象とする第Ⅲ相試験において，無増悪生存期間などを主たるendpointに用いる場合，測定可能病変を有する患者と測定不能病変のみを有する患者の両方の登録を許容する試験が増加している。測定可能病変を有さない患者で「PD」と判定する根拠となる所見を明確に記述するための配慮が必要となる。

8) 効果や増悪に関する第三者による再判定　independent review of response and progression

　客観的な腫瘍縮小効果(CR + PR)がprimary endpointである試験では，(観察された奏効患者数が最低限の規準を上回るかどうかに基づいて薬剤開発の重要な意思決定が下される試験では特に)担当医判定によるすべての奏効が試験から独立した専門家により再判定(review)されることが推奨される。

9) 最良総合効果に関する結果の報告　reporting best response results

(1) 第Ⅱ相試験

　客観的な腫瘍縮小効果(CR + PR)がprimary endpointであり，そのためすべての患者が測定可能病変を有している試験では，治療に関する重大なプロトコール逸脱があった場合や評価不能であった場合でも，試験に登録されたすべての患者を結果の報告に含めなければならない。

　それぞれの患者は以下のカテゴリーのいずれかに分類される。

a．完全奏効　complete response

b．部分奏効　partial response

c．安定　stable disease

d．増悪　progression

e．効果の評価不能　inevaluable for response：理由を明示〔例：悪性腫瘍による早期死亡，毒性

による早期死亡，腫瘍評価が反復されず/不完全，その他（具体的に）〕

(2) 第Ⅲ相試験

第Ⅲ相試験における客観的な腫瘍縮小効果は，対象とする治療の相対的な抗腫瘍効果の指標となり得るが，ほとんどの場合，副次的な endpoint として評価される。プロトコールには，予定しているサブセット解析を含めて，効果に関する結果の報告の方法について明記しておくべきである。

参考文献

1) Eisenhauer EA, Therasse P, Bogaerts J, et al. New response evaluation criteria in solid tumours：Revised RECIST guideline（version 1.1）. Eur J Cancer 2009；45：228-247.
2) JCOG 運営委員会. 固形がんの治療効果判定のための新ガイドライン（RECIST ガイドライン）改訂版 version 1.1—日本語訳 JCOG 版—. Excerpta Medica, Japan/Elsevier Science, 2010.

肺癌取扱い規約統括委員会（2023 年 3 月 29 日〜2024 年 11 月 2 日）

委員長	伊達　洋至
副委員長	里内美弥子
委　員	芦澤　和人，岡田　守人，佐藤　之俊，坪井　正博，谷田部　恭，矢野　聖二，芳川　豊史，渡辺　裕一

（五十音順）

臨床・病理 肺癌取扱い規約 第9版

第8章

原発性肺腫瘍の治療効果の
病理学的判定基準

I. 原発性肺腫瘍の治療効果の病理学的判定基準

　抗がん剤に対する腫瘍の客観的な縮小効果を定義する試みが開始されたのは1960年代初期のことであり，1970年代後期に，UICCとWHOにより，腫瘍縮小効果（objective tumor response）の定義が広く普及し，1994年にはResponse Evaluation Criteria in Solid Tumors（RECIST）が提案され，現在広く用いられている。RECISTは放射線画像における縮小効果を評価するが，術前化学療法の効果を記載する病理基準も英語文献としては1997年のJunkerらの報告[1]に始まり，本邦では1967年に大星，下里らにより提唱された組織学的効果判定基準[2,3]が多くの癌取扱い規約で採用され，肺癌においてもこの基準が踏襲され用いられてきた。

　一方で，免疫チェックポイント阻害薬や分子標的薬などの著明な治療効果が期待できる薬剤を術前治療にも用いる試みが進められ，高い奏効率を示す報告も相次いでいる。術前治療の問題点の一つとして，病期が比較的早期に属する腫瘍が多いことから，絶対的な評価となる全生存率の統計学的解析には時間がかかることが挙げられる。そこで，米国FDA，IASLCの合同会議において病理学的治療効果判定が術前治療の治療効果判定のサロゲートマーカーとして用いられる可能性があることを指摘し[4]，IASLCでは具体的な治療効果判定の推奨基準を策定した[5]。また，肺癌における化学療法および全臓器での免疫チェックポイント阻害薬の治療効果判定においては，それぞれすでに治療効果判定法[6,7]が提唱されており，それらも使用している臨床試験もある。

　肺癌取扱い規約ではこれまでのデータ収集法から多く変えることなく，IASLCの治療効果判定法に沿った内容に書き改めることとした。

1. 検索対象

　肺癌の手術例について効果判定を行う。剖検例については，可能な限り手術例に沿って検討する。生検材料においては，個々の材料の病理学的所見に基づいて，評価できる範囲，内容を明確にして記載する。

2. 臨床的事項

　臨床的事項として以下の内容を明らかにしておく。
1) 治療前の組織型，cTNM病期，臨床経過，既往歴，病理標本の有無
2) 治療の種類（抗癌剤，免疫チェックポイント阻害薬，分子標的薬，放射線，その他），方法，量（1日量，総量），期間，および治療関連肺炎の有無
3) 治療終了から材料採取までの期間
4) 治療による臨床効果判定：RECISTなどに基づく奏効度

3. 検索方法
1) 肉眼的観察
　・手術により切除された組織は速やかに固定を行う。材料提出からホルマリン固定までの時間は

3 時間以内(理想的には 30 分以内,遅くとも 8 時間以内)が推奨されており,30 分以内に固定が困難な場合は冷所(4℃)にて保存する。

・固定液は 10％中性緩衝ホルマリン溶液を使用し,固定時間は 6 時間以上 48 時間以内とする。

・記録として腫瘍の大きさと位置を記載し,検体全体と割を入れる前の腫瘍の全体像を定規とともに写真撮影する。

2) 標本の作製

(1)腫瘍本体の切り出し

・すべての腫瘍(腫瘍性病変部),所属リンパ節組織および非腫瘍性実質を含め,検体全体の肉眼的形態を確認する。

・検体は,腫瘍床(4.2)参照)が最大となるように割を入れ,概ね 0.5 cm 間隔で切り出しを行う。

・割面の肉眼像については全体像がわかるように配置し,撮影により写真として記録する。

・腫瘍径が 3 cm 以下の場合は,すべての腫瘍標本を作製する。

・腫瘍径が 3 cm を超える腫瘍では最低でも代表割面を作成し,腫瘍径(cm)の枚数以上のスライドガラスを作成すること(腫瘍径 10 cm のものは 10 枚以上)。腫瘍が肉眼的に確認できない場合は,残存腫瘍が疑われる領域を広くサンプリングする。

・腫瘍周囲の組織所見が腫瘍床領域の決定に有用であるため,肉眼的に腫瘍非腫瘍境界領域を含む切片では腫瘍辺縁から 1 cm 以上の非腫瘍組織が入るようにする。

・割面のどこから組織切片を切り出したかを正確に示す切り出し図を作成する。この切り出し図は腫瘍床を判定するうえで重要になるため,組織学的評価の際には参照できるような十分な記載が望まれる。

(2)リンパ節の切り出し

・郭清されたリンパ節の最大径が 0.5 cm 未満の場合は長軸に沿って二等分してブロックを作成し,0.5 cm 以上の場合はおよそ 0.3 cm 間隔で割を入れてすべてのブロックを作成する。2 cm 以上の大きな転移もしくはその痕跡(腫瘍床)がある場合はリンパ節を中央で 2 分割し,中央割面のすべてをブロックにする。ただし,このような取り扱いは本邦における現行のリンパ節処理方法とは大きく異なるため,努力目標とする。

4. 判定方法

1) 残存生存腫瘍 residual viable tumor(RVT)とは

(1)残存腫瘍の生物学的判断は病理医の判定に委ねることとする。

(2)以下の細胞は生存腫瘍とはしない。

    a. 細胞が膨化して核も不明瞭となり陰影状を呈するもの。

    b. 核の著しい濃縮,または崩壊を示すもの。

    c. 細胞質が好酸性で硝子様となった細胞。

2) 腫瘍床 tumor bed の評価

(1)腫瘍床とは,①RVT,②壊死,および③間質(炎症細胞浸潤および線維化巣など)からなる。

(2)腫瘍床の範囲を決定するにあたっては,症例によっては困難なことがあり,以下の所見に留意

し，総合的に判断する。

a. 周囲の非腫瘍性肺の反応性変化(例えば，器質化肺炎，高度のⅡ型肺胞上皮過形成または反応性異型，および種々の炎症細胞浸潤など)を確認する。

b. 腫瘍床と周囲の反応性変化の区別は，既存の肺胞の構造が保たれているかを参考に判定する。

c. 腫瘍床の大きさは，周囲の肺の術前治療に関連した組織学的変化を考慮して調整する必要がある。

d. 腫瘍床の大きさの肉眼的測定が正確な評価なのか，それとも非腫瘍性の反応性変化が含まれているのかを判断するために，肉眼写真と切り出し図をよく対比させる。

3) 腫瘍床の成分評価および残存生存腫瘍率(%RVT)

(1)各スライドガラスの顕微鏡切片のレビューに基づいて，①RVT，②壊死，③間質の割合を算出し，その後，腫瘍床に占めるRVTの割合を推定する。①～③の合計は必然的に100%でなければならない。

(2)各成分について10%刻みで評価する。ただし，5%未満の場合は1%刻みで評価する。

(3)%RVTの分母に相当するのは腫瘍床の面積であり，治療前に存在したと想定される腫瘍細胞の面積や腫瘍細胞数ではない。

附記

・画像所見などで2個以上の腫瘍が存在する場合(衛星結節など)において，

①明確な腫瘍結節が存在しない際(MPRまたはpCRが推測される場合)や腫瘍の疑いのある領域が明白ではない際はその旨を記載する。

②明確な腫瘍結節が存在する場合は，肺内転移か独立した重複癌であるかを判別し，肺内転移である場合はMPR*判定には含めないが，腫瘍が存在することからpCR**判定とはしない。独立した重複癌である場合はその旨を記載し，当該腫瘍の病理効果判定には含めない。

・置換型腺癌や上皮内扁平上皮癌などの非浸潤癌成分が含まれるときは，TNMシステムでは腫瘍径に含めないが，残存腫瘍であることは変わりないので非浸潤癌成分もRVTに含めた効果判定とする。そのうえで，非浸潤癌成分でのRVTが10%以上存在する場合は浸潤癌のRVTを別途記載してもよい。その際は，RVT 50%のうち浸潤癌が30%の場合，RVT 50(30)%と記す。また，腫瘍床から離れた部位でのリンパ管侵襲やリンパ管内浮遊腫瘍細胞もRVTとして考慮する(こういった腫瘍細胞はMPRの評価には含まれないが，そのような腫瘍細胞が存在すれば腫瘍床・リンパ節にRVTがなくともpCRとはしない)。

・腫瘍床が複数のスライドガラスにまたがる場合，それぞれの標本で腫瘍床が含まれる面積が異なることから，単純な平均値で充てることはできない。そこで，バーチャルスライドでそれぞれの標本の腫瘍床および残存腫瘍細胞面積を取り，算出することが最も正確である。しかしながら，バーチャルスライドを用いる方法は煩雑であることから，それぞれの標本に含まれる腫瘍床の割合を求め，それぞれの標本の残存腫瘍細胞量を掛け合わせ，推定残存腫瘍細胞率を求める方法が実用的である[8]。この方法を利用したEXCELの計算ファイルが以下からダウンロード可能である。

https://1drv.ms/x/s!AgYLgv5y0CdUg9xVZegBn0rFit4XEg?e=HxOiKe

I. 原発性肺腫瘍の治療効果の病理学的判定基準　　221

*MPR（Major pathologic response）とは：

　腫瘍床における％RVT が 10％以下の場合を病理学的著効（major pathologic response，MPR）と定義し，Ef.2-MPR と表記する。MPR の評価にはリンパ節転移巣における RVT は考慮しない。なお，％RVT が 10％に近い場合には追加の組織切片を作成し検討することが勧められる。

**pCR（pathologic Complete response）とは：

　腫瘍床，リンパ節を含め採取したすべての材料で腫瘍の残存が認められないもの。また，この状態を病理学的寛解（pathologic Complete Response，pCR）と呼び，Ef.3-pCR と表記する。したがって，腫瘍床の評価が Ef.3 であっても，リンパ節に RVT が残存する場合などは，pCR とならない。

5. 評価基準

評価基準としては，これまでの評価基準を踏襲するとともに，国際的な基準も取り込み，臨床試験やそれに基づく個々の症例での評価に役立てるよう，Ef.0，1，2，3 に分類するとともに，MPRおよび pCR を定義した。これらの評価対象は主要な評価対象に対して行い，リンパ節などの副次的な対象に対しては，治療効果評価シート（後述）などに記載し，データを蓄積することにする。具体的な評価例を図 2-4 に掲示した。

Ef. 0：無効

　癌組織（腫瘍床）に治療による変性，壊死などの形態学的変化を認めない場合。

Ef. 1：

　　a．ごく軽度の効果

　　癌組織（腫瘍床）の 2/3 以上が生存し得ると判断される癌細胞で占められている場合。

　　b．軽度の効果

　　癌組織（腫瘍床）の 1/3 以上 2/3 未満に生存し得ると判断される癌細胞が認められる場合。

Ef. 2：中等度の効果

　癌組織（腫瘍床）の 1/3 未満に生存し得ると判断される癌細胞が残存している場合。

Ef. 3：著　効

　癌細胞が，腫瘍床において，まったく認められないか，残存していても生存し得ないと判断される場合。

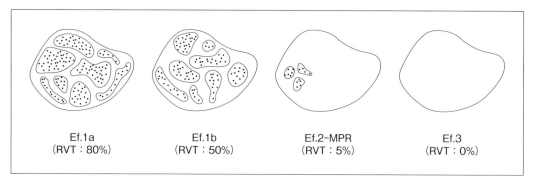

図1.　効果判定の例

附記
- リンパ節における病理学的評価は難しいが，臨床転帰との相関を示す報告もある[9]。記載様式に示すようなデータを集め，これからの課題としたい。
- 浸潤性粘液性腺癌やコロイド腺癌において粘液成分（mucin pool）に腫瘍細胞が含まれる場合はRVTに含むべきだが，細胞外粘液のみの場合は，間質として算出する。

6. 標準的記載様式

上記の基準に基づき，下記のような標準記述を行うとともに，治療効果評価シート（p.224）を添付することでより詳細な情報を添付することができる。

　例1：治療効果判定：Ef.1a（RVT：80％）
　例2：治療効果判定：Ef.2-MPR（RVT：5％）
　例3：治療効果判定：Ef.3-MPR（RVT：0％）*
　例4：治療効果判定：Ef.3-pCR（RVT：0％）*

*リンパ節に残存腫瘍が存在する場合は，評価対象である腫瘍床においてRVTが存在しなくてもpCRにはならない（例3）。リンパ節などにもRVTが認められない場合は，pCRとなる（例4）。

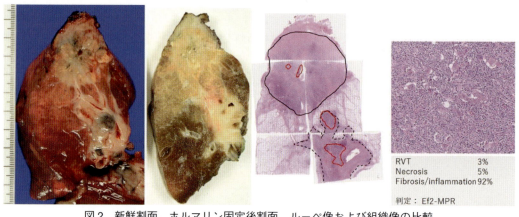

図2.　新鮮割面，ホルマリン固定後割面，ルーペ像および組織像の比較
ホルマリン固定割面では腫瘍床が分かり難いが，新鮮割面では明瞭に区別できる。これらの写真を参考にHE標本では黒実線を腫瘍床と評価し，黒点線はリンパ節領域と評価した。RVTは赤線に囲まれた部分に顕微鏡写真のごとく存在し，腫瘍床の3％程度であった。Ef.2-MPR（RVT：3％）と評価された。

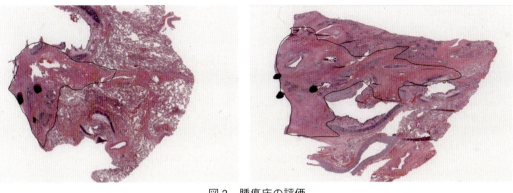

図3. 腫瘍床の評価
代表的な2例を示す。黒線で囲まれた領域を腫瘍床と評価する。

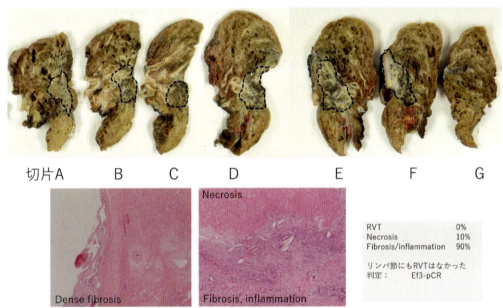

図4. ホルマリン固定後割面の腫瘍床の評価と代表的な組織所見
RVT は認められず，黒点線で囲まれた腫瘍床は線維化及び少量の壊死巣が認められるのみであった。リンパ節においても同様であったため，Ef.3-pCR(RVT 0%)と評価された。

224   8. 原発性肺腫瘍の治療効果の病理学的判定基準

7. 治療効果評価シート

術前療法後の肺癌病理学的治療効果判定

症例番号＿＿＿＿＿＿＿　　評価：＿＿＿＿＿＿＿＿＿＿＿＿＿＿＿＿＿＿＿

ypTNM：T＿＿N＿＿M＿＿（浸潤腫瘍の最大径：　　mm）

原発腫瘍(肺)の腫瘍床の径：＿＿ mm×＿＿ mm

原発腫瘍(肺)の治療効果判定(病理組織所見)*a＋b＋c＝100％となるように記載

  a. Viable tumor の割合：＿％，Ef. ＿＿＿

   （10％刻みで記載，ただし5％未満は1％刻みで記載，10％以下をMPRと判定）

  b. Necrosis の割合：＿＿％

  c. Stroma (includes fibrosis and inflammation)の割合：＿＿％

リンパ節の病理学的治療効果判定

リンパ節番号	摘出されたリンパ節数	残存腫瘍細胞を認めるリンパ節数	治療変化を認めるが，残存腫瘍を認めないリンパ節数	残存腫瘍細胞を認める部分の最大径(mm)	節外浸潤を認めるリンパ節数

〈記載例〉

術前療法後の肺癌病理学的治療効果判定

症例番号：<u>P22-03454</u>　　　　　評価：<u>Ef.2-MPR</u>
ypTNM：<u>T1aN1M0</u>　（浸潤腫瘍の最大径：6 mm）
原発腫瘍（肺）の腫瘍床の径：<u>33 mm×26 mm</u>
原発腫瘍（肺）の治療効果判定（病理組織所見）*a＋b＋c＝100％となるように記載
　　a. Viable tumor の割合：<u>3</u>％，<u>Ef.2</u>
　　　　（10％刻みで記載，ただし 5％未満は 1％刻みで記載，<u>10％以下を MPR と判定</u>）
　　b. Necrosis の割合：<u>12</u>％
　　c. Stroma (includes fibrosis and inflammation)の割合：<u>85</u>％

リンパ節の病理学的治療効果判定

リンパ節番号	摘出されたリンパ節数	残存腫瘍細胞を認めるリンパ節数	治療変化を認めるが，残存腫瘍を認めないリンパ節数	残存腫瘍細胞を認める部分の最大径(mm)	節外浸潤を認めるリンパ節数
2					
3					
4	4	0	0		
5					
6					
7	3	0	0		
8					
9					
10R	3	0	0		
11i	4	2	1	3 mm	0
12m	2	1	1	1 mm	0
13					

参考文献

1) Junker K, Thomas M, Schulmann K, et al. Tumour regression in non-small-cell lung cancer following neoadjuvant therapy. Histological assessment. J Cancer Res Clin Oncol 1997；123：469-477.

2) 大星章一，下里幸雄，板倉克明，他．癌放射線療法の病理(1)癌組織の治癒過程の組織学的追跡(2)．医学のあゆみ 1967；61：665-671.

3) 大星章一，下里幸雄，板倉克明，他．癌放射線療法の病理(1)癌組織の治癒過程の組織学的追跡(1)．医学のあゆみ 1967；61：618-625.

4) Blumenthal GM, Bunn PA, Jr., Chaft JE, et al. Current Status and Future Perspectives on Neoadjuvant Therapy in Lung Cancer. J Thorac Oncol 2018；13：1818-1831.

5) Travis WD, Dacic S, Wistuba I, et al. IASLC Multidisciplinary Recommendations for Pathologic Assessment of Lung Cancer Resection Specimens After Neoadjuvant Therapy. J Thorac Oncol 2020；15：709-740.

6) Pataer A, Kalhor N, Correa AM, et al；University of Texas M. D. Anderson Lung Cancer Collaborative Research Group. Histopathologic response criteria predict survival of patients with resected lung cancer after neoadjuvant chemotherapy. J Thorac Oncol 2012；7：825-832.

7) Stein JE, Lipson EJ, Cottrell TR, et al. Pan-Tumor Pathologic Scoring of Response to PD-(L)1 Blockade. Clin Cancer Res 2020；26：545-551.

8) Saqi A, Leslie KO, Moreira AL, et al. Assessing Pathologic Response in Resected Lung Cancers：Current Standards, Proposal for a Novel Pathologic Response Calculator Tool, and Challenges in Practice. JTO Clin Res Rep 2022；3：100310.

9) Pataer A, Weissferdt A, Vaporciyan AA, et al. Evaluation of Pathologic Response in Lymph Nodes of Patients With Lung Cancer Receiving Neoadjuvant Chemotherapy. J Thorac Oncol 2021；16：1289-1297.

病理委員会（2023 年 3 月 29 日〜2024 年 11 月 2 日）

肺癌取扱い規約－病理委員会

　　委員長　　谷田部　恭

　　副委員長　吉澤　明彦

　　委　員　　石井源一郎，稲村健太郎，門田　球一，櫛谷　　桂，後藤　明輝，小山(齊藤)涼子，
　　　　　　　櫻井　裕幸，潮見　隆之，鈴木　理樹，田口　健一，武田麻衣子，谷野美智枝，
　　　　　　　蔦　　幸治，濵﨑　　慎，林　大久生，堀尾　芳嗣，松原　大祐，湊　　　宏，
　　　　　　　南　　優子，山田　洋介

（五十音順）

臨床・病理 肺癌取扱い規約 第9版

第9章

肺がん検診の手引き
―標準的な検診方法・精密検査手順・精度管理―

はじめに

　肺癌は，本邦で癌死亡の第1位を占める主要な癌であり，その対策はきわめて重要である。肺癌の発症予防としてのたばこ対策が重要であることはいうまでもないが，非喫煙者肺癌の多い本邦においてはたばこ対策だけでは十分ではなく，早期発見の推進が不可欠である。画像診断の進歩により診療現場での肺癌の早期発見は可能となってきているものの，無症状の健常者を対象とする検診においては，定期的な介入を受けることによる利益（受診者集団で当該がん死亡率が減少すること）が，不利益（放射線被ばく，過剰診断，精密検査の偶発症など）を上回るとの根拠が示されて初めて実施が推奨される。

　がん検診は医療機関における診療行為と比較して，技師，保健師，事務官，行政官など，医師以外の職種が重要な役割を果たして初めて可能となるもので，多職種間で目標に向けた意思統一がなされていなければならない。しかも経済的効率も考慮せざるを得ず，限られた費用で最大の効果が上げられるような絶えざる努力と工夫を行い，精度を高く維持する必要がある。この「肺がん検診の手引き」は，肺がん検診の精度を保つために最低限具備すべき条件について述べており，現在「肺がん検診」を実施している地域・組織において，「集団検診」「個別検診」を問わず遵守すべきものである。

　一方以前から本邦では，職域において主として肺結核を発見するために，労働安全衛生法による健康診断の1つとして胸部X線検査が広く実施されてきた。しかし，労働安全衛生法では本文中に述べる「二重読影」や「比較読影」が義務付けられていないために，「肺がん検診における胸部X線検査」としての十分な精度が担保されていない。また，労働安全衛生法での胸部X線検査は，その受診者が住民を対象とした「肺がん検診」の対象から除外されていることなど，あたかも肺がん検診の1つとしてみなされているにもかかわらず，実際には肺がん検診としての十分な精度が保たれていないことはきわめて大きな問題である。本手引きは対策型および任意型の「肺がん検診」のみならず，「肺癌」を標的疾患の1つとするすべての「胸部検診」においても遵守されるべきものである。

　本手引きは，本委員会の前身である「集団検診委員会」が組織された翌1987年に刊行された「肺癌取扱い規約」第3版から掲載されているが，この間，胸部X線検査のデジタル化，低線量CT肺がん検診の普及などの技術面での変化に加えて，がん検診の有効性評価や精度管理に関する社会的コンセンサス，がん対策基本法や地域保健・健康増進事業報告などの法的・行政的整備などで大きな進展がみられた一方で，新たな問題にも直面してきた。そのため，第8版では新たな項を設け大規模な加筆・改訂を行ったが，今回，第9版の上梓に際して，特に精度管理，職域での胸部X線検査の位置付け，低線量CT肺がん検診を中心に加筆・改訂を行った。

I. 胸部 X 線検査と高危険群に対する喀痰細胞診併用法

1. 総　論

　肺がん検診において胸部 X 線検査は，1970～80 年代に行われた諸外国でのランダム化比較試験や 2011 年に報告された米国の Prostate, Lung, Colorectal and Ovarian Cancer Screening Trial (PLCO)では肺癌死亡の減少は示されなかったが，本邦で行われた 6 つの症例対照研究の結果から，「肺がん検診ガイドライン 2022」は「非高危険群に対する胸部 X 線検査および高危険群に対する胸部 X 線検査と喀痰細胞診併用法を用いた肺がん検診は，死亡率減少効果を示す証拠があるので行うように勧められる。ただし，二重読影，比較読影などを含む標準的な方法が行われている場合に限定される」という従来の推奨を継続している。肺癌の高危険群とは一般的には重喫煙者の他，職業性曝露，COPD，間質性肺炎などを指す。しかしここでは検診のモダリティとして喀痰細胞診を追加する必要がある肺門部扁平上皮癌が発症しやすいものに限定するため，50 歳以上の重喫煙者(本人)のみを高危険群と定義する。肺門部扁平上皮癌の早期発見は，胸部 X 線検査や胸部 CT のみでは困難であり，喀痰細胞診を必要とする。

2. 検診対象者

　胸部 X 線検査の対象は 40 歳以上とする。

　喀痰細胞診の対象は，肺門部肺癌の高危険群とされる 50 歳以上で喫煙歴があり，喫煙指数(1 日平均喫煙本数×喫煙年数)が 600 以上であることが質問によって確認された者(過去における喫煙者も含む)とする。加熱式タバコについては，「カートリッジの本数」を「喫煙本数」と読み替える。現段階では対象年齢に上限を設定していないが，今後は検討することが考慮される。

3. 検診間隔

　年 1 回

4. 検診方法

1）質　問

　質問にあたっては，喫煙歴，血痰の有無および妊娠の可能性の有無を必ず聴取し，かつ，過去の検診の受診状況などを聴取する。なお，質問は必ずしも対面で実施する必要はなく，受診者に自己記入式の質問票を記載させることで代用できる。血痰，長引く咳，胸の痛み，声のかれ，息切れなどの症状がある者に対しては，検診ではなく医療機関を受診するよう指導する。

2）胸部 X 線検査

　受診者全員に必ず実施する。

（1）撮　影

　肺癌診断に適した胸部 X 線撮影を行う必要がある。

　立位背腹 1 方向撮影を原則とする(ただし，同撮影が困難な場合に限り，希望者には座位腹背

1方向撮影を行う）。立位で正しく正面に向かせ，両脚を肩幅に広げ均等加重，両肘を屈曲させ，手の甲を腰に当て，肘を前方に出して，肩甲骨を肺野から外す。最大吸気時，呼吸停止で撮影する。第7胸椎の高さで正中線上に受像面に対して垂直に入射する。適切な胸部X線画像とは，第6頸椎から肺尖，肺野外側縁，横隔膜，肋骨横隔膜角までが写り，両鎖骨胸骨端の中点に胸椎棘突起が位置する，肩甲骨の陰影が肺野外にあり，右横隔膜は第9～10肋骨の高さに位置していること，読影に際して，適度な濃度とコントラストおよび良好な鮮鋭度をもち，中心陰影に重なった気管，主気管支の透亮像ならびに心陰影および横隔膜に重なった肺血管が観察できるものをいう。

a．デジタル撮影

　X線検出器として，輝尽性蛍光体を塗布したイメージングプレート（IP）を用いたCRシステム，平面検出器（FPD）もしくは固体半導体（CCD，CMOSなど）を用いたDRシステムのいずれかを使用する。

　i．撮影条件

　　デジタル撮影装置での肺がん検診の撮影条件として，管球検出器間距離（撮影距離）150 cm以上，X線管電圧120～140 kV，撮影mAs値4 mAs程度以下，入射表面線量0.3 mGy以下，グリッド比8：1以上，これらの条件下で撮影されることが望ましい。

　　デジタル撮影装置ではヒストグラム解析が行われるため，撮影線量がそのままフィルムの黒化度に影響を与えず，撮影線量の多寡は画質に影響する。毎年検診を受ける被検者の被ばく量を考慮し上記設定が妥当である。

　ii．画像処理

　　画像処理パラメータは，機器メーカー毎に内容や名称が異なることから，日本肺癌学会肺がん検診委員会では，現在日本国内で使用されている胸部X線デジタル撮影機器とその画像処理パラメータについては，日本肺癌学会ホームページ上の「肺がん検診について」のバナーから「胸部X線デジタル撮影機器等の条件」中にメーカー毎の胸部X線デジタル撮影機器および画像処理パラメータを毎年掲載しているので，そちらを参照されたい。

　　なお，液晶モニタはシャウカステンに比較して最高輝度が低く，フィルムに比較して空間分解能が低いため，より幅広い階調処理を施す必要性があり，画素数がより少ない液晶モニタでは，より強い周波数処理（エッジ強調）を施す必要がある。したがって，個々の施設における画像処理パラメータの設定では，日本肺癌学会推奨のパラメータを基準に，各施設の画像観察環境（シャウカステン，液晶モニタの最大輝度と画素数）に応じて，画像処理パラメータを調整する。

b．直接撮影（スクリーン・フィルム系）

　被検者管球間距離を150 cm以上とし，定格出力150 kV以上の撮影装置を用い，120 kV以上の管電圧および希土類システム（希土類増感紙＋オルソタイプフィルム）による撮影がよい。

　やむを得ず100～120 kVの管電圧で撮影する場合も，被ばく軽減のために希土類システム（希土類増感紙＋オルソタイプフィルム）を用いる。

　デジタルと比較し均一で良質な画質の保持が難しく，デジタル撮影への移行が望まれる。

(2) 読　影

　読影は最も重要な作業であり，見落としを極力避けなければならないが，同時に不必要な精検を避ける努力も要求される。そのため読影は次の手順によるものとする。

a．読影環境

　画像観察を行う液晶モニタあるいはシャウカステンは，最高輝度や輝度均一性に注意を払い，定期的な検査が必要である。また，部屋の照度にも留意する。

　胸部X線画像の観察において，液晶モニタでは，DICOM Part 14（GSDF：Grayscale Standard Display Function）にキャリブレーションされた，画素数が1M以上，最大輝度が350 cd/m^{2}以上の明るさをもつ機器を用い（日本医学放射線学会電子情報委員会編：デジタル画像の取り扱いに関するガイドライン3.0版　https://www.radiology.jp/member_info/guideline/20150417.html），フィルムでは輝度3000 cd/m^{2}以上のシャウカステンを使用することが望ましい。なお日本医学放射線学会が認証または承認した人工知能関連技術が活用された画像診断支援ソフトウエアを読影補助に利用することは妨げない。ただし，現在はあくまでも読影医の読影補助であり，読影医に代わる位置付けとして活用するものではない。

b．読影医

　胸部X線は日常診療でも最も頻繁に実施される画像診断法であるが，死角の多さや他の構造物との重なりの多さなどから，検診業務としての限られた時間で確実な読影を行うことは，決して容易ではない。後述する「二重読影」などのバックアップ体制を構築してもなお，可及的に見落としを避ける努力が欠かせない。また，少なくとも読影医の1人は十分な経験を要するべきである。

　その点から，以下のような条件を満たすことが必要である。

　ⅰ．第一読影医

　検診機関などで開催される「肺がん検診に関する症例検討会や読影講習会」に年1回以上参加すること。

　ⅱ．第二読影医

　下記の①，②のいずれかを満たす医師

①3年間以上の肺がん検診読影経験があり，かつ検診機関などで開催される「肺がん検診に関する症例検討会や読影講習会」に年1回以上参加すること。

②5年間以上の呼吸器内科医，呼吸器外科医，放射線科医のいずれかとしての経験があり，かつ検診機関などで開催される「肺がん検診に関する症例検討会や読影講習会」に年1回以上参加すること。

　検診機関は，読影医の実態として，実際に読影する読影医の氏名，生年，所属機関名，専門とする診療科目，呼吸器内科・呼吸器外科・放射線科医師の場合には専門科医師としての経験年数，肺がん検診に従事した年数，「肺がん検診に関する症例検討会や読影講習会」の受講の有無などを把握し，市町村や，都道府県の生活習慣病検診管理指導協議会からの求めに応じて提出しなければならない。

c．二重読影，ダブルチェック（2人読み）

　見落としを防ぐため，2人の医師が各々独立して読影を行う。小さな新規病変を拾い上げるた

めや，正常亜型および陳旧性変化など精密検査を要しない所見を除外するために，読影者が前回画像を容易に参照できる場合には，可能なかぎり比較して読影する。

d．比較読影

2名の読影医のうちどちらかが二重読影の結果，肺がん検診における胸部X線検査の判定基準と指導区分の「d」「e」に該当で「要比較読影」としたものは，過去に撮影した画像と比較読影する。

比較読影の方法は，地域の実情に応じて「読影委員会等を設置して比較読影する（あるいは読影委員会等に委託する）」，「二重読影を行った医師がそれぞれ比較読影する」，「二重読影を行った医師のうち指導的立場の医師が比較読影する」のいずれかにより行う。

デジタルシステムを導入するなどして，二重読影以前に比較読影が行われている場合には，この限りではない。

e．判定基準と指導区分

表1の判定基準と指導区分に従い読影する。肺がん検診としてのスクリーニング陽性は，E判定のみであることに注意して判定すること。

二重読影による仮判定の後に，決定判定を行う。決定判定は，二重読影を行った2人の読影者の合意に基づくのが望ましい。

(3) 画像および記録の保管

画像は少なくとも5年間保存する。検査台帳や報告書も少なくとも5年間保存する。デジタル化されたものは参照できる形でできるだけ長期に保存することが好ましい。

(4) 精密検査

肺がん検診では，胸部X線検査の結果から精密検査を要すると判定された者と，喀痰細胞診の結果から精密検査を要すると判定された者が生じる。胸部X線検査の要精検者に対しては，精密検査の第一段階として，全肺CTおよび異常陰影部位の2mm以下のスライスでの薄層CT(thin-section CT：TSCT)撮影を行う(喀痰細胞診の要精検者に対する対応は，次項を参照のこと)。

いずれの要精検者に対しても速やかに肺癌に対する精密検査を行い，肺癌かどうかの確定診断を得るか，確定診断は得られないものの依然として肺癌の疑いが残るか，肺癌の可能性が否定できるかを判断しなければならない。肺癌の疑いが残る者に関しては，経過観察などの検査継続が求められる。精密検査は，画像診断，内視鏡診断を含む確定診断手技，病理細胞診断などにおいて専門性が求められるため，これらの分野に習熟した医師のいる施設，あるいはそのような医師と緊密に連携のとれる施設において行う必要がある。

また，合併症を有するため気管支鏡検査や手術に耐えられないと判断される者に対しては，TSCTでの正診率が高いことから，細胞・組織学的な確定診断を行わず，根治的放射線治療を行うことがある。このような症例も肺癌確定例に含める。

3) 喀痰細胞診

検診受診者中の高危険群に必ず実施し，胸部X線検査で捕捉できない肺門部の癌の発見を目指す。

(1) 対象者

50歳以上で，喫煙指数(1日平均喫煙本数×喫煙年数)が600以上(過去における喫煙も含む)で

I. 胸部 X 線検査と高危険群に対する喀痰細胞診併用法　　233

表 1. 肺がん検診における胸部 X 線検査の判定基準と指導区分

二重読影時の仮判定区分	比較読影後の決定判定区分	X 線所見	二重読影時の仮指導区分	比較読影後の決定指導区分
a	A	「読影不能」 　撮影条件不良，現像処理不良，位置付不良，フィルムのキズ，アーチファクトなどで読影不能のもの。	再撮影	
b	B	「異常所見を認めない」 　正常亜型(心膜傍脂肪組織，横隔膜のテント状・穹窿状変形，胸膜下脂肪組織による随伴陰影，右心縁の二重陰影など)を含む。	定期検診	
c	C	「異常所見を認めるが精査を必要としない」 　陳旧性病変，石灰化陰影，線維性変化，気管支拡張像，気腫性変化，術後変化，治療を要しない奇形などで，精査や治療を必要としない，あるいは急いで行う必要がないと判定できる陰影。		
d	D	「異常所見を認め，肺癌以外の疾患で治療を要する状態が考えられる」 　肺癌以外の疾患を疑うが，急いで精密検査や治療を行わないと，本人や周囲の人間に大きな不利益があるようなもの。疾患が疑われても急いで精検や治療を必要としない場合には「C」と判定する。肺癌を少しでも疑う場合には「E」に分類する。肺がん検診としての「スクリーニング陽性」は「E」のみである(下記注を参照のこと)。	比較読影	肺癌以外の該当疾患に対する精査
d1	D1	「活動性肺結核」 　治療を要する肺結核を疑う。		
d2	D2	「活動性非結核性肺病変」 　肺炎，気胸など治療を要する状態を疑う。		
d3	D3	「循環器疾患」 　大動脈瘤など心大血管異常で治療を要する状態を疑う。		
d4	D4	「その他」 　縦隔腫瘍，胸壁腫瘍，胸膜腫瘍など治療を要する状態を疑う。		
e	E	「肺癌の疑い」 　孤立性陰影，陳旧性病変に新しい陰影が出現，肺門部の異常(腫瘤影，血管・気管支などの肺門構造の偏位など)，気管支の狭窄・閉塞による二次変化(肺炎・無気肺など)，その他肺癌を疑う所見。したがって「E」には，肺炎や胸膜炎の一部も含まれることになる。転移性肺腫瘍を疑う所見は「E」に分類する(ただし，転移性肺腫瘍は発見肺癌には含めない)。「E2」の場合には，至急呼び出しによる受診勧奨なども含め，精密検査に関する受診勧奨をより強く行うことが望ましい。		肺癌に対する精査
e1	E1	「肺癌の疑いを否定し得ない」		
e2	E2	「肺癌を強く疑う」		

注 1) 比較読影後の決定指導区分において，E1 判定とは，きわめてわずかでも肺癌を疑うものを意味し，E2 判定とは，肺癌を強く疑うものを意味する。一方，D 判定は，肺癌以外の疾患を疑うものを意味する。
　　2) 肺がん検診の胸部 X 線検査における要精検者とは，比較読影を含む決定指導区分における E1 および E2 を指す。
　　3) 比較読影後の決定指導区分における D 判定は肺がん検診としての要精検者とは認めない。
　　4) 肺がん検診における胸部 X 線検査での要精検者数とは，E1 と E2 の合計数を意味する。
　　5) 肺がん検診における肺癌確診患者数(検診発見肺癌)とは，E1 および E2 判定となった要精検者の中から原発性肺癌と確診された患者数を意味する。
　　6) したがって，D 判定者の中から肺癌が発見されたとしても，検診発見肺癌とは認めない。

あることが質問によって確認された者を肺門部肺癌の高危険群とし，喀痰細胞診の対象者とする。なお，過去に実施した質問の内容も参照して高危険群の判定を行う。加熱式タバコについては，「カートリッジの本数」を「喫煙本数」と読み替える。高危険群以外の者に喀痰細胞診を実施することは，受診者の益にならないばかりか不利益になるので，行ってはいけない。

(2) 喀痰採取処理法

有効痰(鼻汁，唾液でなく肉眼的に痰と認められるもので，顕微鏡的に組織球が確認できるもの)が得られるように，採痰の指導を徹底する。

a．喀痰は起床時の早朝痰を原則とし，採痰容器の保存液中に3日分蓄痰する。痰を入れるたびに採痰容器をよく振る。

b．喀痰の処理法および染色法は，日本臨床細胞学会の細胞検査士会編集「細胞診標本作製マニュアル(呼吸器)」の「I. 喀痰の塗抹・処理(p.1-2)」「III. 集検喀痰細胞診のための標準染色法(保存痰用)(p.7)」に準拠して2枚以上のスライドガラスを作製する(http://www.intercyto.com/lecture/manual/resp_manual.pdf)。

c．細胞のスクリーニングと判定は，呼吸器の細胞診に習熟した日本臨床細胞学会認定の細胞検査士と細胞診専門医のチームによって行う。

d．各スライドガラスのスクリーニングは，異なる細胞検査士によりダブルチェックをする。

e．細胞判定に際しては，肺癌取扱い規約内の細胞図譜のみではなく，日本肺癌学会のホームページに公開されている「肺癌検診における喀痰細胞診の判定区分別標準的細胞」を参照することが望ましい(https://www.haigan.gr.jp/lcscr/news/2354/)。この喀痰細胞診標準細胞を含むスライドガラスセットの貸し出し制度を活用することも推奨される。

(3) 判定基準と指導区分

判定基準と指導区分を表2，表3に示した。

表2. 肺がん検診における喀痰細胞診の判定基準と指導区分(2016改訂)

判定区分	細胞所見	指導区分
A	喀痰中に組織球を認めない	材料不適，再検査
B	正常上皮細胞のみ 基底細胞増生 軽度異型扁平上皮細胞 線毛円柱上皮細胞	現在異常を認めない 次回定期検査
C	中等度異型扁平上皮細胞 核の増大や濃染を伴う円柱上皮細胞	再塗抹または6カ月以内の再検査
D	高度(境界)異型扁平上皮細胞または 悪性腫瘍が疑われる細胞を認める	直ちに精密検査
E	悪性腫瘍細胞を認める	

注1) 喀痰1検体の全標本に関する総合判定であるが，異型細胞少数例では再検査を考慮する。
　2) 全標本上の細胞異型の最も高度な部分によって判定する。
　3) 扁平上皮細胞の異型度の判定は異型扁平上皮細胞の判定基準(表3)，および細胞図譜を参照して行う。
　4) 再検査が困難なときには，次回定期検査の受診を勧める。
　5) D・E判定で精密検査の結果，癌が発見されない場合には常に厳重な追跡を行う。

表 3. 喀痰細胞診における異型扁平上皮細胞および扁平上皮癌細胞の判定基準 (2016 改訂)

判定区分	出現様相	細胞質染色性	細胞質の光輝性	細胞質の厚み・構造	細胞形	細胞の大小不同	N/C比[1]	核形	核の大小不同	核縁[2]	核数	クロマチン量[3]	クロマチン分布・パターン	核小体
B 軽度異型扁平上皮細胞	多くは孤立性	ほとんど OG 好性. 淡染		均質	小リンパ球の 2 倍程度ないし類円形多辺形	目立たない	小～中	小リンパ球まで. 類円形	目立たない	円滑		軽度増量	ほぼ均等	不明
C 中等度異型扁平上皮細胞	多くは孤立性	ほとんど OG 好性. ときに重厚感のある染色性		ときにやや厚みあり. ときに不整な構造	小リンパ球の 2 倍程度ないし類円形ないし多辺形, ときに奇妙な形	目立たない	小～中	小リンパ球まで. 軽度不整まで	目立たない	やや不整	ときに多核	軽度増量	ほぼ均等	ときに認める
D 高度（境界）異型扁平上皮細胞	孤立性. 不規則配列の細胞集団. ときに細胞相互封入像	ほとんど OG 好性. 一部 LG 好性. 重厚感のある染色性	ときに橙黄色（レイニイエローなど）光輝性	厚みあり, 不整な構造. ときに層状構造	小リンパ球の 2 倍から 4 倍程度まで. 類円形, 多辺形, 奇妙な形など多様	目立つ	小～大	ときに小リンパ球を越える. 不整やくびれ	目立つ	不整	しばしば多核	中等度増量	不均等分布, 凝集	しばしば認める
E 扁平上皮癌細胞	孤立性. 不規則配列の細胞集団. しばしば細胞相互封入像	多様. OG 好性. LG 好性. 重厚感のある染色性	しばしば橙黄色（レモンイエローなど）の光輝性	不整な構造, 顕著な層状構造	小リンパ球の 2 倍から 5 倍以上のもの. 不整形, 奇妙な形など多彩	著明. しばしば小～大大型細胞	小～大	しばしば小リンパ球の 2, 3 倍. しばしば不整やくびれ	著明	粗剛	しばしば多核. 多彩な核数, 核の大小不同も著明	高度な増量	不均等分布, 凝集, 濃縮核	しばしば認める

OG：オレンジ G, LG：ライトグリーン

注 1) N/C比 "中" とは, OG 好性細胞では 1/3, LG 好性細胞では 1/2 とする.

2) 核縁 "円滑" とは, 「核縁が均一の厚みであること」, "不整" とは 「核縁の厚みが均一でない―凸凹していること」. "粗剛" では, 「核縁に不均等に著明なクロマチンの凝集を認め, 核縁の厚みが均一でなく不均一であること」とする.

3) クロマチン量 "中等度増量" とは, 「好中球の染色性と同程度の染色性である」こととする.

4) 太字による記載は重視すべき細胞所見である. 「好中球の染色性と同程度の核濃度である」.

5) 高度（境界）異型には一部腫瘍が含まれている.

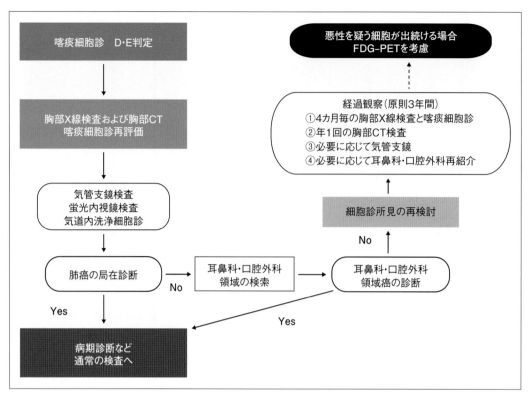

図1. 喀痰細胞診D・E判定例における精査手順

(4) 細胞診の検体検査部分の委託

　細胞診の検体検査部分を検査機関に委託する場合は，当該検査機関における呼吸器の細胞診を担当する検査技師，医師などの資格，人数，ならびに設備の条件その他を十分に把握し，精度管理に留意する。

(5) 標本および記録の保管

　標本は少なくとも5年間保存する。検査台帳や報告書も少なくとも5年間，可能ならばそれ以上長く保存する。

(6) 精密検査

　喀痰細胞診の結果から精密検査を要すると判定された者(D・E判定例)に対しては，以下の手順による精密検査および経過観察を行う(図1参照)。

a．胸部X線検査および胸部CT

　胸部X線検査および胸部CTは気管支鏡検査より前に行う。喀痰細胞診が末梢型肺癌の診断契機となる場合があることと，気管支鏡検査による末梢肺画像の修飾を防ぐためである。

b．喀痰細胞診の再評価

　要精検と判定された検診時の喀痰細胞診標本を入手し，日本臨床細胞学会認定の細胞診専門医による評価を行っていない場合には，細胞診専門医による再評価を行うことが望ましい。喀痰中に一度でも異型細胞が出現した場合は，精密検査と経過観察が必要である。

c．気管支鏡検査

気管支鏡検査は必ず行う。胸部X線検査や胸部CTにおいて病変が指摘できなくても，肺癌の存在を否定したことにはならない。

ⅰ．気管支鏡検査の基本は，白色光下での観察である。自家蛍光気管支鏡検査や狭帯域光観察narrow band imaging：NBIは，併用することが望ましく，特に部位同定の困難な症例では有用なことがある。

ⅱ．気管支鏡検査時に気道内分泌物を採取し，細胞診に供することが望ましい。胸部CT無所見，気管支鏡可視範囲内無所見であっても，気道内吸引物の細胞診が陽性となり，末梢肺病変の診断や耳鼻科領域癌・口腔外科領域癌の発見につながる場合がある。また，病変が発見されない場合でも，厳重な経過観察を行う根拠になる。

ⅲ．気道内分泌物の採取方法には，左右気管支別に吸引物を採取する方法，区域気管支毎の擦過・洗浄細胞診を施行する方法などがあり，可視範囲に異常所見がない場合の病変同定に役立つことがある。

ⅳ．気管支鏡検査時に採取した気道内分泌物には粘液が含まれるので，融解剤で粘液を融解するか，ブレンダーなどで粘液を“切る”処理をしてもよい。実地臨床では，気道内吸引物を粘液融解剤が含まれている喀痰保存液に入れることで対応可能である。

ⅴ．病変が微小であるため，生検操作により脱落したと思われる症例の存在が知られている。治療開始前に最低2回は，生検などで陽性を確認することが望ましい。

d．耳鼻科領域癌，口腔外科領域癌，食道癌

喀痰細胞診で発見された癌症例のうち，10％前後は耳鼻科・口腔外科領域癌（喉頭癌を筆頭に，咽頭癌，食道癌，舌癌，口唇癌，口腔底癌，副鼻腔癌など）である。自覚症状で嗄声や口腔・咽頭・喉頭の違和感がある場合はもとより，無症状の場合でも，胸部画像所見および気管支鏡検査で異常を把握できないが細胞診が陽性となるような場合には，他科領域の精密検査が必要である。

e．上記精密検査にて病変部位未確定症例の経過観察

喀痰細胞診D・E判定例においては，病変は存在するが，微小である，もしくは気管支鏡の観察範囲外に存在するなどの理由で，初回の精密検査では部位を特定できない場合がある。このような場合でも，数カ月後の検査により病変が同定されることがあるため，経過観察は必須である。

ⅰ．初回精密検査で病変部位が同定できなかった喀痰細胞診D・E判定例は，細胞検査士あるいは細胞診専門医に細胞所見の再検討を依頼することが望ましい。変性などのため，見逃しを防ぐためにD判定とした場合と，明らかな癌細胞が確実に喀痰中に出現している場合では，経過観察上の留意点もおのずと異なってくる。また，再検討の結果，D判定よりもE判定がふさわしいと判断するような場合もあり得る。

ⅱ．経過観察法は以下が望ましい。

① 喀痰細胞診＋胸部X線検査：4カ月毎

② 胸部CT：4カ月毎の喀痰細胞診が陰性であれば年1回。経過観察中に喀痰細胞診陽性となった場合は随時実施する。

③ 気管支鏡検査：上記4カ月毎の喀痰の細胞学的所見（細胞異型度・出現頻度・細胞数など）を

総合的に評価し，検査の必要性を判断する。

④ 注意すべき問診事項：嗄声や口腔内および咽頭・喉頭の違和感など，耳鼻科，口腔外科領域の診察が必要となる症状について聴取し，有症状時は当該診療科での検査を考慮する。

⑤ 経過観察中，喀痰細胞診で高度異型扁平上皮細胞が出現した場合，特に複数回出現する場合は，のちに癌が発見される可能性が高い。気管支鏡検査に加えて，末梢肺癌のスクリーニング目的の胸部CTや耳鼻科領域などの検索も随時考慮する。また，これらの検査にもかかわらず部位の同定ができない場合は，全身FDG-PET検査を考慮してもよい。

ⅲ．経過観察期間は以下が望ましい。

① 検診時のみD・E判定の細胞が出現し，その後の経過観察中に一度も異型細胞が観察されない場合には，3年で経過観察を終了する。

② 経過観察中に，D・E判定の細胞は出現するものの病変部位が確定できない場合には，経過観察期間を3年以上に延長することが妥当である。

③ 経過観察を終了する場合は，それ以降，毎年の喀痰細胞診受診を勧奨する。

ｆ．精検結果の検証

喀痰細胞診D・E判定例においては，その診断ならびに精検結果を検診実施主体（市区町村）毎，および細胞診検査委託機関毎に集積・集計・検証しなければならない。

D・E判定の比率が著しく他と異なる場合，肺癌発見率が著しく少ない場合，しかもこれらが年余にわたる場合には，対象者の選定，喀痰細胞診スクリーニングから気管支鏡・CTによる精密検査，さらにはその結果報告・集計に及ぶいずれかの段階に問題がある可能性があり，各段階における精度管理の徹底が必要である。

5．精度管理

肺がん検診の目的は肺癌死亡率の減少である。これまでに実施された症例対照研究などで示された現行検診の死亡減少効果をそれぞれの現場で達成するためには，精度管理の行き届いた肺がん検診が行われることが必須条件である。精度管理の手法は，住民検診においてすでに確立しており，それを様々な検診の実施体制に応じて適用することが望ましい。精度管理には検診実施機関が撮影や読影向上のために行う内部精度管理と，精度管理指標のモニタリングを行う外部精度管理に大別される。

以下に検診実施体制別に具体的な方法を述べる。

1）住民検診

（1）検診実施機関と内部精度管理

検診実施機関は，内部精度管理として自機関の検診実施体制を適切に把握して改善を図る必要がある。精度管理指標の技術・体制的指標としては，「肺がん検診のためのチェックリスト（検診実施機関用）」（参照：がん情報サービス　医療関係者向け情報—がん対策情報—がん検診—「事業評価のためのチェックリスト」https://ganjoho.jp/med_pro/pre_scr/screening/check_list.html）を用いて，その達成状況の自己点検を行い，未達成項目に関しては翌年度以降達成できるよう自施設の改善を図る。特に個別検診の場合，参加医療機関の胸部エックス線撮影環境は様々であり，

「4. 検診方法」で示したような肺がん診断に的確な胸部エックス線撮影の画質の評価を，放射線科医・呼吸器内科医・呼吸器外科医のいずれかにより定期的に行い，それに基づく指導を行う。また二重読影を外部に委託している場合，委託先の状況を確認することが望ましい。集団検診の場合は自機関内，個別検診の場合は受託医師会において検査結果の把握・集計・分析を行う委員会を委託自治体の協力を得ながら年1回以上行うべきである。都道府県や都道府県医師会が設置するものに参加する形式でもよい。

また，検診機関は，読影医の実態として，実際に読影する読影医の氏名，生年，所属機関名，専門とする診療科目，呼吸器内科・呼吸器外科・放射線科医師の場合には専門科医師としての経験年数，肺がん検診に従事した年数，「肺がん検診に関する症例検討会や読影講習会」の受講の有無等を把握し，市区町村や，都道府県の生活習慣病検診管理指導協議会からの求めに応じて提出しなければならない。

(2) 検診実施機関での読影技術や判定技術向上への取り組み

検診実施機関は，検診に従事する医師の胸部X線画像読影力の向上を図る必要がある。読影医の条件の一つである「肺がん検診に関する症例検討会や読影講習会」を年1回以上行い，読影の実務を担当するすべての医師の受講を義務付ける。この症例検討会や読影講習会では，発見例や偽陰性例のレビューを行い，撮影条件や読影診断能の向上に努める。自施設で開催が困難な場合は，他施設や都道府県単位，あるいは日本肺癌学会などが主催する胸部画像の読影に関するセミナー・講習会への受講で代行することは可能である。

喀痰細胞診については，自施設で症例検討が可能でない場合は，日本臨床細胞学会や細胞検査士会などが行う講習会や，日本肺癌学会もしくは日本臨床細胞学会のwebサイトに公開されている「肺がん検診における喀痰細胞診の判定区分別標準的細胞」を随時参照することで症例検討会の代行とすることは可能である。

(3) 市区町村

検診実施主体である市区町村は，肺がん検診が適切に実施されているかどうかについて注意を払わなければならない。そのためには，「肺がん検診のためのチェックリスト(市区町村用)」(前出：がん情報サービス　医療関係者向け情報—がん対策情報—がん検診—「事業評価のためのチェックリスト」を用いて自己点検するとともに，(「肺がん検診のためのチェックリスト(検診機関用)」)を用いて検診業務を委託する検診機関の技術・体制的指標の実態を把握する。「肺がん検診に関する症例検討会や読影講習会」の開催状況や読影医の参加状況を把握することとともに，開催への支援等も行うことが望ましい。またプロセス指標としては，受診率・要精検率・精検受診率・陽性反応的中度・肺癌発見率・臨床病期0-Ⅰ期率を用いる。受診者情報の集計については，地域保健・健康増進事業報告(https://www.mhlw.go.jp/toukei/list/32-19.html)において男女別年齢5歳階級別受診歴別の検診結果集計表を作成することが求められているため，当該表を適切に作成したうえで，それを用いて分析を行う。また，発見肺癌例については，性別，年齢，臨床病期，組織型，治療法を可及的に把握するように努める。喀痰細胞診単独による発見例については，特殊性を考慮し発生部位(中心/末梢)なども把握することが望ましい。これら以外の項目は検診実施機関や地域の実情に応じて把握する。検診発見例の予後の把握は，それにより検診の利益・

不利益に関する情報を得ることができるため，可能な範囲で実施を検討する。「仕様書に明記すべき必要最低限の精度管理項目」も，検診実施機関との契約の際に参考とすることが望ましい。

（4）都道府県および外部精度管理

外部精度管理は，都道府県の生活習慣病検診管理指導協議会の肺がん部会あるいはそれに準じた組織が行う。精度管理指標として，技術・体制的指標としては「肺がん検診のためのチェックリスト（検診実施機関用）（市区町村用）（都道府県用）」を用いる（前出：がん情報サービス　医療関係者向け情報—がん対策情報—がん検診—「事業評価のためのチェックリスト」および「仕様書に明記すべき必要最低限の精度管理項目」）。またプロセス指標としては，受診率・要精検率・精検受診率・陽性反応的中度・肺癌発見率・臨床病期0-Ⅰ期率を用い，許容値あるいは目標値との比較を行う。都道府県・市区町村・検診実施機関別にこれらの指標の分析を行い，問題のある場合，具体的な改善策を指示する。発見肺癌例の分布や診断過程についても情報を収集し，精度管理上の問題がないかどうか分析を行うとともに「肺がん検診に関する症例検討会や読影講習会」が行われているかどうか，それらに実際に読影医が参加しているかどうかは精度管理上の重要な点であることから，市区町村と協力して検診機関に対して調査を行い，実施の有無および従事するすべての読影医師の受講の有無を確認するべきである。

外部精度管理に関する会議は1年に1回以上開催し，検討した事項に関して報告書または議事録を作成し公表する。なお公表にあたっては，チェックリストやプロセス指標の分析結果を，市区町村や検診実施機関の名称を明記したランキングやグラフなどを用いて住民が実際に自分の受診している検診の精度を理解しやすい形にまとめ，住民の目に触れやすいように公表する。

2）職域健康診断

（1）職域での事業者や健康保険組合から職域健康診断を請け負う実施機関は，本来ならば内部精度管理として，住民検診と同様な体制が整備されることが望ましい。残念ながら現在は，法律やシステムが整備されていないために内部精度管理が十分に行われていないと想定される。労働安全衛生法に基づく定期健康診断における胸部エックス線検査は，「4．検診方法」に明記された検診方法に必ずしも準拠されていない。平成30年3月に厚労省が発出した「職域におけるがん検診に関するマニュアル」においては，職域においても地域の住民検診と同様に行う方向性を示している。このことから，検診実施機関の選定においては，仕様書の中で，検診方法が「4．検診方法」に明記した方法に準拠していることを要件として示すべきである。

（2）職域の事業規模は様々であり，協会けんぽや大企業の健康保険組合を除けば，事業者だけでの事後的な外部精度管理は困難な状況にある。今後そのような団体においても外部精度管理を可能にするシステム整備が必要である。検診実施機関の質の評価として，厚生労働科学研究費「職域におけるレセプトを用いたがん検診精度管理指標の計測システムの開発と実装に関する研究」班において，レセプトを用いた精度管理計測システムが開発されており，この活用が期待される。

（3）職域では肺がん検診の対象外の年齢が受診者の多くを占めるため，健康診断の実施機関がプロセス指標を計上する場合は，40歳以上の受診者に限定して算出する。特に精検受診率が住民検診に比べて低いことから，肺癌が疑われる要精検者には，速やかに精密検査を受けるよう受診勧奨に努める。第4期がん対策推進基本計画では，「国及び都道府県は，精密検査受診率向上のため，

要精密検査とされた受診者に対する『精密検査を受けられる医療機関リスト』の提供等，職域を含めた，がん検診の実施者によるわかりやすい情報提供を推進する」と，明記されていることから，今後医療機関リストが公表された場合に活用することが望ましい。

3）全国がん登録の利用

従来の都道府県を単位とした地域がん登録は，2016 年に国の事業である全国がん登録に移行した。すでに先行する市区町村では，検診受診者台帳と全国がん登録データの突合による偽陰性例の把握，感度・特異度の測定などが行われており，今後更なる活用が期待されている。

4）肺がん検診の目標点

肺癌はその病態からみて，すべてが検診の対象としてなじむものとは言いがたく，重喫煙者にみられる急速に進行するものは検診で救命することは難しい。検診の効果が発揮される肺癌は，進行が比較的緩徐な腺癌と一部の扁平上皮癌であるが，これらの早期発見も困難を伴うものが多いのが現状である。したがって，肺がん検診の質的な精度を高めるためには，不断の努力が必要である。

診断の精度向上も考慮すると，肺がん検診をより高い精度で実施して到達すべき目標は，当面，肺がん検診で発見される0-Ⅰ期の肺癌の割合を50％以上に維持することである。この目標に到達しない場合，考慮すべき点は 1）受診者の年齢構成，2）精密検査結果把握状況，3）検診の精度の3点である。特に住民検診の場合，治療拒否が多くなる高齢者の割合が高いと 0-Ⅰ期率は低下する点に注意が必要である。

6．現行検診に関するインフォームドコンセント

肺がん検診という予防医学の現場は，受診者は多数の健常者であり，短時間で検診の目的，検診方法，有効性と限界および不利益，要精検とされた場合は確実に精密検査を受ける重要性と精密検査の方法などを周知し，理解を得る必要がある。現在本邦で行われている対策型がん検診は，いずれも利益が不利益を上回ることが確認されているため，実施にあたり改めて書面での同意を取得する必要はない。しかし，受診者にわかりやすいリーフレットを作成し，検診前に提供すべきである。

受診者に周知する内容には，以下の項目を含める。

① 肺がんが日本のがん死亡の1位（男性），2位（女性）を占めること（2023年人口動態統計による）。
② 現行の肺がん検診（非高危険群に対する胸部X線検査及び高危険群に対する胸部X線検査と喀痰細胞診併用法）は適切な方法で行われれば，がんによる死亡率を減少させるのに有効である。一方で，肺がん検診は万能ではなく，必ずがんを見つけられるわけではない（偽陰性）。また，がんではないのにがん検診の結果が陽性となる場合がある（偽陽性）。
③ 精密検査が必要（要精検）とされた場合は，必ず精密検査を受ける必要がある。
④ 精密検査の方法としては，医療機関での胸部CT検査や気管支鏡検査が行われる。
⑤ 検診結果や精密検査の結果が陰性であっても，翌年以降も毎年継続して受診することが重要である。また，次の検診までになんらかの症状が出現した場合は，速やかに医療機関を受診する。
⑥ 検診の精度管理のために，検診のX線画像や，精密検査結果（精密検査CTおよび手術結果を

含む)については，検診実施機関や居住する市区町村が調査して把握する。

⑦ 肺がん検診の不利益として，ごくわずかではあるが放射線を被ばくする。偽陽性の場合は結果的には不要な精密検査を受けることになる可能性がある。

⑧ 禁煙および喫煙予防指導等，肺癌やたばこ関連疾患(COPD など)に関する正しい知識を伝達する。

　加えて，受診者の不安を解消し受診当日の混乱を避けるために，以下に示す X 線撮影の仕組みや撮影時の注意点についても説明して協力を得るようにする。

- 胸部 X 線検査による放射線被ばく量はごくわずか(0.1 ミリシーベルト程度)であり，自然環境からの年間被ばく量(普通に生活していても被ばくする量)のおよそ 1/20 である。

- アクセサリーや湿布類，衣類の装飾(ボタン，ファスナー，ホック，プリント等)，肌着(カップ付き下着等)は，撮影時に X 線画像に写り，検査結果に影響を与えることがある。撮影時は，アクセサリーや湿布類を外した上半身脱衣，もしくは前後無地で装飾のない T シャツ 1 枚で撮影する。

　「国立がん研究センター　がん情報サービス　一般の方へ　予防・検診　がん検診　肺がん検診について」(https://ganjoho.jp/public/pre_scr/screening/lung.html)」には，一般の方向けにこれらの情報をコンパクトにまとめたリーフレットなども掲載されているので，参考にされたい。

参考：喀痰細胞診による肺がん検診の知見

　喫煙率の変化，フィルター付きたばこの普及など時代の変遷により，中心型肺癌の減少，末梢型扁平上皮癌の増加など，本邦の肺癌臨床像は変化している。特に，中心型肺癌が減少している影響を受け，現在までに喀痰細胞診検査に関して本邦で蓄積された貴重な知見が，多くの施設において知識として継承されなくなりつつあることが危惧されている。ここにそれらの知見を列記し，将来にわたり肺癌診療に携わる医師に継承されることを期待する。

① 喀痰細胞診により発見される癌病変は，肺癌が最も多いが，耳鼻科・口腔外科領域癌(その中では喉頭癌が最も多く，他に咽頭癌，食道癌，舌癌，口唇癌，口腔底癌，副鼻腔癌など)もしばしば発見される。

② 喀痰細胞診のみが発見の契機となった肺扁平上皮癌の多くは，胸部 X 線無所見である。

③ 光線力学的治療 photodynamic therapy(PDT)の適応となる肺門部早期扁平上皮癌では，ほとんどが胸部 CT でも無所見である。

④ 喀痰細胞診により発見される腺癌などの非扁平上皮癌のほとんどは，胸部 CT を含む X 線学的診断で異常陰影を有する。

⑤ 喀痰細胞診により発見される肺扁平上皮癌の病変部位は，肺門部のみでなく肺末梢までに及ぶ。

⑥ 末梢肺発生の喀痰細胞診発見肺扁平上皮癌は，胸部 X 線写真あるいは胸部 CT で有所見の場合もあるが，まったくの無所見の場合もある。

⑦ 胸部 X 線無所見肺扁平上皮癌では，FDG-PET 無所見の場合がほとんどである。ただし，FDG-PET が病変の部位診断の契機となった耳鼻科領域癌の報告もあるため，気管支鏡検査や耳鼻科領域のスクリーニングを行っても部位を同定できないにもかかわらず細胞診上いずれかの

部位の癌の存在を強く疑う場合には，全身 FDG-PET 検査を考慮してもよい。

⑧ 重喫煙のため，転移ではなく，多発性の扁平上皮癌病変が発生することがある。多発癌は，異時性を含めると胸部 X 線無所見肺扁平上皮癌の 20% 近くに発生するという報告もある。

⑨ 初回の精密検査にて病変部位が同定されない場合においても経過観察により病変が確定する場合がある。この場合，病変が確定するのは必ずしも経過観察開始から 1～2 年以内とは限らず，数年を経て確定診断に至ることもある。

⑩ 癌が発見されない場合でも，前癌病変と考えられている異形成が発見されることがある。

⑪ 禁煙により喀痰量が減少した症例では，その後に喀痰細胞診の再検査を行っても陰性の結果が連続することがある。しかし，さらに経過観察を続けるうち最終的に癌病変が明らかになる場合がある。そのため，喀痰中に一度でも異型細胞が出現した場合には，その後出現しなくなっても，標準的な精密検査と経過観察は必要である〔前出 4. 検診方法，3）喀痰細胞診，(6) 精密検査，e の項（p.235）参照〕。

II. 低線量CT肺がん検診

1. 総　論

　低線量CTによる肺がん検診（低線量CT肺がん検診）は，肺癌死亡率減少効果が証明されないまま本邦において1990年代後半には相当広い範囲で，また地域・施設により独自の方法で行われていた。そのため，日本肺癌学会集団検診委員会（現：肺がん検診委員会）は，そもそも当該検診を行う意義（有効性）があるのかどうか不明な状態ではあるが放置することはできないと判断し，当該検診を行う場合にはどのように行うべきであるのかに関する手引き「低線量CTによる肺癌検診のあり方に関する合同委員会見解2003」を，日本肺癌学会画像診断分類委員会および胸部CT検診研究会（現：日本CT検診学会）指針検討ワーキンググループとともに上梓した。

　「重喫煙者に対する低線量CTによる肺がん検診」に関しては，欧米の複数の国から多くのエビデンスが報告され，特に大規模無作為化比較試験であるNLSTとNELSONにより有意な死亡率減少効果が示された。他の小規模な研究では有意な差を示さないものや，そもそも死亡率減少の方向性を示さないものもあったが，メタアナリシスでは概ね死亡率減少効果を支持する結果であった。これらのエビデンスをまとめると，「重喫煙者に対する低線量CTによる肺がん検診」の死亡率減少効果に関しては，欧米では有効であると考えられており，本邦においても有効である可能性が高いと考えられた。

　肺がん検診委員会は，重喫煙者に対しては肺癌死亡率減少の利益が過剰診断・偽陽性などの不利益を上回ると判断し，2022年に発表した「肺がん検診ガイドライン2022」において，「行うよう勧められる（グレードA）」とした。ただし，十分な精度管理の体制下で実施されている場合に限定され，精検受診率が低い場合や，要精密検査者の追跡が十分できないなどの不十分な精度管理体制下では，行うことは勧めていない。さらに，対策型検診に適用できるかどうかに関しては，コストやリソースも含め十分な研究や検討が必要である。

　一方，非/軽喫煙者については，有効性に関する十分なエビデンスが存在しないため，ガイドラインの推奨は，『「非/軽喫煙者に対する低線量胸部CTを用いた肺がん検診」は，死亡率減少効果を示す証拠が十分ではないので，対策型検診としては行うよう勧められない。任意型検診として実施する場合には，日本CT検診学会・日本肺癌学会などが提示する方法で，「死亡率減少効果が確定していないことと不利益に関する十分なインフォームドコンセント」を得たうえで行われる必要がある。さらに，喫煙者よりも肺癌の有病率が低いため偽陽性例が増加しやすく，また過剰診断となる例も増えることが想定されるため，学会の定める判定基準や治療適応を守ることが重要である。判定や治療の対象を恣意的に拡大することは，偽陽性や過剰診断の増大に直結し患者に不利益をもたらすことを理解する必要がある。』となっている。非/軽喫煙者を対象とした無作為化試験が国内で進行中ではあるが，今後有効性を否定される可能性もあることをよく認識し，実施する場合には十分なインフォームドコンセントを得ることが必須である。

　なお，低線量CTではない通常診断用CT検査は，被ばくによる不利益が大きく，健常人に対するスクリーニングとしての「検診」に用いるべきではないことを強調したい。

II. 低線量 CT 肺がん検診　245

2. 検診対象者と検診間隔

50 歳以上で，低線量 CT 肺がん検診の利益・不利益について十分な説明を受けたうえで受診に同意した者。喫煙指数（1 日平均喫煙本数×喫煙年数）が 600 以上の者（過去における喫煙者を含む）は年に 1 回が望ましいが，長期間継続的に行うことの効果に関するエビデンスはないので，行う場合には，十分なインフォームドコンセントを得ること。

任意型検診として喫煙指数が 600 に満たない者に低線量 CT 検診を行う場合，その検診間隔についてはエビデンスがまったくないが，コンセンサスレベルでは 3〜5 年に 1 回が望ましいと考える意見が多い。

50 歳未満に低線量 CT 肺がん検診を行うことは有効である証拠がなく，被ばくの観点からも勧められない。特に 40 歳未満の者には行ってはいけない。

なお，加熱式タバコについては「カートリッジの本数」を「喫煙本数」と読み替える。

3. 撮　影

肺尖部から横隔膜背側の肺まで，両肺野をすべて含む範囲を，1 回の呼吸停止下に撮影する。

1）撮影条件

a．CT を用いた肺がん検診において，低線量でなく，日常診療で使用される通常線量で撮影することは禁止する。

b．使用する各施設の CT 装置において，CT の線量指標（CTDIvol）が標準体型の被検者で 2.5 mGy 以下の低線量となるように，撮影条件を調整する。

c．管電流を自動調整可能な CT 用自動露出機構 CT-automatic exposure control（CT-AEC）のある装置では，線量の適正化のために CT-AEC を使用することが推奨され，過度に線量が出力されないような画像ノイズ値の設定や管電流上限の設定などの配慮が必要である。

d．最近の CT 装置では，逐次近似画像再構成法により統計的に画像のノイズ成分のみを選択的に抽出・除去することで，低線量撮影でも高い空間分解能を保持した高画質な画像を再構成できる。近年では，人工知能（AI）を用いた再構成法も登場しつつある。深層学習などの技術を活用して高度な画像処理を行うことで，低線量のデータからでも高画質な画像を生成することができるようになってきている。CT 装置の基本性能の革新とともに，被ばく線量と画質のトレードオフの関係も解消され，低線量 CT であっても病変検出率を低下させないための画質担保の技術が利用可能である。

2）画像再構成条件

低線量 CT 肺がん検診では径 6 mm を超える程度の結節の検出を目標としているので，再構成スライス厚 5 mm 以下，再構成間隔 5 mm 以下が望ましい。

3）画像表示条件

肺野条件：WW＝1000〜2000 HU，WL＝−500〜−700 HU 程度

縦隔条件：WW＝300〜400 HU，WL＝0〜40 HU 程度

が用いられていることが多い。

肺結節における充実成分の検出や計測の際には，肺野条件（WW：1200 HU，WL：−700 HU），

中間条件(WW：1500 HU，WL：−600 HU)が使用される傾向にあるが，絶対的な基準はない．上記を参考にして，各施設で低線量CT肺がん検診としての至適な撮影条件，画像再構成条件，画像表示条件などを十分に検討することが重要である．

4．読　影

　低線量CT肺がん検診で撮影されたCT画像は，平成11年4月に発せられた厚生省健康政策局長通知「診療録等の電子媒体による保存について」[*a)]に準じて見読性が確保された画像診断に適正なモニタを用いて読影する．

　近年，人工知能搭載型のComputer-aided detection/diagnosis(CAD)開発も進んでいる．高い感度で肺結節を検出でき，偽陽性数も低いことが報告されており，臨床現場ではすでに承認・認証されたAIも登場している．なお日本医学放射線学会が認証または承認した人工知能関連技術が活用された画像診断支援ソフトウエアを読影補助に利用することは妨げない．ただし，現在はあくまでも読影医の読影補助であり，読影医に代わる位置付けとして活用するものではない．

　読影は最も重要な作業であり，見落としを極力避けなければならないが，同時に不必要な精検を避ける努力も求められる．可能なかぎり2人以上の医師(少なくとも読影医の1人は十分な経験を要すること)が同時にまたはそれぞれ独立して読影(二重読影)することが望ましい．十分な経験を要する医師とは，NPO法人肺がんCT検診認定機構により認定された医師を指す．ただし，当面の間，下記の①，②に該当する者も十分な経験を要する医師とする．

①5年間以上の呼吸器内科医，呼吸器外科医，放射線科医のいずれかとしての経験があり，かつ検診機関などで開催される「肺がん検診に関する症例検討会や読影講習会」に年1回以上参加し，肺がん検診に関して十分な知識を有している医師

②3年間以上の低線量CT肺がん検診読影経験があり，かつ検診機関などで開催される「肺がん検診に関する症例検討会や読影講習会」に年1回以上参加し，肺がん検診に関して十分な知識を有している医師

　検診機関は，読影医の実態として，実際に読影する読影医の氏名，生年，所属機関名，専門とする診療科目，呼吸器内科・呼吸器外科・放射線科医師の場合には専門科医師としての経験年数，低線量CT肺がん検診に従事した年数，「肺がん検診に関する症例検討会や読影講習会」の受講の有無などを把握することが望ましい．

　また，過去の低線量CT肺がん検診画像があれば，比較読影を行う．

[*a)] 「診療録等の電子媒体による保存について」(平成11年4月22日健政発第517号厚生省健康政策局長通知)：
https://www.mhlw.go.jp/www1/houdou/1104/h0423-1_10.html)

1) 判定基準

　デジタルシステムを導入するなどして，各読影医は，過去画像があれば比較しながら読影し，表4に示すa〜eの仮判定を行う．決定判定区分は，2人以上の読影医の合意に基づくのが望まし

II. 低線量 CT 肺がん検診　247

表 4.　低線量 CT 肺がん検診の判定基準と指導区分

各読影医の仮判定区分	読影医の合意後の決定判定区分	低線量 CT 所見	各読影医の仮指導区分	読影医の合意後の決定指導区分
a	A	「読影不能」 　撮影条件不良，位置付不良，アーチファクトなどで読影不能のもの。	再撮影	
b	B	「異常所見を認めない」 　正常亜型を含む。	定期低線量 CT 検診	
c	C	「異常所見を認めるが精査を必要としない」 　低線量 CT 画像で，最大径と短径の平均値が 6 mm 未満の肺結節影。陳旧性病変，石灰化陰影，線維性変化，気管支拡張像，気腫性変化，術後変化，治療を要しない奇形などで，精査や治療を必要としない，あるいは急いで行う必要がないと判定できる陰影（下記注 1）を参照のこと）。		
d	D	「異常所見を認め，肺癌以外の疾患で治療を要する状態が考えられる」 　肺癌以外の疾患を疑うが，急いで精密検査や治療を行わないと，本人や周囲の人間に大きな不利益があるようなもの。疾患が疑われても急いで精査や治療を必要としない場合には「C」と判定する。肺癌を少しでも疑う場合には「E」に分類する。肺がん検診としての「スクリーニング陽性」は「E」のみである（下記注 2)～5）を参照のこと）。	比較読影	肺癌以外の該当疾患の確定に関する精査
d1	D1	「活動性肺結核」 　治療を要する肺結核を疑う。		
d2	D2	「活動性非結核性肺病変」 　肺炎，気胸など治療を要する状態を疑う。		
d3	D3	「循環器疾患」 　大動脈瘤など心大血管異常で治療を要する状態を疑う。		
d4	D4	「その他」 　縦隔腫瘍，胸壁腫瘍，胸膜腫瘍などで，治療を要する状態を疑う（下記注 2）を参照のこと）。		
e	E	「肺癌の疑い」 　低線量 CT 画像で，最大径と短径の平均値が 6 mm 以上の肺癌を疑う結節影や，胸水貯留・無気肺など肺癌の二次性変化を疑う陰影など（下記注 5)～8）を参照のこと）。		肺癌確定診断に関する精査
e1	E1	「肺癌の疑いを否定し得ない」		
e2	E2	「肺癌を強く疑う」		

注 1）肺以外の臓器に認める異常所見のうち，精査や治療を必要としない，あるいは急いで行う必要がないと判定できる陰影は C とする。

　2）急いで精査や治療を要する縦隔腫瘍，胸壁（乳房など）腫瘍，胸膜腫瘍，頭頸部（甲状腺など），腹部（肝・胆・膵・脾・腎・副腎など），上部消化管（食道，胃，十二指腸など），骨などの異常は D4 とする。

　3）決定指導区分における D 判定は低線量 CT 肺がん検診としての要精検者とは認めない。

　4）決定指導区分における D 判定者の中から肺癌が発見されたとしても，低線量 CT 肺がん検診発見肺癌には含めない。

　5）決定指導区分において，E1 判定とは，きわめてわずかでも肺癌を疑うものを意味し，E2 判定とは，肺癌を強く疑うものを意味する。一方，D 判定は，肺癌以外の疾患を疑うものを意味する。

　6）低線量 CT 肺がん検診における要精検者とは，決定指導区分における E1 および E2 を指し，要精検者数とは，E1 と E2 の合計数を意味する。

　7）低線量 CT 肺がん検診における肺癌確診患者数（低線量 CT 肺がん検診発見肺癌）とは，E1 および E2 判定となった要精検者の中から原発性肺癌と確診された患者数を意味する。

　8）決定指導区分における E 判定者の肺癌に対する精査は，日本 CT 検診学会肺がん診断基準部会編による「低線量 CT による肺がん検診の肺結節の判定基準と経過観察の考え方」に準拠する。

2) 指導区分

決定判定区分毎に表4に示す決定指導区分を定める。BおよびC判定者には定期低線量CT肺がん検診を指導する。D・E判定者に対しては，後述する薄層CTを含む精密検査を受けるよう指導する。

3) 画像および記録の保管

画像は少なくとも5年間保存する。検査台帳や報告書は5年以上とする。デジタル化されたものは，真正性・見読性・保存性のいわゆる「電子保存の3原則」が担保される形で，できるだけ長期に保存することが望ましい。

5. 精密検査

低線量CT肺がん検診のD判定者に対しては，該当する「肺癌以外の疾患疑い」に関する精密検査および必要な治療を受けるよう指導する。E判定者に対しては，肺癌を強く疑うため直接専門施設に紹介する者以外は，日本CT検診学会肺がん診断基準部会編による「低線量CTによる肺がん検診の肺結節の判定基準と経過観察の考え方」[*b]および「低線量マルチスライスCTによる肺がん検診：肺結節の判定と経過観察」[*c]に準拠して精密検査を進めていくことが望ましい。

上記のように，肺癌が疑われる者に対する精密検査には，確定診断のための医療機関紹介の他に，検診以外のCT検査による経過観察も含まれる。よって要精検率の分子の定義は，(確定診断のため専門施設に紹介された数＋次回の定期検診以外の経過観察を指示された数)となる。精密検査においては，病変がすりガラス型結節の場合には，その多くが増大しないこと，放置しても死に至る明らかな証拠がないことから，気管支鏡検査，CTガイド下針生検，外科的生検などの侵襲的な検査は慎重に行うべきである。すりガラス型結節の大半は胸部X線画像では指摘できないものであり，X線TV透視下での気管支鏡での診断率は低いが，気管支ナビゲーションシステムと気管支腔内超音波断層法の併用などによる診断率の向上が報告されている。

また，合併症を有するため気管支鏡検査や手術に耐えられないと判断される者に対しては，薄層CTでの正診率が高いことから，細胞・組織学的な確定診断を行わず，根治的放射線治療を行うことがある。このような症例も肺癌確定例に含める。

*b) 日本CT検診学会肺がん診断基準部会編「低線量CTによる肺がん検診の肺結節の判定基準と経過観察の考え方　第6版」
https://www.jscts.org/pdf/guideline/gls6th202403.pdf

*c) 日本CT検診学会肺がん診断基準部会編「低線量マルチスライスCTによる肺がん検診：肺結節の判定と経過観察　第6版」
https://www.jscts.org/pdf/guideline/gls6thfig202403.pdf

6. 精度管理

　低線量 CT 肺がん検診では，撮影範囲内の様々な病変の検出が容易となるため，胸部 X 線検査に比べて「異常病変」の検出率は高くなりやすい。しかしすべての「異常病変」に対して精密検査や治療を行うことで，受診者の生命予後が改善するかどうかはエビデンスがない。精密検査の多くが通常線量の胸部 CT 撮影などの X 線を用いた検査であることから，要精検率の増加は受診者集団への放射線被ばくを増加させ，大きな不利益となる。このため，要精検率を低く保つことが低線量 CT 肺がん検診の精度管理上，最も大切である。

　要精検率の目標値として，初回受診者群は 8%，過去に受診歴のある者の群は 5% とする。現行の肺がん検診では，精検完了率が重要な指標の 1 つであるが，低線量 CT 肺がん検診ではすりガラス型結節の長期間にわたる追跡が必要となるため，精検完了率の目標値は設定できない。しかし要精密検査者がその後放置されることは精度管理上不適切であり，検診実施機関は精密検査結果を追跡把握するべきである。

　追跡年数の増加に伴い，確定される肺癌数は増加していくが，検診受診年度の低線量 CT 肺がん検診発見肺癌数は，検診受診の翌年度末までに確定診断されたものを計上する。

7. 低線量 CT 肺がん検診に関するインフォームドコンセント

　肺がん検診の目的は，肺癌を治癒可能なうちに早期発見することであり，検診を受けた集団の肺癌による死亡率を減少させることである。低線量 CT 肺がん検診は，現行の胸部 X 線検査による検診と比較してより小さい早期の肺癌を発見できることが示されている。しかし，実際に低線量 CT 肺がん検診を受診した集団の肺癌死亡率を減少させる効果があるかどうかに関しては，まだ限定的なエビデンスしか得られていない。2023 年までに，主に北米や欧州で重喫煙者を対象として行われた NLST と NELSON 研究において，低線量 CT 肺がん検診の受診により肺癌死亡率が減少したという報告があり，全体としては重喫煙者に対しては肺癌死亡率減少の利益が過剰診断・偽陽性などの不利益を上回ると判断している。しかし果たして同じ効果が非/軽喫煙者に対しても得られるのかどうかはわかっていない。

　以上を踏まえ，受診希望者に対しては，その目的と期待される効果，起こり得る不利益などについて十分説明のうえ，理解と同意を得てから実施する必要がある。

　以下に，開示すべき項目を示す。各検診実施機関においては，これらの項目を盛り込んだ説明と同意書(案：章末附)を参考に，受診者向けの説明書および同意書を作成されたい。

① 低線量 CT 肺がん検診の目的

② 検診のこれまで明らかになっている成績(効果)

③ 検診の方法

④ 検診にかかる費用

⑤ 検診を受けることにより期待される効果

⑥ 検診の限界

⑦ 検診を受けることによって起こるかもしれない不利益

⑧ 肺がん以外の病気が発見される可能性

⑨ 肺がん以外の病気が発見されない可能性

⑩ 検診精度管理のための精密検査・診断結果やCT画像の分析，集計表(個人情報を削除した)の公表

⑪ 個人情報の保護

III. 有効性評価研究に関する過去の文献

　現行の肺がん検診および低線量CT肺がん検診の有効性評価研究に対する，肺癌学会の評価は総論に述べた通りであるが，本委員会が過去に作成した文書のリンクを本項にまとめて記載した。参考資料はQRコードから閲覧できる。

「日本肺癌学会集団検診ガイドライン」
(https://www.haigan.gr.jp/uploads/files/photos/249.pdf)

「日本肺癌学会集団検診ガイドライン付記」
(https://www.haigan.gr.jp/uploads/files/photos/843.pdf)

「米国PLCO研究における胸部X線による肺がん検診の死亡減少効果の解釈に関する見解」
(http://www.haigan.gr.jp/modules/important/index.php?content_id=30)

「NLSTおよびNELSONの結果に関する日本肺癌学会のコメント」(2020.8.1)
(https://www.haigan.gr.jp/modules/lcscr/index.php?content_id=1)。

附. 低線量 CT 肺がん検診受診者のみなさまへ（説明と同意書）

① 目 的

　低線量 CT 肺がん検診の目的は，肺がんを早期発見することです。治癒可能な段階で発見することにより，受診者集団の肺がん死亡率を低下させることを目指しています。

② これまでに明らかになっている成績

　低線量 CT 肺がん検診は，現行の胸部 X 線検査による肺がん検診と比較して，より小さい早期の肺癌を発見できることがわかっています。しかし，低線量 CT 肺がん検診を受診した集団の肺癌死亡率を減少させる効果が本当にあるかどうかに関する科学的根拠は，まだ限定的です。2023年までに，主に北米や欧州で重喫煙者を対象として行われた研究で，低線量 CT 肺がん検診の受診により肺癌死亡率が減少したという報告があり，重喫煙者に対しては肺癌死亡率を減少させるという利益が被ばくなどの不利益を上回ると判断されています。しかし同じ効果が非/軽喫煙者でも得られるのかどうかは，まだわかっていません。

③ 検診の方法

　検査台に両腕を挙げた状態で仰向けになります。大きく息を吸って，およそ（　　）秒間，息を止め，その間に撮影します。

　検診結果は，受診のおよそ（　　　）日後に郵送します。精密検査が必要とされた方は，適切な医療機関を提示いたしますので，必ず受診し，精密検査を受けてください。

④ 検診にかかる費用

　検査は自己負担額（　　　　　　　）円で行います。精密検査は，病院での通常診療と同じ医療費がかかります。

⑤ 検診に期待される効果

　肺がんであった場合，より早期に発見できる可能性があります。早期発見により，肺がんが治癒する，延命できる，より負担の少ない治療が受けられる可能性があります。

⑥ 検診の限界

　1回の検診で異常なしと判定されても，今後肺がんにならない，ということではありません。また低線量 CT 肺がん検診で，すべての肺がんが発見できるわけではありません。きわめて小さな陰影や淡い陰影，既存の解剖学的構造と紛らわしい陰影などは発見が難しい場合があります。「精密検査が必要」とするための陰影の大きさを学会で定めており，きわめて小さな陰影は「精密検査が必要」とはしません。基準以下の陰影のほとんどはがんではなく，無駄な精密検査を受けることで受診者は害を被るからです。しかし，そのような小さな陰影の中にも，増大してくるものがあることは否定できません。

　肺がんの中には，発生後急速に増大するものがあります。前回の検診で陰影が認められなくても，今回の検診までの間に新たに病巣が発生し，自覚症状も出現して，進行した状態で発見されることもあります。

　中心型肺がん（太い気管支に発生するタイプ）はタバコを多く吸う人に発生しやすく，低線量 CT 肺がん検診でも発見しにくいため，喀痰細胞診検査をあわせて受けるほうが良いと考えられています。

7 起こるかもしれない不利益

　検診で「精密検査が必要」とされた場合でも，結果的に肺がんではない場合があります．低線量CT肺がん検診では，非常に小さな変化も見えてしまうため，喫煙歴のある人では3～6割の人でなんらかの異常な所見がありますが，そのうちの9割以上は肺がんではありません．しかし，肺がんかどうかをはっきりさせる必要があるので，精密検査や，経過観察のため定期的に胸部CT検査を受けることになります．結果的に肺がんでなかった場合には，無駄な心配や不要な検査を受けたことになり，医療費の負担や検査に伴う合併症のリスクを被ったことになります．

　また，非常に発育の遅い肺がんの中には，発見されず放置されても命には関わらないものがあります．しかし，見つかってしまった場合には必要性の乏しい検査や治療を受けることになる可能性があります．

　低線量CT肺がん検診は，一般的には胸部X線検査の数倍～10倍の放射線被ばく量があります．これは胃がん検診のバリウム検査と同じ程度です．一方，医療機関で行う通常のCT検査は，低線量CT検診よりもおよそ10倍の被ばく量があります．実際の被ばく量の詳細を知りたい方は，検診担当者におたずねください．

8 肺がん以外の病気が発見される可能性

　低線量CT肺がん検診では肺がん以外の呼吸器の病気（肺気腫，間質性肺炎，抗酸菌感染症など）が発見される場合があります．また，撮影された画像には肺以外の臓器も写っているため，頭頸部（甲状腺など），縦隔，胸膜，胸壁（乳腺など），腹部（肝・胆・膵・脾・腎・副腎など），上部消化管（食道，胃，十二指腸など），骨などに異常所見が偶然発見されることがあります．ただし，これらすべての異常所見を「精密検査が必要」とすることが受診する方の益になるかどうかは不明のため，「肺がん疑い」以外の病気は，急いで検査を進めないと生命に関わるような病気（他の臓器のがん，大動脈瘤など）以外は「精密検査が必要」とはしないことが学会で定められているため，そのように行います．

9 肺がん以外の病気があっても発見されない可能性

　低線量CT肺がん検診は，上記のような肺がん以外の病気を発見することを目的とした検査ではありません．例えば腹部や乳房，頸部などに腫瘍があっても，発見できない場合があります．

10 検診の精度管理のための追跡調査と結果の公表

　検診では，精度管理（「精密検査が必要」とされた中で何名が本当に肺がんだったか，見逃し例がなかったか，などの検証を行うこと）や，検診体制の改良を行うことなどが求められているため，受診者の追跡調査を行います．この追跡調査による検診制度の見直しは，次年度以降の検診をより正確なものにするために非常に重要な作業であり，年度毎に行われます．具体的には，「精密検査が必要」とされ精密検査のため医療機関を受診された場合，その医療機関に問い合わせて診断結果を確認し，集計するという作業などです．検診実施機関が，これらの作業を行うことについてご了解ください．また，集計結果はまとめられ，専門家による審査や検診結果として公表（県や国への報告，学会発表，論文化）することなどをご了解ください．もちろん，個人情報は保護された状態での公表となります．追跡調査はお断りになることも途中で中止することもできます．疑問な点は遠慮なく検診担当者におたずねください．

11 個人情報の保護

　上記の調査・公表にあたっては，受診者の個人情報が漏えいしないよう守秘義務を最大限遵守します．

12 問い合わせ先

　ご不明の点は下記連絡先にお尋ねください．

検診団体名＿＿＿＿＿＿＿＿＿＿＿＿＿＿＿＿＿＿　検診団体代表者氏名＿＿＿＿＿＿＿＿＿＿＿＿＿＿

電話番号 _____

──────── 低線量 CT による肺がん検診　受診同意書 ────────

私は，上記の項目についてその内容を理解しましたので，署名のうえ，この検診を受けます。

検診団体名_____　検診団体代表者氏名_____殿

　令和_____年_____月_____日　　　署名(受診者氏名)_____

【第9版】

肺がん検診委員会（2023 年 3 月 29 日～2024 年 11 月 2 日）

委員長　　芦澤　和人

副委員長　中山　富雄

委　員　　負門　克典，玄馬　顕一，小林　健，桜田　晃，澁谷　潔，竹中　大祐，
　　　　　筒井　伸，鳥居　陽子，前田寿美子，丸山雄一郎，三浦　弘之，三友　英紀，
　　　　　室田真希子，梁川　雅弘

（五十音順）

索　引

和　文

あ
悪性度分類システム　102
安定期間　215

い
異型腺腫様過形成　90
異型扁平上皮細胞の判定基準　173
医原性虚脱　96
遺伝子検査　155

え
エルドハイム・チェスター病　140
遠隔転移　4, 148

か
カルチノイド腫瘍　124, 168
加熱式タバコ　229, 234
画像所見と TNM 分類　33
開胸時胸腔内洗浄細胞診　57
角化型扁平上皮癌　108
喀痰採取処理法　234
喀痰細胞診の判定基準と指導区分　172, 234
喀痰溶解法　157
完全奏効　211, 212
癌性リンパ管症　8
癌肉腫　115

き
気管・気管支形成術　55
気管および気管支切除術　55
気管支鏡検査　237
気管支超音波基本用語　202
気管支壁の超音波所見　183
喫煙指数　229
巨細胞癌　114
胸水細胞診　57, 146
胸部 SMARCA4 欠損未分化腫瘍　116
胸部 X 線検査の判定基準と指導区分　233
胸膜肺芽腫　133
胸膜肺全摘術　55
筋上皮腫/筋上皮癌　122

く
区域切除術　54
偶発病変　146

け
経過観察　237, 248
経過観察期間　238
経気腔性伸展（散布）　96
形態学的未分化/低分化なケラチン陽性非小細胞癌（NSCC）の免疫染色による分類　112
軽度扁平上皮異形成　108
血管形成術　55
血管周囲類上皮細胞系腫瘍　135
血管周囲類上皮細胞腫　136
血管内大細胞型 B 細胞リンパ腫　138
結節型　185
結節隆起型　190
検体受け取り　79

こ
コロイド腺癌　105
コンベックス走査式　196
硬化性肺胞上皮腫　86
高危険群　229
高度扁平上皮異形成　108
黒色腫　131
姑息的手術　55
固定方法　79
骨病変　208
混合型小細胞癌　127
混合型大細胞神経内分泌癌　130

さ
サコマノ法　157
細気管支腺腫/線毛性粘液結節性乳頭状腫瘍　88
再判定　213
最良総合効果　213
在院死亡　62
残存病変　146
残肺全摘術　54
残肺葉切除術（残肺二葉切除術）　55

し
試験・審査開胸術　55
試験・審査胸腔鏡　55
手術関連死亡　61
手術総数　54
手術直接死亡　61
腫瘍径　8
自家蛍光気管支鏡　186
充実型腺癌　101
充実成分径　8, 18
住民検診　238
縦隔鏡　55
縦隔脂肪織浸潤　62
硝子化明細胞癌　121
所属リンパ節　3, 5
小細胞癌　9, 77, 127, 168
小細胞癌細胞　161
上皮筋上皮癌　119
上皮内癌　3, 8
上皮内腺癌　77, 91
職域健康診断　240
神経周囲浸潤　145
神経内分泌系新生物　123
神経内分泌腫瘍　124
浸潤・非浸潤の鑑別　92
浸潤径の計測　99
浸潤性粘液性腺癌　104
浸潤性非粘液性腺癌　99
　　——におけるグレード分類　103

心囊水　9
新病変　212
心膜　8

す

ステープル　80
髄膜腫　131

せ

セルブロック　158
生検診断の用語　77
生存率　62
精検結果の検証　238
精度管理　238
精密検査　248
節外性濾胞辺縁帯粘膜関連リンパ組織型リンパ腫（MALT腫）　137
腺癌　8, 77, 97, 163
　　──のpTis/pT1評価方法　151
腺癌細胞　161
腺系前浸潤性病変　90
腺上皮乳頭腫　86
腺扁平上皮癌　113, 170
腺房型腺癌　100
腺様嚢胞癌　118, 171
前駆病変　123
全国がん登録　241

そ

組織分類　70
早期ポリープ型　185
奏効期間　214
測定可能病変　210

た

多形癌　114
多形腺腫　118
多発癌　64
唾液腺型腫瘍　118
大細胞癌　111
大細胞神経内分泌癌　128, 168
胎児型腺癌　105

ち

チューモレット　126

置換型腺癌　99
置換性増殖　95
蓄痰法　157
中等度扁平上皮異形成　108
超音波内視鏡ガイド下針生検　158
腸型腺癌　106
直接撮影　230
直接塗抹法　157

て

デジタル画像　15, 231
定型カルチノイド／神経内分泌腫瘍，グレード1　125
低線量CT検査の判定基準と指導区分　247
転移性肺腫瘍　171

と

特殊型腺癌　143
同時多発肺癌　9, 64
読影環境　231

な

内視鏡所見分類　190
内視鏡的早期肺癌　185

に

二重読影　231
肉腫様癌　114, 170
乳頭型腺癌　101
乳頭状増殖　95
乳頭腺腫　88

ね

粘液・非粘液混合腺癌　105
粘液腺腺腫　90
粘液嚢胞腺腫　89
粘表皮癌　120, 171

の

嚢胞性病変　133, 208

は

パパニコロウ染色　157, 158
肺過誤腫　132
肺芽腫　114

肺癌細胞型分類　161
肺切除術　54
肺全摘術　54
肺動脈内膜肉腫　134
肺内転移　58, 143
肺軟骨腫　132
肺胞腺腫　87
肺門リンパ節　63
肺葉切除術（二葉切除術を含む）　54
播種巣　9

ひ

びまん性大細胞型B細胞リンパ腫NOS　138
びまん性特発性肺神経内分泌細胞過形成　123
びまん性肺リンパ管腫症　133
比較読影　232
非CR／非PD　212
非角化型扁平上皮癌　109
非小細胞癌　77, 112, 154, 169
微小乳頭型腺癌　101
微少浸潤性腺癌　8, 97, 151, 154
表層浸潤型　190
病期分類　6
病変全体径　7, 8
病理診断評価シート　150

ふ

付加術式　55
部分（楔状）切除術　54
部分奏効　211
分子診断　70

へ

平坦型　185
閉胸前胸腔内洗浄細胞診　57
壁外型　190
扁平上皮異形成，扁平上皮内癌　107
　　──の組織学的診断基準　108
扁平上皮癌　76, 107, 166
扁平上皮癌細胞　161
扁平上皮腺上皮混合型乳頭腫　86

扁平上皮乳頭腫 NOS 85

ほ

ポストチューブ法 157
ホルマリン 79, 158, 218
紡錘細胞癌 114

ま

マルチスライス CT 15, 248

み

脈管侵襲 143, 145

よ

葉間 PL3 56

ら

ラジアル走査式 196
ランゲルハンス細胞組織球症 139

り

リンパ上皮腫癌 111
リンパ管脈管平滑筋腫症 135
リンパ腫様肉芽腫症 138
リンパ節の部位と命名 198
リンパ節の部位の規定 63
リンパ節郭清の範囲 58
リンパ節転移 58, 147
隣接臓器合併切除術 55

る

類基底細胞型扁平上皮癌 110

欧 文

A

a 記号 9
Acinar adenocarcinoma 100
Adenocarcinoma *in situ* 91
Adenoid cystic carcinoma 118
Adenosquamous carcinoma 113
ALK 融合遺伝子 143
Alveolar adenoma 87
angioplasty 55
Ao 60
Atypical adenomatous hyperplasia 90
Atypical carcinoid/NET grade 2 125
Auto-fluorescence bronchoscopy (AFB) 186

B

Basaloid squamous cell carcinoma 110
bilobectomy 54
bone lesions 208
BP 60
Br 60
Bronchiolar adenoma/ciliated muconodular papillary tumor (CMPT) 88

C

Carcinoid tumor/neuroendocrine tumor (NET) 124
Carcinoid tumor/NET with elevated mitotic counts and/or Ki-67 proliferation index 126
Carcinosarcoma 115
cM 因子 14, 19
cN 因子 14, 19
Colloid adenocarcinoma 105
combined resection 55
Combined small cell carcinoma 127
complete response (CR) 211

completion bilobectomy 55
completion lobectomy 55
completion pneumonectomy 54
cTNM 分類 17
cT 因子 14, 17
CW 60
cystic lesions 208

D

Dia 60
Diffuse idiopathic pulmonary neuroendocrine cell hyperplasia (DIPNECH) 123
Diffuse large B-cell lymphoma, NOS 138
Diffuse pulmonary lymphangiomatosis 133
duration of overall response 214
duration of stable disease 215

E

Ef 221
Endobronchial ultrasonography (EBUS) 196, 202
endobronchial ultrasound-guided transbronchial needle aspiration (EBUS-TBNA) 198
Epithelial tumors 85
Erdheim-Chester disease (ECD) 140
Es 60
EWSR1-CREB1 融合肺粘液性肉腫 135
exploratory thoracoscopy 55
exploratory thoracotomy 55
extensive disease 23
extrapleural pneumonectomy (pleuropneumonectomy) 55

F

Fetal adenocarcinoma 105
FDG-PET 画像 212

G

Giant cell carcinoma 77
Glandular papilloma 86

H

Hyalinizing clear cell
carcinoma 121

I

Intravascular large B-cell lymphoma(IVLBCL) 138
Invasive mucinous
adenocarcinoma 77, 104
isolated tumor cells(ITC) 9,
147

L

LA 60
Langerhans cell histiocytosis
139
Large cell carcinoma 111
Large cell neuroendocrine carcinoma(LCNEC) 77, 128
Lepidic adenocarcinoma 99
Li 60
limited disease 9
lobectomy 54
Lung neuroendocrine
neoplasms 123
Lymphangioleiomyomatosis
135
Lymphoepithelial carcinoma
111
Lymphomatoid granulomatosis
138

M

MALT lymphoma 137
MedFT 60
mediastinoscopy 55
MedP 60
Melanoma 131
Meningioma 131
Micropapillary
adenocarcinoma 101
Mild squamous dysplasia 108
Minimally invasive

adenocarcinoma 97
Mixed invasive mucinous and
non-mucinous
adenocardinoma 105
Mixed squamous cell and glandular papilloma 86
Moderate squamous dysplasia
108
Mucinous cystadenoma 89
Mucoepidermoid carcinoma
120
Mucous gland adenoma 90
Myoepithelioma/Myoepithelial
carcinoma 122

N

Narrow band imaging(NBI)
186
ND3 58
Nodal Dissection 58
non-CR/non-PD 212
NSCC with neuroendocrine
morphology and positive
neuroendocrine markers,
possible LCNEC 77
NSCC, favor adenocarcinoma
77
NSCC, favor squamous cell
carcinoma 77
NSCC, NOS 77
NUT carcinoma 116

P

PA 60
Papillary adenocarcinoma
101
Papillary adenoma 88
partial response(PR) 211
PEComa 136
PEComatous tumors 135
Per 60
PhrN/VagN/RecN 60
PL3 56
PLC-post 57
PLC-pre 57
Pleomorphic adenoma 118
Pleomorphic carcinoma 114

Pleuropulmonary blastoma
(PPB) 133
pleural lavage cytology(PLC)
57, 146
Pleural plaque 61
PM 58
pM 5, 148
pneumonectomy 54
PP 60
Precursor glandular lesions
90
Precursor lesion 123
progression-free survival
(PFS) 215
progressive disease(PD) 211
proportion progression-free
215
pT 5, 144
pTis/pT1 評価方法 151
Pulmonary artery intimal
sarcoma 134
Pulmonary blastoma 114
Pulmonary chondroma 132
Pulmonary hamartoma 132
Pulmonary myxoid sarcoma
with *EWSR1-CREB1* fusion
135
PV 60

R

r 記号 9
R 因子の分類 61, 147
RA 60

S

Salivary gland-type tumors
118
Sarcomatoid carcinoma 114
SCA/SCV 60
Sclerosing pneumocytoma 86
segmentectomy 54
Severe squamous dysplasia
108
Small cell carcinoma 77, 127
Solid adenocarcinoma 101
Spindle cell carcinoma 74
Spread through airspaces

（STAS） 96
―― の定義およびアーチファクト 97
Squamous cell carcinoma 77, 107
Squamous cell carcinoma, keratinizing type 108
Squamous cell carcinoma, non-keratinizing type 109
Squamous cell papilloma, NOS 85
Squamous dysplasia, squamous cell carcinoma *in situ* 107

stable disease（SD） 211
SVC 60

T

T1mi 3, 8, 17
Thoracic SMARCA4-deficient undifferentiated tumor 116
Tis 3, 8, 17
TNM 分類 3
Tr 60
tracheo-bronchial resection 55
tracheo-bronchoplasty 55

tumorlet 126
Typical carcinoid/NET grade 1 125

V

Ver 60

W

wedge resection 54
WHO 分類 70

Y

y 記号 9

臨床・病理
肺癌取扱い規約 第9版

1979年2月20日	第1版発行
1982年4月10日	第2版発行
1987年10月30日	第3版発行
1995年11月20日	第4版発行
1999年10月20日	第5版発行
2003年10月31日	第6版発行
2010年11月10日	第7版発行
2017年1月1日	第8版発行
2021年3月31日	第8版補訂版発行
2025年1月1日	第9版第1刷発行
2025年2月25日	第2刷発行

編　者　特定非営利活動法人 日本肺癌学会

発行者　福村　直樹

発行所　金原出版株式会社
〒113-0034 東京都文京区湯島 2-31-14
電話　編集　(03)3811-7162
　　　営業　(03)3811-7184
FAX　　　　(03)3813-0288
振替口座　00120-4-151494
http://www.kanehara-shuppan.co.jp/

ⓒ日本肺癌学会, 1979, 2025
検印省略
Printed in Japan

ISBN 978-4-307-20485-9　　印刷・製本／三報社印刷

JCOPY <出版者著作権管理機構　委託出版物>

本書の無断複製は著作権法上での例外を除き禁じられています。複製される場合は，そのつど事前に，出版者著作権管理機構（電話 03-5244-5088, FAX 03-5244-5089, e-mail：info@jcopy.or.jp）の許諾を得てください。

小社は捺印または貼付紙をもって定価を変更致しません。
乱丁，落丁のものはお買い上げ書店または小社にてお取り替え致します。

WEB アンケートにご協力ください
読者アンケート（所要時間約3分）にご協力いただいた方の中から
抽選で毎月10名の方に図書カード1,000円分を贈呈いたします。
アンケート回答はこちらから ➡

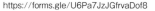
https://forms.gle/U6Pa7JzJGfrvaDof8